Kunstsammlungen
zu Weimar

Bauhaus-Museum

Thomas Föhl, Michael Siebenbrodt
und andere

Deutscher Kunstverlag

Inhalt

Vorwort 7

Ein neues Bauhaus? 13

Kunstgewerbliches Seminar
Großherzoglich Sächsische Kunstgewerbeschule
(1902) · 1907–1915 17

Staatliches Bauhaus Weimar
1919–1925 29

Einführung
Die Entwicklung des Bauhausprogramms 30
Lehrplan und Ausbildungsgang 31
Die Gemeinschaft der Lehrenden und Lernenden 32
Die bildenden Künstler am Bauhaus 32
Ausstrahlung und Wirkungen 33

Vorkurs 35

Formenlehre 42

Farbenlehre 43

Werkstätten 45
Druckerei 46
Töpferei 52
Weberei 57
Tischlerei 62
Metallwerkstatt 68
Bühne 72

Architektur und Baulehre 77

Freie Kunst 85
Theo van Doesburg und das Bauhaus 93

Bauhaus-Ausstellung 1923 97

Exkurs: Bauhaus Dessau 1925–1932 105

Staatliche Hochschule für Handwerk und Baukunst
1926–1930 111

Chronologie 121

Benutzte Literatur 140

Personenregister 141

Impressum 144

Klapptafel zum Lehrkörper der Schulen 145

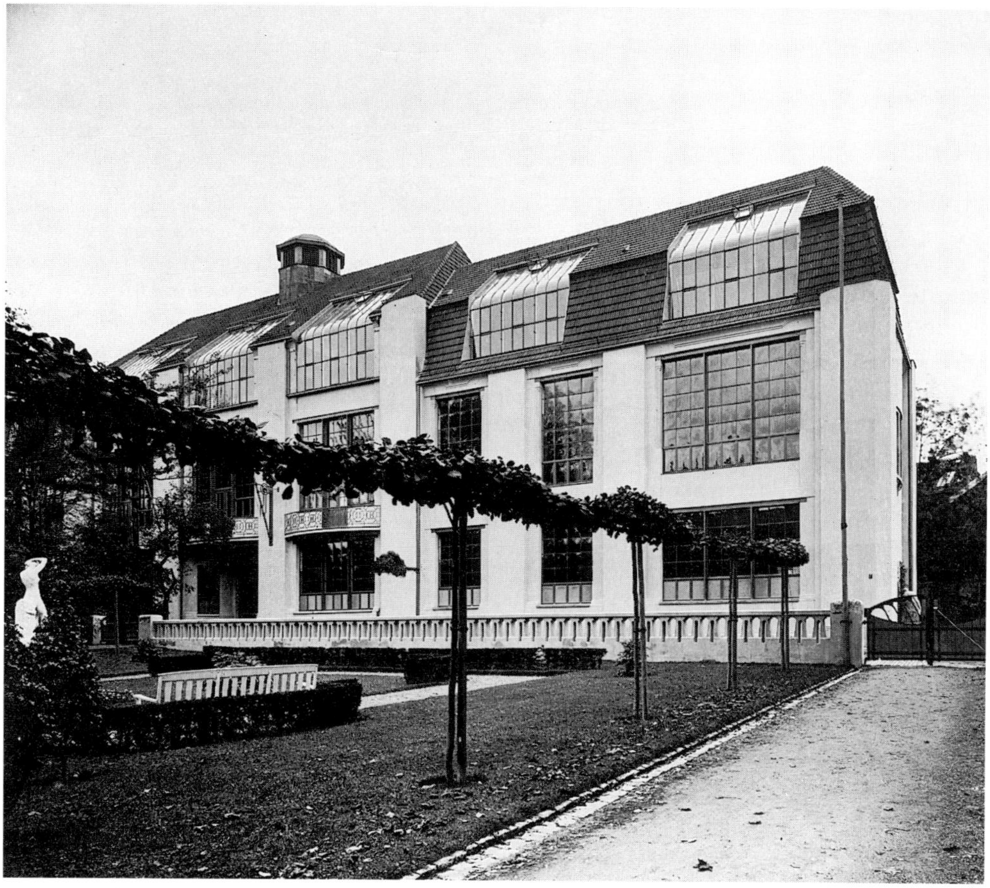

1 Kunstschule, seit 1910 Großherzoglich Sächsische Hochschule für bildende Kunst; errichtet 1904/1911 nach Plänen von Henry van de Velde. Hauptgebäude des Staatlichen Bauhauses Weimar 1919–1925, bis 1930 der Staatlichen Hochschule für Handwerk und Baukunst; heute Hochschule für Architektur und Bauwesen Weimar/Universität. Aufnahme Louis Held, um 1911.

Vorwort

Der hier vorgelegte Kurzführer erscheint anläßlich der Eröffnung des Bauhaus-Museums, einer Abteilung der Kunstsammlungen zu Weimar. Katalog und Präsentation behandeln jedoch nicht nur die bedeutendste Kunstschule des 20. Jahrhunderts, sondern umfassen unter anderem auch die Vorläuferinstitutionen, das von Henry van de Velde 1902 begründete Kunstgewerbliche Seminar, aus dem 1907 die Großherzoglich Sächsische Kunstgewerbeschule hervorging. Im Zentrum der Präsentation steht selbstverständlich das Staatliche Bauhaus Weimar. Das neu gegründete Museum in der Kunsthalle am Theaterplatz will jedoch auch die Voraussetzungen, die eine Gründung des Bauhauses in Weimar überhaupt erst möglich machten, miteinbeziehen. Schließlich hatte Henry van de Velde Ideen verfolgt, die sich mit denen des Bauhauses vergleichen lassen. So gab es schon an der Kunstgewerbeschule eine allgemeine Formenlehre. Aus wirtschaftlichen Überlegungen heraus wollte Henry van de Velde die Schule in Meisterwerkstätten umwandeln. Mitarbeiter und Schüler van de Veldes, wie Otto Dorfner, Helene Börner, Christian Dell oder Otto Lindig, gehörten zu den Gründungsmitgliedern des Bauhauses. Walter Gropius war von Henry van de Velde als möglicher Nachfolger schon 1915 vorgeschlagen worden.

Im neuen Bauhaus-Museum wird auch der Nachfolgeinstitution eine eigene Abteilung gewidmet. Ab 1926 leitete Otto Bartning die Staatliche Hochschule für Handwerk und Baukunst, über die bis heute bedauerlicherweise wenig bekannt ist. Wichtige Lehrkräfte, wie Wilhelm Wagenfeld, Otto Lindig und Otto Dorfner, kamen aus dem Bauhaus. In der Tischlerei arbeitete Erich Dieckmann, in der Bauabteilung Ernst Neufert. Aus der Schule ging nach dem Krieg die heutige Hochschule für Architektur und Bauwesen Weimar hervor. Schwerpunkt des neuen Museums bildet das Staatliche Bauhaus Weimar. Hier sind wiederum etwa 150 Werkstattarbeiten von herausragender Bedeutung, die Walter Gropius 1925 beim Umzug nach Dessau dem thüringischen Staat offiziell übereignete. Im wesentlichen umfassen sie Arbeiten der Druckereiwerkstatt, der Weberei, der Schreinerei sowie der Metall- und Keramikwerkstätten, von denen die letztere in Dessau nicht fortgeführt wurde. Die Bedeutung des Weimarer Bauhaus-Museums liegt also vor allem darin, daß wir es mit einem Kernbestand zu tun haben, der von Walter Gropius und den Meistern als besonders charakteristisch angesehen wurde: Bauhausprodukte, in denen sich Anspruch, Ziel und Ergebnis sechsjähriger Tätigkeit spiegeln.

Das Museum behandelt vorrangig die Weimarer Zeit, schon um eine unnötige Konkurrenz und auch Wiederholung gegenüber Dessau und Berlin zu vermeiden. Es geht uns um die Frühzeit des Bauhauses, die aufregenden Jahre der Entwicklung, die schließlich zum Bauhaus Dessau und zur vielzitierten Einheit von Kunst und Technik führten. Für die Gründungsphase steht neben Walter Gropius der Schweizer Johannes Itten, der Erfinder des berühmten Vorkurses, der Leiter von einem halben Dutzend Werkstätten, im Zentrum der jungen Kunstschule. Itten war der Hauptverfechter des ursprünglichen Bauhausgedankens, der Verschmelzung von Kunst und Handwerk. In Weimar wurde, wie es Oskar Schlemmer formulierte, der „Kampf der Geister" um das Zusammenwirken von Kunst und Technik ausgetragen, der innere Wandel von der universalistisch geprägten Künstlerpersönlichkeit zum technologisch bedingten Funktionalismus vollzogen. Zurecht hatte Itten für diese Zeit selbst den Begriff der „universalistischen Periode" vorgeschlagen.

Im Gegensatz zu der 1994 in der Kunsthalle gezeigten Ausstellung *Das frühe Bauhaus und Johannes Itten* reicht die jetzige Präsentation über 1923 hinaus bis zur Auflösung des Bauhauses Weimar im Jahre 1925.

Das neue Museum verfügt in einzelnen Bereichen über eine Fülle von aussagekräftigen Objekten. Auf anderen Gebieten sind die Lücken aber äußerst schmerzlich. Ob es beispielsweise je gelingt, Gemälde der wichtigen Künstler Feininger, Klee, Kandinsky oder Itten zu erhalten, steht dahin. Im Bereich der Werkstätten und der freien Arbeiten von Lehrern und Schülern konnten wir zum Glück auch auf Leihgaben und Schenkungen zurückgreifen, ohne die Ausstellung und Katalog ärmer wären. Deshalb sei an dieser Stelle folgenden privaten Leihgebern und Institutionen auf das herzlichste gedankt:

Florian Adler, Weesen/Schweiz
Yael Aloni-Stadler, Tel Aviv
Jürgen Bredow, Darmstadt
Utz Brocksieper, Hagen
Lukas Determann, Apolda
Mathias Driesch, Köln
Ursula Dülberg, Stuttgart
T. Lux Feininger, Cambridge/MA
Frauken Grohs Collinson, Birmingham/AL
Frank und Luke Herrmann, London
Hubert Hoffmann, Graz
Sarah Holden, Rockhouse/GB
Waltrud Hölscher, Bensheim
Anneliese Itten, Zürich
Lenke Pap-Haulisch, Budapest
Alessandra Pasqualucci, Rom
Marinaua Röhl, Kiel
Klaus Schrammen, Bad Schwartau
Monika Stadler, Groningen
Waltraut von Tschirnhaus, Preetz
Cornelia Weininger, Montauk / NY
Hans-Peter Widderich, Glückstadt
Bauhaus-Archiv, Berlin
Stiftung Bauhaus Dessau
Bauaktenarchiv Jena
Universität zu Köln, Theaterwissenschaftliche Sammlung
Bauaktenarchiv Weimar
Hochschule für Architektur und Bauwesen Weimar/Universität
Stadtarchiv Weimar
Stadtmuseum Weimar
Thüringisches Hauptstaatsarchiv Weimar
Von der Heydt-Museum, Wuppertal

Unser Dank gilt einmal mehr Klaus-Jürgen Sembach, der die Ausstellungsarchitektur des neuen Museums entworfen hat und seine Leistung aus Freundschaft zu Weimar erneut kostenlos zur Verfügung stellte.

Wir hoffen, daß dieses Museum länger Bestand hat als das Staatliche Bauhaus Weimar. Schon immer wurde der Stadt vorgeworfen, sie hole unter Berufung auf die traditionsreiche Vergangenheit von außen neue, schöpferische Kräfte heran, um sie dann aufgrund kleinstädtischer Engstirnigkeit wieder aus der Stadt zu treiben. Wie bekannt, traf dieses Verdikt auf viele bedeutende Persönlichkeiten zu, sei es Franz Liszt oder Harry Graf Kessler, Henry van de Velde oder eben die Künstler des Bauhauses. Die Fakten sind bekannt, und trotz der berechtigten Vorwürfe gegenüber der Stadt Weimar bleiben die kulturellen Leistungen der geschmähten Künstler und Intellektuellen untrennbar mit dieser Stadt verbunden, nicht zuletzt, weil sie sich gegen den Ungeist zur Wehr setzten und, weil es auch in Weimar nicht nur Provinzler gibt, sondern genügend engagierte Bürger, die neuen Gedanken und Ideen aufgeschlossen gegenüberstehen. Ihnen widmen wir den Katalog.

Rolf Bothe
Direktor der Kunstsammlungen
zu Weimar

Nachfolgende Seiten:

2 Lyonel Feininger, Kathedrale. Titelblatt zu „Manifest und Programm des Staatlichen Bauhauses Weimar", Holzschnitt, 1919.

3 – 5 Manifest und Programm des Staatlichen Bauhauses Weimar, 1919.

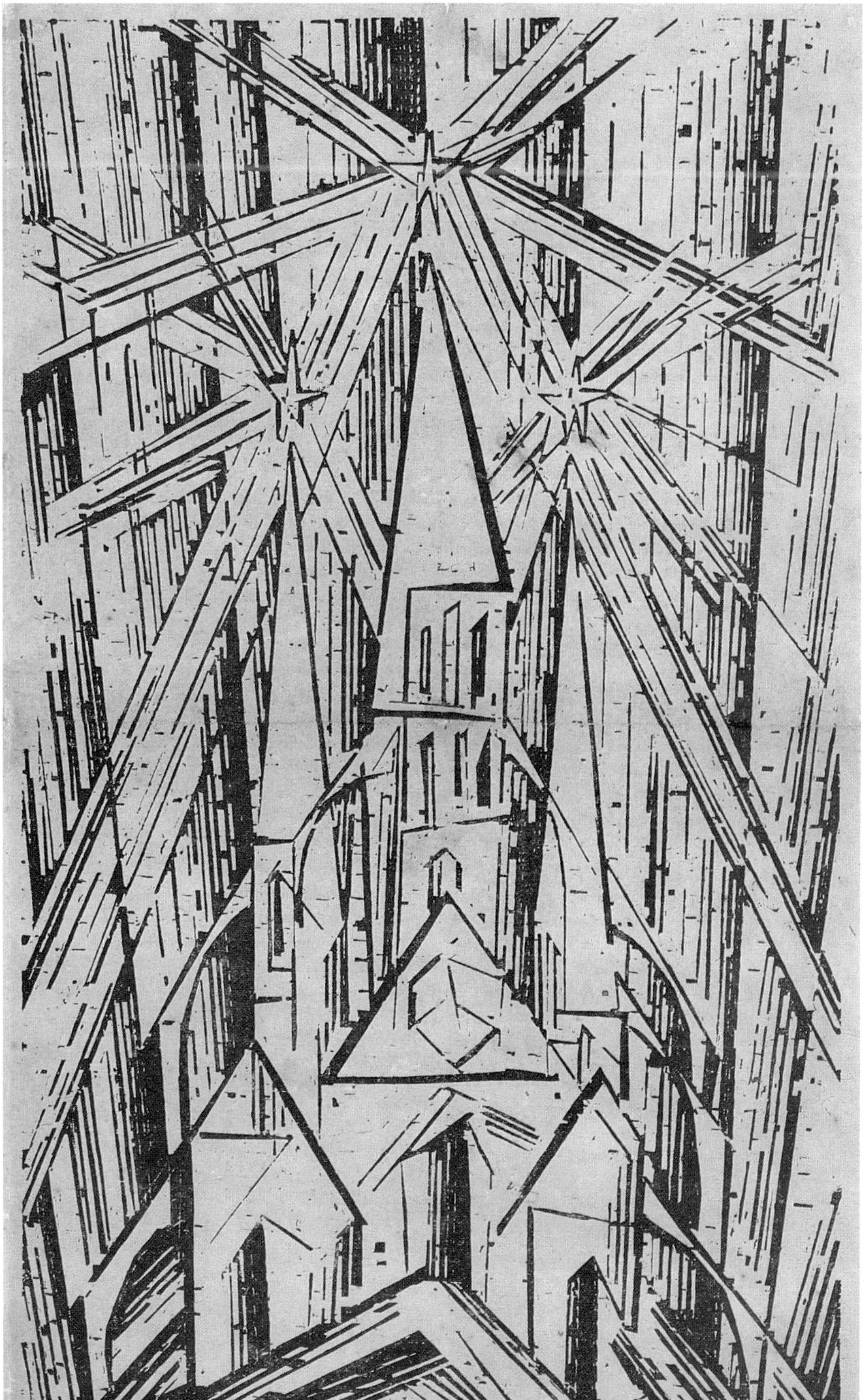

Das Endziel aller bildnerischen Tätigkeit ist der Bau! Ihn zu schmücken war einst die vornehmste Aufgabe der bildenden Künste, sie waren unablösliche Bestandteile der großen Baukunst. Heute stehen sie in selbstgenügsamer Eigenheit, aus der sie erst wieder erlöst werden können durch bewußtes Mit- und Ineinanderwirken aller Werkleute untereinander. Architekten, Maler und Bildhauer müssen die vielgliedrige Gestalt des Baues in seiner Gesamtheit und in seinen Teilen wieder kennen und begreifen lernen, dann werden sich von selbst ihre Werke wieder mit architektonischem Geiste füllen, den sie in der Salonkunst verloren.

Die alten Kunstschulen vermochten diese Einheit nicht zu erzeugen, wie sollten sie auch, da Kunst nicht lehrbar ist. Sie müssen wieder in der Werkstatt aufgehen. Diese nur zeichnende und malende Welt der Musterzeichner und Kunstgewerbler muß endlich wieder eine bauende werden. Wenn der junge Mensch, der Liebe zur bildnerischen Tätigkeit in sich verspürt, wieder wie einst seine Bahn damit beginnt, ein Handwerk zu erlernen, so bleibt der unproduktive „Künstler" künftig nicht mehr zu unvollkommener Kunstübung verdammt, denn seine Fertigkeit bleibt nun dem Handwerk erhalten, wo er Vortreffliches zu leisten vermag.

Architekten, Bildhauer, Maler, wir alle müssen zum Handwerk zurück! Denn es gibt keine „Kunst von Beruf". Es gibt keinen Wesensunterschied zwischen dem Künstler und dem Handwerker. Der Künstler ist eine Steigerung des Handwerkers. Gnade des Himmels läßt in seltenen Lichtmomenten, die jenseits seines Wollens stehen, unbewußt Kunst aus dem Werk seiner Hand erblühen, die Grundlage des Werkmäßigen aber ist unerläßlich für jeden Künstler. Dort ist der Urquell des schöpferischen Gestaltens.

Bilden wir also eine neue Zunft der Handwerker ohne die klassentrennende Anmaßung, die eine hochmütige Mauer zwischen Handwerkern und Künstlern errichten wollte! Wollen, erdenken, erschaffen wir gemeinsam den neuen Bau der Zukunft, der alles in einer Gestalt sein wird: Architektur und Plastik und Malerei, der aus Millionen Händen der Handwerker einst gen Himmel steigen wird als kristallenes Sinnbild eines neuen kommenden Glaubens.

WALTER GROPIUS.

PROGRAMM

DES

STAATLICHEN BAUHAUSES IN WEIMAR

Das Staatliche Bauhaus in Weimar ist durch Vereinigung der ehemaligen Großherzoglich Sächsischen Hochschule für bildende Kunst mit der ehemaligen Großherzoglich Sächsischen Kunstgewerbeschule unter Neuangliederung einer Abteilung für Baukunst entstanden.

Ziele des Bauhauses.

Das Bauhaus erstrebt die Sammlung alles künstlerischen Schaffens zur Einheit, die Wiedervereinigung aller werkkünstlerischen Disziplinen — Bildhauerei, Malerei, Kunstgewerbe und Handwerk — zu einer neuen Baukunst als deren unablösliche Bestandteile. Das letzte, wenn auch ferne Ziel des Bauhauses ist das Einheitskunstwerk — der große Bau —, in dem es keine Grenze gibt zwischen monumentaler und dekorativer Kunst.

Das Bauhaus will Architekten, Maler und Bildhauer aller Grade je nach ihren Fähigkeiten zu tüchtigen Handwerkern oder selbständig schaffenden Künstlern erziehen und eine Arbeitsgemeinschaft führender und werdender Werkkünstler gründen, die Bauwerke in ihrer Gesamtheit — Rohbau, Ausbau, Ausschmückung und Einrichtung — aus gleich geartetem Geist heraus einheitlich zu gestalten weiß.

Grundsätze des Bauhauses.

Kunst entsteht oberhalb aller Methoden, sie ist an sich nicht lehrbar, wohl aber das Handwerk. Architekten, Maler, Bildhauer sind Handwerker im Ursinn des Wortes, deshalb wird als unerläßliche Grundlage für alles bildnerische Schaffen die gründliche handwerkliche Ausbildung aller Studierenden in Werkstätten und auf Probier- und Werkplätzen gefordert. Die eigenen Werkstätten sollen allmählich ausgebaut, mit fremden Werkstätten Lehrverträge abgeschlossen werden.

Die Schule ist die Dienerin der Werkstatt, sie wird eines Tages in ihr aufgehen. Deshalb nicht Lehrer und Schüler im Bauhaus, sondern Meister, Gesellen und Lehrlinge.

Die Art der Lehre entspringt dem Wesen der Werkstatt:

Organisches Gestalten aus handwerklichem Können entwickelt.

Vermeidung alles Starren; Bevorzugung des Schöpferischen; Freiheit der Individualität, aber strenges Studium.

Zunftgemäße Meister- und Gesellenproben vor dem Meisterrat des Bauhauses oder vor fremden Meistern.

Mitarbeit der Studierenden an den Arbeiten der Meister.

Auftragsvermittlung auch an Studierende.

Gemeinsame Planung umfangreicher utopischer Bauentwürfe — Volks- und Kultbauten — mit weitgestecktem Ziel. Mitarbeit aller Meister und Studierenden — Architekten, Maler, Bildhauer — an diesen Entwürfen mit dem Ziel allmählichen Einklangs aller zum Bau gehörigen Glieder und Teile.

Ständige Fühlung mit Führern der Handwerke und Industrien im Lande.

Fühlung mit dem öffentlichen Leben, mit dem Volke durch Ausstellungen und andere Veranstaltungen.

Neue Versuche im Ausstellungswesen zur Lösung des Problems, Bild und Plastik im architektonischen Rahmen zu zeigen.

Pflege freundschaftlichen Verkehrs zwischen Meistern und Studierenden außerhalb der Arbeit; dabei Theater, Vorträge, Dichtkunst, Musik, Kostümfeste. Aufbau eines heiteren Zeremoniells bei diesen Zusammenkünften.

Umfang der Lehre.

Die Lehre im Bauhaus umfaßt alle praktischen und wissenschaftlichen Gebiete des bildnerischen Schaffens.

A. Baukunst,
B. Malerei,
C. Bildhauerei

einschließlich aller handwerklichen Zweiggebiete.

Die Studierenden werden sowol handwerklich (1) wie zeichnerisch-malerisch (2) und wissenschaftlich-theoretisch (3) ausgebildet.

1. Die handwerkliche Ausbildung — sei es in eigenen allmählich zu ergänzenden, oder fremden durch Lehrvertrag verpflichteten Werkstätten — erstreckt sich auf:
   a) Bildhauer, Steinmetzen, Stukkatöre, Holzbildhauer, Keramiker, Gipsgießer,
   b) Schmiede, Schlosser, Gießer, her,
   c) Tischler,
   d) Dekorationsmaler, Glasmaler, Mosaiker, Emallöre,
   e) Radierer, Holzschneider, Lithographen, Kunstdrucker, Ziselöre,
   f) Weber.

Die handwerkliche Ausbildung bildet das Fundament der Lehre im Bauhause. Jeder Studierende soll ein Handwerk erlernen.

2. Die zeichnerische und malerische Ausbildung erstreckt sich auf:
   a) Freies Skizzieren aus dem Gedächtnis und der Fantasie,
   b) Zeichnen und Malen nach Köpfen, Akten und Tieren,
   c) Zeichnen und Malen von Landschaften, Figuren, Pflanzen und Stilleben,
   d) Komponieren,
   e) Ausführen von Wandbildern, Tafelbildern und Bilderschreinen,
   f) Entwerfen von Ornamenten,
   g) Schriftzeichnen,
   h) Konstruktions- und Projektionszeichnen,
   i) Entwerfen von Außen-, Garten- und Innenarchitekturen,
   k) Entwerfen von Möbeln und Gebrauchsgegenständen.
3. Die wissenschaftlich-theoretische Ausbildung erstreckt sich auf:
   a) Kunstgeschichte — nicht im Sinne von Stilgeschichte vorgetragen, sondern zur lebendigen Erkenntnis historischer Arbeitsweisen und Techniken,
   b) Materialkunde,
   c) Anatomie — am lebenden Modell,
   d) physikalische und chemische Farbenlehre,
   e) rationelles Malverfahren,
   f) Grundbegriffe von Buchführung, Vertragsabschlüssen, Verdingungen,
   g) allgemein interessante Einzelvorträge aus allen Gebieten der Kunst und Wissenschaft.

Einteilung der Lehre.

Die Ausbildung ist in drei Lehrgänge eingeteilt:

I. Lehrgang für Lehrlinge,
II. „ „ Gesellen,
III. „ „ Jungmeister.

Die Einzelausbildung bleibt dem Ermessen der einzelnen Meister im Rahmen des allgemeinen Programms und des in jedem Semester neu aufzustellenden Arbeitsverteilungsplanes überlassen.

Um den Studierenden eine möglichst vielseitige, umfassende technische und künstlerische Ausbildung zuteil werden zu lassen, wird der Arbeitsverteilungsplan zeitlich so eingeteilt, daß jeder angehende Architekt, Maler oder Bildhauer auch an einem Teil der anderen Lehrgänge teilnehmen kann.

Aufnahme.

Aufgenommen wird jede unbescholtene Person ohne Rücksicht auf Alter und Geschlecht, deren Vorbildung vom Meisterrat des Bauhauses als ausreichend erachtet wird, und soweit es der Raum zuläßt. Das Lehrgeld beträgt jährlich 180 Mark (es soll mit steigendem Verdienst des Bauhauses allmählich ganz verschwinden). Außerdem ist eine einmalige Aufnahmegebühr von 20 Mark zu zahlen. Ausländer zahlen den doppelten Betrag. Anfragen sind an das Sekretariat des Staatlichen Bauhauses in Weimar zu richten.

APRIL 1919.

Die Leitung des
Staatlichen Bauhauses in Weimar:
Walter Gropius.

Ein neues Bauhaus?

Nun also doch. Das Bauhaus ist im Museum, auch in Weimar. Die visionäre, die anarchische Avantgarde nunmehr eingeholt von der Logik der Geschichte, ruhiggestellt für den kontemplativen Blick, sortiert, gerahmt, eben museumsreif? Zelebrieren wir hier die Aufbahrung der strahlenden Reliquie, den Triumph des Antiquars über den schaffenden Künstler? Für die Bauhäusler, die einmal das Leben radikal neu ordnen und die Zukunft gestalten wollten, könnte es ein irritierender Gedanke sein, nun im Museum zu landen, also an genau jenem Ort, aus dem sie seinerzeit die Kunst befreien wollten.

To hell with the bauhaus, überschrieb unlängst Max Bächer einen Aufsatz. Wozu die Dramatik, fragt man sich – das Museum ist doch ein viel raffinierterer Ort der Stillegung. Ist die nahezu widerstandslose Musealisierung nicht das untrüglichste Zeichen dafür, daß dem Bauhaus die Kraft der Provokation schon verflogen ist? Dies wäre nur folgerichtig, denn genau 70 Jahre nach der Vertreibung des Bauhauses aus Weimar sind die Leistungen dieser Schule und ihrer Protagonisten selbstverständlich in den Bestand und die Konvention der Kultur aufgenommen. Komplettieren wir also das „Weimar-Museum" aus Goethe, Schiller und den anderen nun durch Gropius, Itten und die anderen? Die Moderne geschwind eingeheimst und sofort domestiziert? Für Weimar ist es zweifellos eine Wiederentdeckung, aber der dadaistische Schock von einst, er ist zu eingängiger Schönheit verwandelt. Das Bauhaus ist tot.

Und doch: Es lebe das Bauhaus.

Denn schauen wir auf diese Ausstellung, dann werden wir – abgesehen von dem pur historiographischen Interesse – spüren, welche Phantasie, welche Lebendigkeit, welche Kunst aus diesen Werken spricht und welche Anregung wir aus ihnen noch heute gewinnen können. Das Museum ist ja ein Versuch der Wiederbelebung. Und so werden wir auch dem Museum dankbar sein, daß es uns, wenn schon nicht das Authentische, so doch dessen ästhetischen Widerschein vermittelt.

Anders die Hochschule, von der nun die Rede sein soll. Die Hochschule ist kein Museum, sie muß vielmehr das Neue denken – und tun. Während das Museum die Relikte präsentiert, auch reflektiert, hat die Hochschule, zumal die Universität, die Idee zu kritisieren oder zu ergreifen. Also gibt es auch wieder die Symbiose von Universität und Museum.

Die Hochschule für Architektur und Bauwesen Weimar (HAB) ist, dem Gesetz der Chronologie folgend, die aktuelle Nachfolgerin des Bauhauses am Ort. Soll, will und kann sie zu einem „Neuen Bauhaus Weimar" werden?

Es wäre allzu billig, das Etikett „Bauhaus" zu wählen, um nur den Mythos imagewirksam zu gebrauchen. Auch der Versuch einer Imitation des alten Bauhauses müßte scheitern angesichts der Umbrüche, die zwischen dem Bauhaus von 1919 bis 1933 und der Gegenwart liegen. Hier ist nichts zurückzuholen, nicht der Zeitgeist, nicht die Personen, nicht Form und Werk. Aber Geschichte vergeht.

Für die HAB als einer modernen Universität des Bauens und Gestaltens wird sich aber die Entwicklung der eigenen Programmatik immer in besonderer Weise auf das Bauhaus beziehen, ja wir können die neuen, die heutigen Ziele und Konzepte bis zu einem gewissen Grade in der direkten Kritik und Re-Interpretation des Bauhauses entwickeln. Es ist für uns der eigentliche historische Fluchtpunkt.

Bewertung und Rezeption des Bauhauses schwankten – als Antwort auf seine Radikalität – immer zwischen Vergötterung und Verriß. Solche Patente jedoch dienen uns nicht. Vielmehr kommt es darauf an, die Themen zu differenzieren. Dies alles kann hier nicht hinreichend entwickelt werden. Skizzieren wir aber zwei Beispiele:

1. Kreativität

Das kreative Milieu lebt von der Interaktion der Differenz. Es ist eben gerade das frühe, das Weimarer Bauhaus, das getragen von expressionistischen Visionen, noch unausgegoren pluralistisch ist und das aus dieser besonderen Vielschichtigkeit der Ideen, Konzepte und Mentalitäten seine Produktivität bezieht. Insofern war das Weimarer Bauhaus durchaus das „andere" Bauhaus und ist für die HAB ein besonderer Anknüpfungspunkt. Das Disparate produziert den Funken. Noch heute, auch zur HAB gewendet, muß das bedeuten, die Hochschule zu einem Schnittpunkt der Kommunikation zu machen, so daß die ausschlaggebenden zeitgenössischen Strömungen hier aufeinandertreffen. Das Bauhaus mit seiner Offenheit und Internationalität vermittelt uns hier zweifellos eine tragende Idee. Aber die Realität dieser Vorstellung muß natürlich im heutigen Informations- und Medienzeitalter grundsätzlich anders konzipiert werden – nicht bloß im Technischen, sondern auch im Kulturellen.

2. Kunst und Technik

Am frühen Bauhaus war das Handwerk die Grundlage der Ausbildung, die Werkstatt die Mitte der Schule. Dies wollen wir ähnlich auch heute. Gropius' These von 1923 *Kunst und Technik – eine neue Einheit* markierte dann die Hinwendung zur Industrie. Und diese Proklamation erfolgte in einem Moment, wo sich nicht zuletzt mit der Erholung der Wirtschaft wieder abzeichnete, daß nicht primär der Tischler, Schmied und Schreiner, sondern die industrielle Maschine das Werkzeug der Zukunft sein würde. Es dürfte die originäre Tat des Bauhauses gewesen sein, derart den Prototyp einer industriellen Ästhetik formuliert zu haben: die Form abstrakt analytisch und elementar, die Herstellung gemäß den tayloristischen Prinzipien von Element, Standard und Serie, die Verwendung als Massengebrauch. Das Konzept beginnt in Weimar und kulminiert in Dessau.

Wir verfolgen heute an der HAB wiederum das Konzept, Kunst und Technik miteinander reagieren zu lassen. Auch insofern wären wir ein neues Bauhaus. Die Hochschule ist dazu mit ihren Fakultäten Architektur, Stadt- und Regionalplanung, Bauingenieurwesen, Gestaltung (Produktdesign, Visuelle Kommunaktion, Freie Kunst), Informatik und Mathematik auch prädestiniert. Keinesfalls aber geht es darum, die Bauhauskonzepte kritiklos nach heute zu verschleppen. Denn die heutige Kunst und Technik wie auch ihre Schnittstellen sind völlig verschieden von den Bauhauszeiten. Das industrielle Konzept etwa, muß angesichts seiner umweltzerstörerischen Folgen grundlegend in Frage gestellt werden.

Das Bauhaus wurde zum Inbegriff des Modernismus, stand somit aber auch im Zentrum der Kritik an eben dieser Entwicklung in allen ihren Spielarten, der „Diktatur des rechten Winkels", dem Wirtschaftsfunktionalismus, der fortschreitenden Umweltzerstörung, der Geringschätzung gegenüber dem Ort im „Internationalen Stil" und der Sprach- und Ausdruckslosigkeit, in welche die Inflation des modernistischen Dogmas zum Beispiel die Architektur schließlich gestürzt hat.

Wir müssen heute an einer neu verfaßten, der postindustriellen Ästhetik arbeiten. Und das heißt: Erkundung der Formen eines ökologischen und medialen Konzepts von Kunst und Technik.

Ziehen wir einen Schluß: Während das neue Museum den ästhetischen Widerschein des Gropiusschen Bauhauses präsentiert, folgt die Hochschule den Fragmenten seiner Ideen. Es gibt keinen Weg zurück zum Bauhaus, es lebe das *neue Bauhaus*!

Gerd Zimmermann
Rektor der Hochschule für
Architektur und Bauwesen
Weimar/Universität

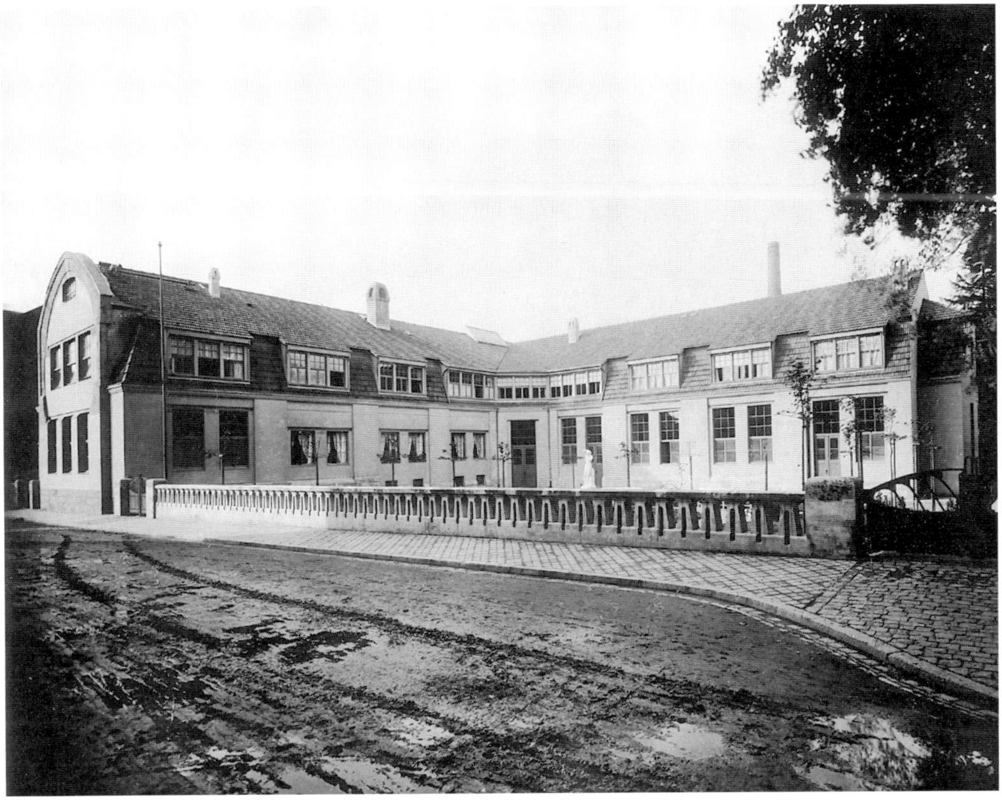

6 Großherzoglich Sächsische Kunstgewerbeschule; erbaut 1905/06 nach Plänen von Henry van de Velde. Werkstattgebäude des Staatlichen Bauhauses Weimar 1919–1925, bis 1930 der Staatlichen Hochschule für Handwerk und Baukunst; heute Hochschule für Architektur und Bauwesen Weimar/Universität. Aufnahme Louis Held, um 1911.

Nachfolgende Seiten:

7 Henry van de Velde, Hängelampe, um 1906.
Van de Velde entwarf seit Mitte der 1890er Jahre eine Vielzahl von Beleuchtungskörpern. Nachdem in der Weimarer Zeit große Aufträge für komplette Innenausstattungen an ihn ergingen, steigerte sich die Produktion auch auf diesem Gebiet, zumal er in der Altenburger Firma Seyffarth endlich einen Partner gefunden hatte, der wie die Möbeltischlerei Scheidemantel seine Entwürfe kongenial umsetzte.

8 Signet der Großherzoglich Sächsischen Kunstgewerbeschule Weimar, Entwurf Henry van de Velde, um 1907.

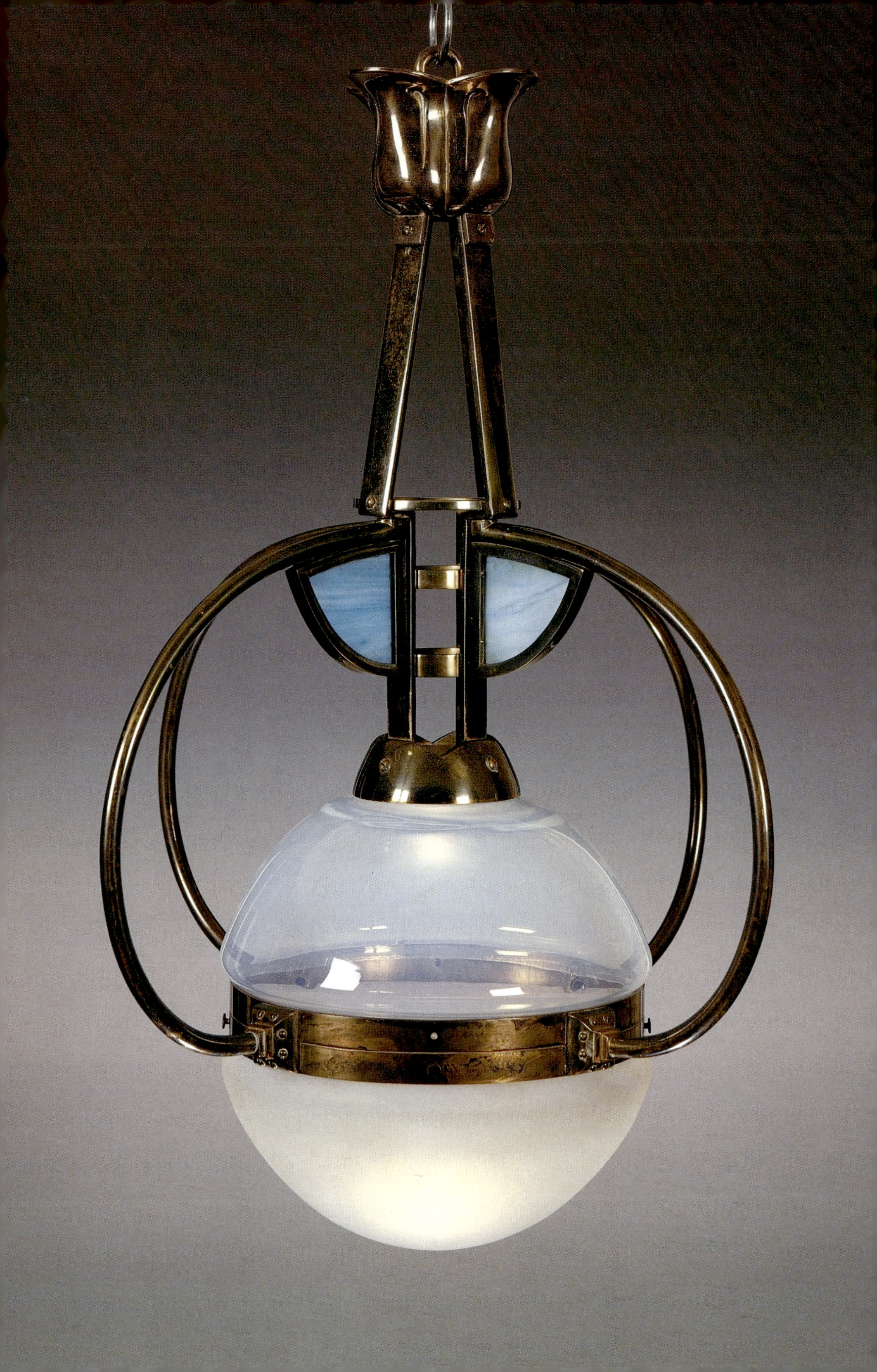

Kunstgewerbliches Seminar
Großherzoglich Sächsische Kunstgewerbeschule
(1902) · 1907–1915

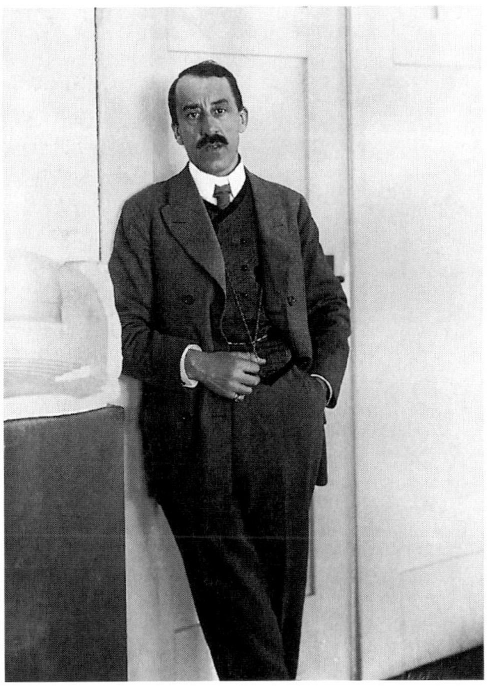

9 Henry van de Velde (1863–1957). Aufnahme Louis Held, um 1905.

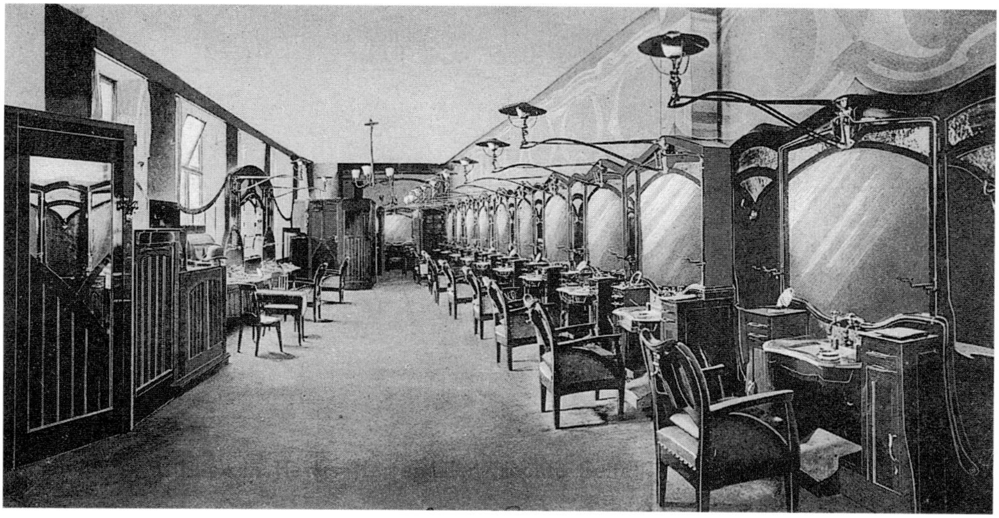

10 Friseursalon Haby, Herrenabteilung. Die 1906 abgestempelte Postkarte zeigt die additive Reihung der Frisierplätze und die stilistische Dominanz, die van de Velde den offen verlegten Gasleitungen zumaß. Als typisch berlinische Kritik ist der Ausspruch Max Liebermanns überliefert, „er trage schließlich auch nicht seine Eingeweide als Uhrkette zur Schau".

11 Henry van de Velde, Herrenfrisierplatz aus dem Salon Haby, Berlin 1901. Van de Velde lebte und arbeitete von 1900 bis zu seinem Umzug nach Weimar 1902 in Berlin und feierte als aufgehender Heros eines modernen Stilwillens Triumphe, durchlitt aber zugleich Phasen tiefster Depression, da er sich als Angestellter des Kunstgewerbehauses Hirschwald in seinem Schaffensdrang gehemmt fühlte. Einer der spektakulärsten Berliner Aufträge betraf die Neueinrichtung für den Hoffriseur François Haby, wobei van de Velde letztmalig seinen spielerisch-dekorativen Gestaltungsdrang ungehemmt auslebte.

Mit der Berufung des belgischen „Universalkünstlers" Henry van de Velde nach Weimar verband sich die ehrgeizige Hoffnung, die kleine, verschlafene Residenzstadt wieder als Zentrum geistiger Kultur zu erwecken. Das Ziel, Weimar zum Ausgangspunkt für eine kulturelle Erneuerung nicht nur Deutschlands, sondern Europas zu machen, war in den Berliner Salons mit elitärem Anspruch formuliert worden. Die Stoßrichtung war gegen den alles beherrschenden Eklektizismus der Reichshauptstadt gerichtet und zielte damit auch gegen das offiziöse Kunstdiktat Kaiser Wilhelms II. Daß sich die Beteiligten schließlich ernüchtert eingestehen mußten, ihr Experiment als gescheitert zu betrachten, lag in der offensichtlichen Fehleinschätzung der spätfeudalen Weimarer Verhältnisse. Insbesondere die Person des jungen, seit 1901 regierenden Großherzogs Wilhelm Ernst war in keiner Weise geeignet, die fortschrittlichen Ziele des „Neuen Weimar" durch souveränes Handeln und durch seine Autorität als Bundesfürst zu befördern bzw. „seinen" Künstlern durch Aufträge und selbstbewußtes Eintreten für ihre Werke und Absichten den Rücken zu stärken.

Als Harry Graf Kessler im Verein mit Elisabeth Förster-Nietzsche und einflußreichen Kreisen in Berlin den Plan eines „Neuen Weimar" ab 1901 in die Tat umzusetzen begann, wäre die spätere Entwicklung bei nüchterner Betrachtung abzusehen gewesen, allein die zündende Idee und eine zunächst günstige Ausgangslage ließen aufkommende Zweifel verstummen.

Henry van de Velde wurde Ende Dezember 1901 – zunächst noch inoffiziell – vom Großherzog als künstlerischer Berater für Industrie und Kunstgewerbe berufen und erhielt seinen Anstellungsvertrag zum 1. April 1902; gleichzeitig wurde mit Hans Olde ein der Moderne verbundener Maler

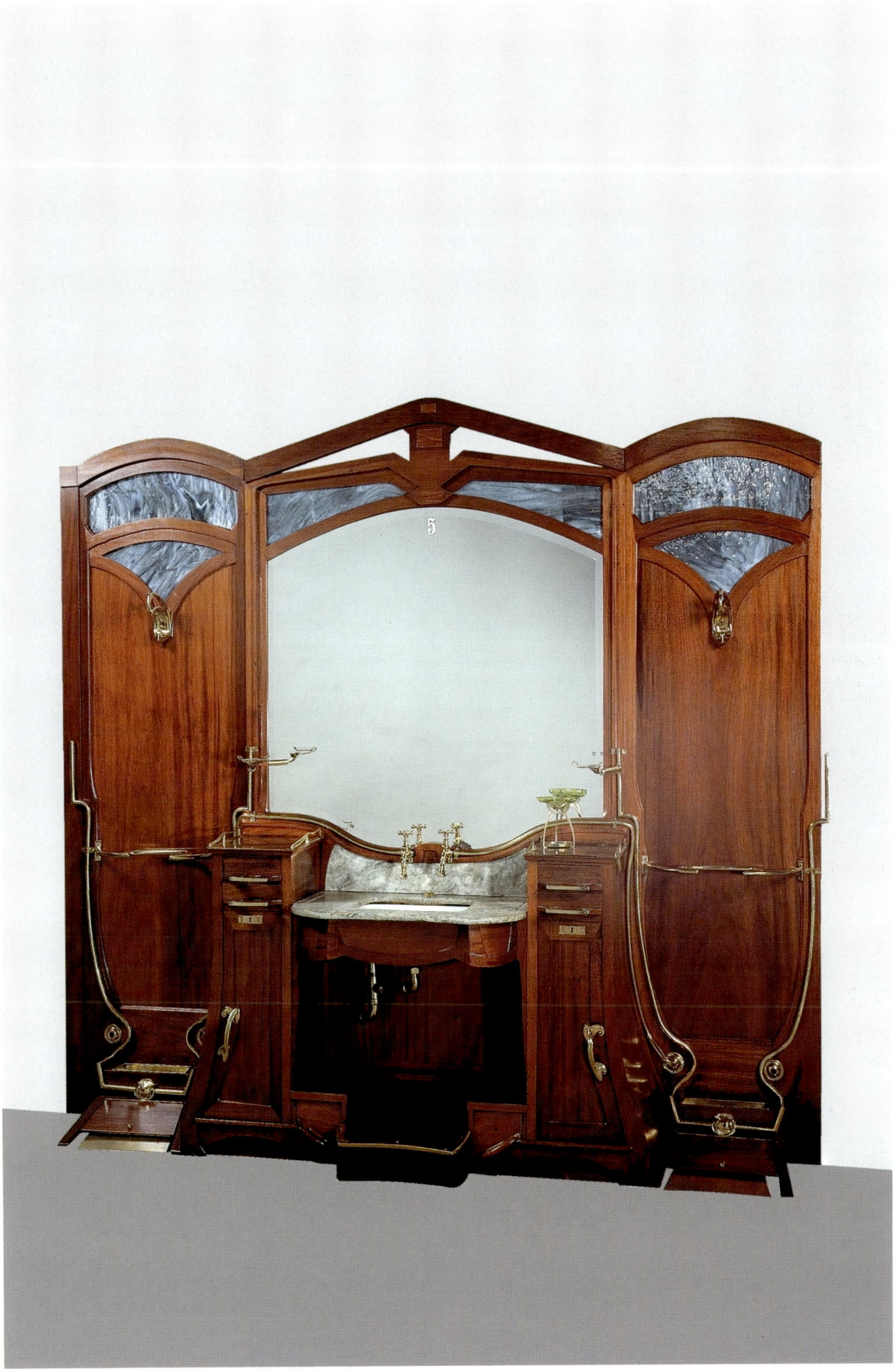

zum neuen Direktor der Kunstschule verpflichtet. 1903 folgten der Maler Ludwig von Hofmann als Professor an der Kunstschule sowie Harry Graf Kessler selbst, der ehrenamtlich die Leitung des Museums für Kunst und Kunstgewerbe übernahm. Die Gründung des Deutschen Künstlerbundes in Weimar Ende 1903 als streitbarem Zusammenschluß aller modern gesinnten Künstler des Landes bezeichnete einen vorläufigen Höhepunkt. Kessler und sein Kreis planten weitere Berufungen, die neben Künstlern auch Literaten und Theaterschaffende der Moderne nach Weimar ziehen sollten. Der sogenannte „Rodin-Skandal" 1906 („skandalöse" Zueignung von vierzehn Aktzeichnungen durch Auguste Rodin an Großherzog Wilhelm Ernst) brachte wenig später mit der Demission Kesslers zunächst wieder einen Stillstand in den Bemühungen um ein „Neues Weimar".

Auch wenn für van de Velde die erhofften Aufträge von seiten der Regierung ausblieben, so bezeichnen doch die Jahre in Weimar die künstlerisch bedeutendste wie auch die wirtschaftlich erfolgreichste Phase seines langen Arbeitslebens. Im Rahmen seines mäßig dotierten Beratervertrages hatte er – weitgehend aus eigenen Mitteln – das „Kunstgewerbliche Seminar" gegründet, das mit den ersten fünf Atelierräumen am 15. Oktober 1902 im Martersteigschen Haus sowie im Prellerhaus neben der Kunstschule offiziell eröffnet wurde. Sukzessive erreichte er die Erweiterung seines Wirkungskreises durch die Gründung einer Kunstgewerbeschule, die in neuen Räumen gegenüber der Kunstschule am 7. Oktober 1907 ihre Lehrtätigkeit aufnahm.

Van de Velde beriet im Kunstgewerblichen Seminar und auch später als Direktor der Kunstgewerbeschule vertragsgemäß die Kunsthandwerker und Kleinindustriellen des Landes in Fragen der Produktentwicklung und -gestaltung. Dies betraf die Töpfereien in Bürgel, die Tannrodaer Korbflechter, die Holzschnitzer der Rhön sowie Ofenfirmen, Glaswerkstätten und Kunstschmiede in Weimar und Umgebung. Van de Veldes Engagement ging dabei weit über die rein künstlerische Betreuung hinaus, indem er die Bildung von Genossenschaften anregte, sich um die Materialbeschaffung kümmerte und neue Vertriebs- und Absatzformen organisieren half. Aufgrund seiner zahlreichen Privataufträge konnten sich zwei ehemals bescheiden wirtschaftende Weimarer Kunsthandwerksbetriebe zu mittelständischen Unternehmen ausdehnen: die Möbeltischlerei Scheidemantel und der Hofjuwelier und Silberschmied Müller. Vom Frühjahr 1902 bis 1915 und teilweise noch Anfang der zwanziger Jahre führten die beiden Firmen fast sämtliche Aufträge für van de Velde aus und brachten dem Kleinstaat neben erheblichen Steuereinnahmen einen nicht zu unterschätzenden Prestigegewinn als Zentrum eines soliden, formschönen Kunsthandwerks.

Van de Velde hatte demnach sein Vertragsziel wenigstens ökonomisch erreicht, auch wenn er sich rückblickend im Vergleich mit Colbert (frz. Minister unter Ludwig XIV.; Begründer des staatlich gelenkten Manufakturwesens) in der Beurteilung seiner Wirksamkeit in Thüringen etwas zu sehr verstieg. In Weimar selbst wurden seine Leistungen kaum gewürdigt. Wenige Tage vor Ausbruch des Ersten Weltkrieges am 25. Juli 1914 suchte van de Velde – der immerwährenden Intrigen und eines zunehmenden ausländerfeindlichen Chauvinismus müde – um seine Entlassung nach. Um den Lehrbetrieb im Interesse der Schüler „geregelt" zu beenden, wurde sein Vertrag bis zum 1. Oktober 1915 verlängert. Anschließend wurde die Schule geschlossen, die Einrichtung der Werkstätten aufgelöst. Man verweigerte van de Velde nicht nur die Ausreise, sondern setzte ihn auch zahllosen Schikanen aus. Anzeigen, Verleumdungen, Hausdurchsuchungen und die zeitweise Pflicht, sich täglich bei den Polizeibehörden zu melden, zermürbten den zur Untätigkeit verdammten Künstler, bis es einflußreichen Freunden 1917 endlich gelang, für ihn einen Paß in die Schweiz zu erwirken.

Die Kunstgewerbeschule verfügte nach dem etappenweisen Neubau 1905/06 über dreiundzwanzig Ateliers, Werkstätten und

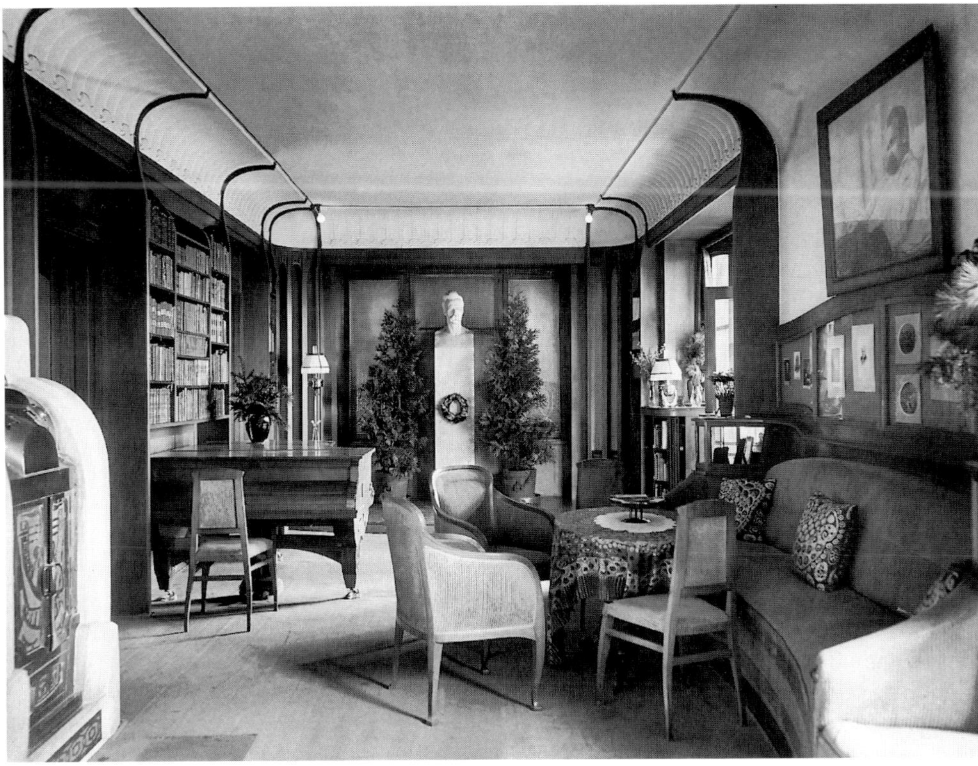

12 Nietzsche-Archiv, Vortragsraum, im Hintergrund die Nietzsche-Herme von Max Klinger. Umbau nach Plänen von Henry van de Velde, 1902/03. Aufnahme Louis Held, um 1905.
Van de Veldes erster, spektakulärer Auftrag in Weimar für die Schwester des Philosophen. Die Umbaukosten für einen neuen Eingang und die Räume des Erdgeschosses mitsamt neuer Möblierung erforderten über 40.000 Mark, mehr als die wenige Jahre zuvor erbaute Villa gekostet hatte.
Das Nietzsche-Archiv, eine der gelungensten Raumschöpfungen van de Veldes, hat sich nahezu unverändert erhalten und ist nach einer umfassenden Renovierung seit 1991 wieder öffentlich zugänglich.

Büroräume mit einer Nutzfläche von mehr als 1.100 qm. Integriert waren allerdings die Bildhauerateliers der Kunstschule (Richard Engelmann) und die privaten Atelierräume van de Veldes. Als Institution sollte die Kunstgewerbeschule die zentrale und höchste Unterrichtsanstalt im System der gewerblichen Erziehung des Landes darstellen, mithin eine staatlich finanzierte Einrichtung werden. Die Schule war jedoch bis zu ihrer Schließung dem Departement des Großherzoglichen Hauses unterstellt und empfing ihre Mittel weitestgehend aus der Privatschatulle des Großherzogs. Das Budget von rund 30.000 Mark pro Jahr erlaubte weder die Berufung namhafter und anerkannter Professoren noch die Einrichtung aller erforderlichen Ateliers bzw. Werkstätten. Die Arbeit der Schule war demzufolge bis zur endgültigen Auflösung 1915 ein steter Balanceakt immerwährender Improvisation. Ohne die zahlreichen Privataufträge Henry van de Veldes und das Engagement des Leiters und der Lehrer, die weitgehend ihre Werkstätten selbst einrichten mußten und sich zudem aus dem Verkauf ihrer Arbeiten finanzierten, wäre die Schule schon bald nach ihrer Gründung wieder eingegangen.

Die ersten Schüler van de Veldes waren ihm, wie auch einige Mitarbeiter seines privaten Büros, 1902 von Berlin aus gefolgt und erhielten in Weimar zunächst weiterhin Privatunterricht.

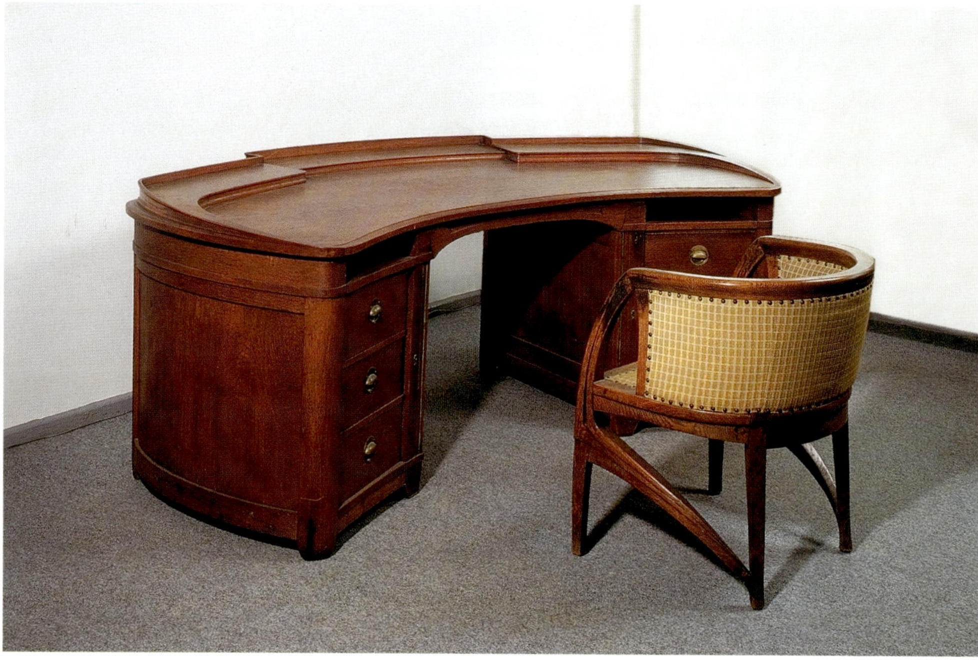

13 Henry van de Velde, Herrenschreibtisch, um 1903; Armlehnstuhl, um 1899. Die Möbel stammen aus dem Besitz von Arnold Esche und wurden in der Weimarer Möbeltischlerei Scheidemantel gefertigt. Formal leitet sich der Schreibtisch von einer der berühmtesten Schöpfungen van de Veldes ab, dem sog. „Diplomatenschreibtisch", der in zwei Varianten ab 1896/97 gefertigt wurde. Das Exemplar Esches wurde nur in kleinen Stückzahlen hergestellt und stellt in seiner kompakten, eleganten Form den Höhepunkt dieses Möbeltyps im Schaffen van de Veldes dar. Dauerleihgabe der Hochschule für Architektur und Bauwesen Weimar/Universität.

Erica von Scheel, von deren Arbeiten die Ausstellung Beispiele zeigt, hatte schon in Berlin Zeichenunterricht bei van de Veldes Freund und Mäzen Curt Herrmann erhalten und erweiterte unter van de Veldes Anleitung in Weimar ihre Fähigkeiten im Töpfern, später auch im Herstellen eleganter Batikstoffe. Erica von Scheel war bis zu ihrer Heirat mit Gerhart Hauptmanns Sohn Ivo viele Jahre eine der engsten Mitarbeiterinnen van de Veldes am Kunstgewerblichen Seminar, führte eine private Werkstatt für Textilkunst und arbeitete gelegentlich auch in der Buchbinderei; als Lehrerin konnte sie in Weimar jedoch nicht wirken, da die Behörden die Einrichtung eines Ateliers für sie stets ablehnten.

Zwei Schülerinnen aus der Weimarer Frühzeit arbeiteten von 1907 bis zur Schließung der Schule 1915 als Lehrerinnen: Dorothea Seeligmüller und Dora Wibiral. Sie führten gemeinsam die Werkstätten für Goldschmiedekunst und Emaillearbeiten. Dora Wibiral unterrichtete zudem Ornamentlehre; Dorothea Seeligmüller die Farbenlehre. Da Mittel für diese Ateliers nicht zur Verfügung standen, mußten sie die Einrichtung auf eigene Kosten beschaffen. Für die unentgeltliche Überlassung der Schulräume waren sie zum Unterricht verpflichtet; ein reguläres Gehalt wurde nicht gewährt.

Gleiches gilt für die Werkstatt für Teppichknüpferei, die von Li Thorn, ebenfalls einer früheren Schülerin van de Veldes, selbst eingerichtet und geführt wurde.

Auch die Werkstatt für Weberei und Stickerei war ein Privatatelier, das Helene Börner führte, die zuvor an der Weimarer „Paulinenstiftung für gewerblichen Hausfleiß" unterrichtet hatte. Sie übernahm nach Li Thorns Ausscheiden 1909 auch die Teppichwerkstatt und betreute beide Werkstätten nach 1915 privat weiter. Von 1919 bis 1925 arbeitete sie als Werkmeisterin der Weberei am Bauhaus.

Die Werkstatt für Buchbinderei konnte van de Velde aus Mitteln des Großherzogs einrichten. Der Weimarer Buchbinder Pfannstiel, der für ihn bis 1907 privat gearbeitet hatte, stellte als ersten Werkmeister seinen Mitarbeiter Louis Baum gegen Erstellung der Hälfte der Einnahmen ab. 1910 übernahm Otto Dorfner die Leitung der Abteilung und führte den Betrieb ab 1915 privat weiter. Von 1919 bis 1922 arbeitete er als Werkmeister für die Buchbinderei des Bauhauses. Die Buchbinderei war neben der Metallwerkstatt und der Teppichknüpferei bzw. Weberei die mit Abstand profitabelste Werkstatt und hat mit ihren steigenden Einkünften wesentlich zum Erhalt der Kunstgewerbeschule beigetragen.

Auch die keramische Werkstatt konnte aus Mitteln des Großherzogs eingerichtet werden. Der Weimarer Hoftöpfermeister Schmidt, der für van de Velde mehrere Aufträge durchführte und Öfen nach dessen Vorlagen vertrieb, half bei der Einrichtung und unterstützte 1919 auch das Bauhaus. Der erste Werkstattleiter war Josef Vinecký, der schon in Berlin für van de Velde tätig gewesen war. 1909 heiratete er seine Kollegin Li Thorn und gründete eine eigene Keramikwerkstatt im Westerwald. Sein Nachfolger wurde Georg Dettling, dem 1913 Tao Szafran folgte. Einer der letzten Schüler der keramischen Werkstatt, Otto Lindig, hat von 1920 bis 1925 als Töpfer am Bauhaus gearbeitet, zuletzt als technischer und kaufmännischer Leiter der Dornburger Werkstätten.

14 Henry van Velde, Schreibtisch, um 1904. Wie beim Herrenschreibtisch von 1903 zeigt sich van de Veldes geläuterte Formensprache, die unter weitgehendem Verzicht auf Dekor allein auf formschöne Funktionalität zielt. Hersteller: Fa. Scheidemantel, Weimar.

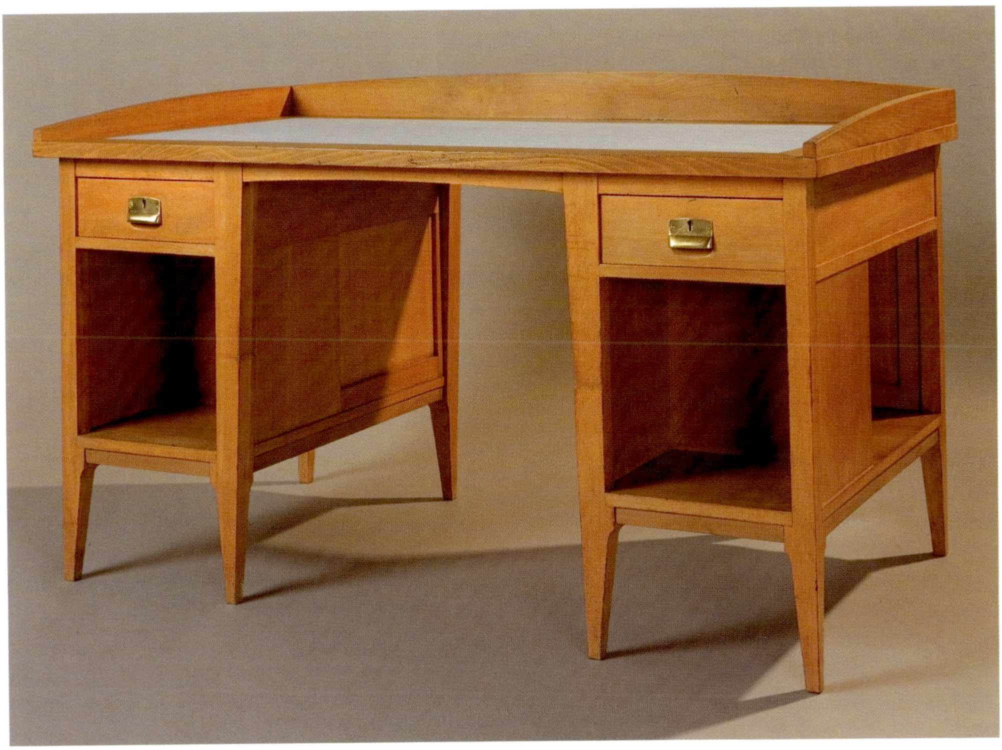

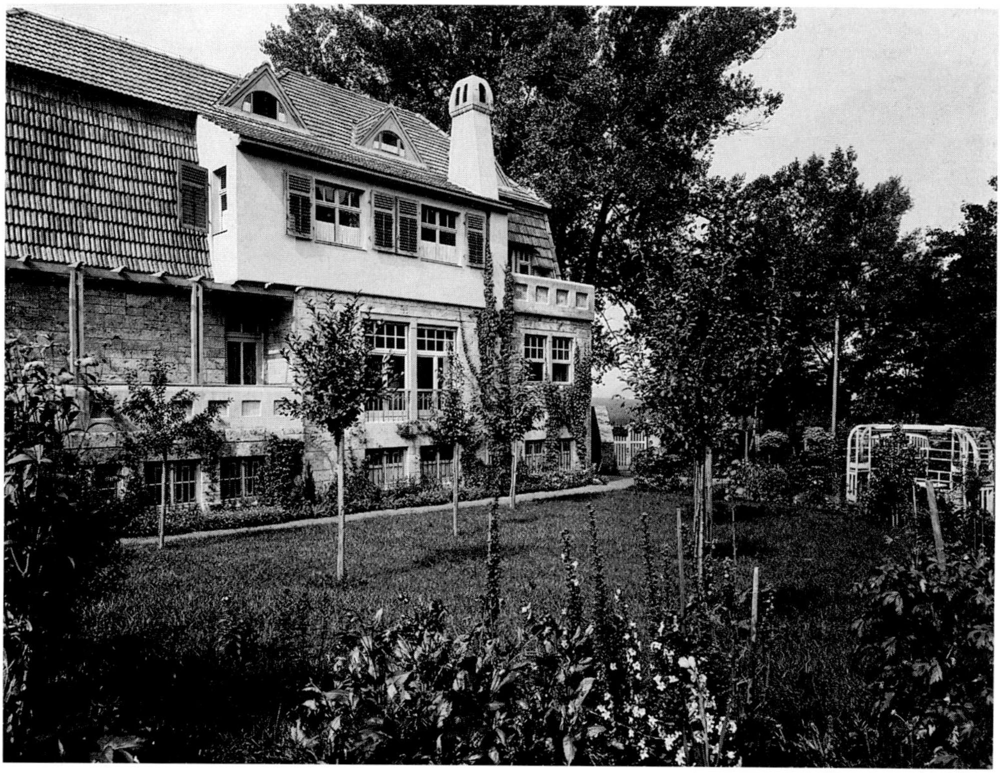

15 Haus „Hohe Pappeln", Seitenansicht. Aufnahme Louis Held, um 1910. Trotz der massiven Widerstände gegen seine künstlerischen Ziele entschloß sich Henry van de Velde 1907 zum Bau eines eigenen Hauses in der Belvederer Allee im Vorort Ehringsdorf. Im Sommer 1908 bezogen, lebte der Künstler mit seiner fünfköpfigen Familie bis zum Weggang aus Deutschland 1917 in der höchst eigenwillig konzipierten Villa. Nach mehrmaligen Besitzerwechseln wird das Gebäude seit 1991/92 im Rahmen des UNESCO-Projektes „Jugendstil" behutsam restauriert und kann, nachdem eine Reihe störender Einbauten entfernt wurden, in Teilen wieder besichtigt werden.

Das dritte vom Großherzog finanzierte Atelier war die Werkstatt für Metallarbeiten und Ziselieren, die von 1908 bis 1911 von Egon Dinkloh, danach bis zum Ausbruch des Krieges von Albert Feinauer geführt wurde.

Neben der praktischen Arbeit in den Werkstätten bot die Kunstgewerbeschule Unterricht in verschiedenen Elementarfächern, die van de Velde als Pflichtvoraussetzung für den Studiengang jedes einzelnen Schülers forderte.

Kunstgewerbliches Skizzieren und Zeichnen, Perspektive, Innenarchitektur und Konstruktionslehre unterrichtete Arthur Schmidt, der für van de Velde ebenfalls schon in Berlin gearbeitet hatte.

Modellieren, einer der Pfeiler des Kunstgewerblichen Seminars, wurde von den Werkmeistern für Keramik Vinecký und Dettling unterrichtet. Später konnte eine eigene Lehrkraft, Fritz Basista, berufen werden.

Die Ornamentlehre, gleichermaßen ein Kern der „Mission" van de Veldes wie die perfekte Beherrschung sämtlicher Modelliertechniken, unterrichtete dieser zunächst selbst, um den Unterricht dann schrittweise an Dora Wibiral abzutreten. Die Kurse für Fortgeschrittene, die auch Plakat- und Buchgestaltung mit einbezogen, behielt er sich weiterhin vor.

Durch die Überlassung von Teilnachlässen der Lehrerinnen Dora Wibiral und Dorothea Seeligmüller an die Kunstsammlungen zu

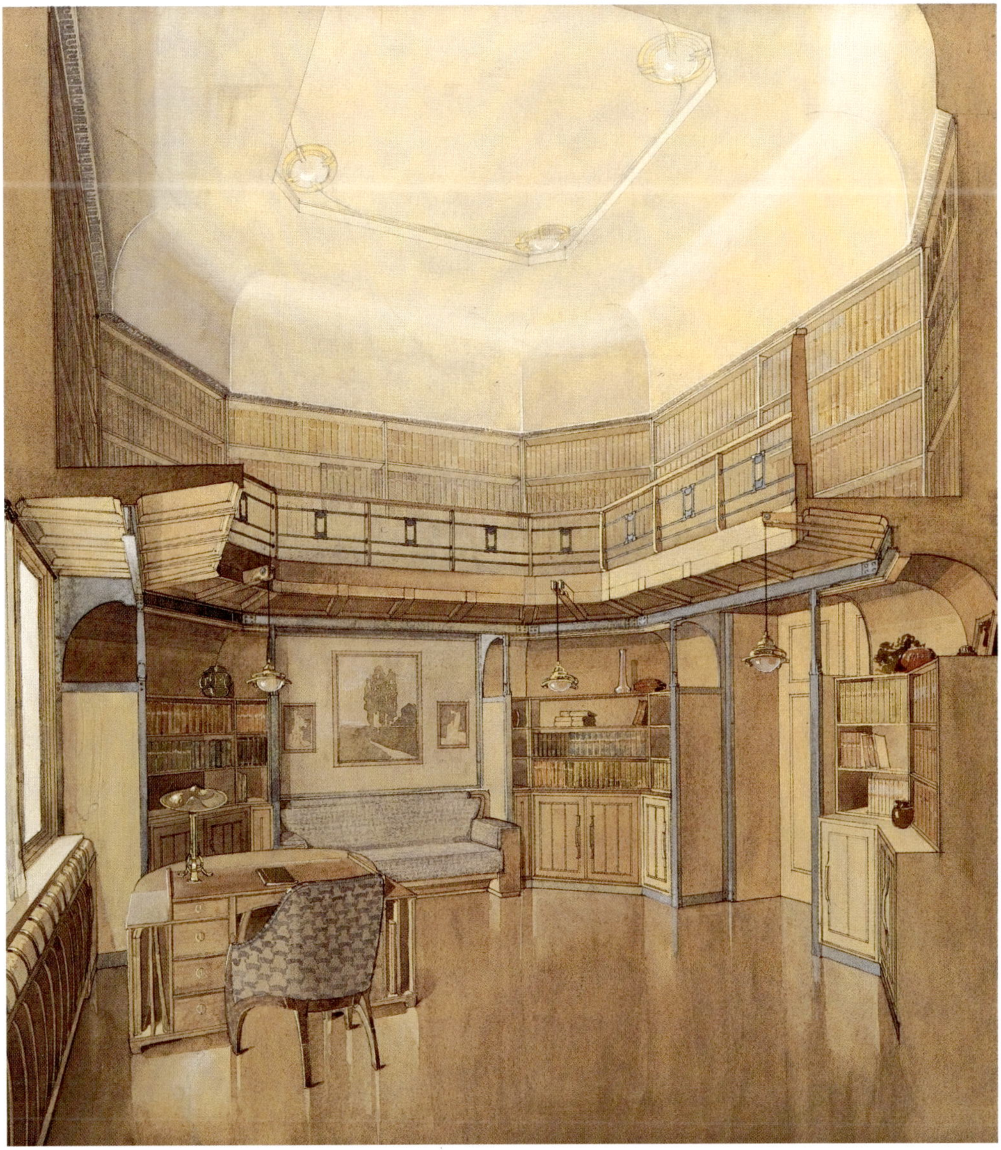

16 Henry van de Velde, Entwurf zum Umbau des Großherzoglichen Museums Weimar, Direktorenzimmer, Aquarell, 1907. Die Umbaupläne zum heutigen Landesmuseum gehen auf die Forderung von Harry Graf Kesslers Nachfolger als Museumsdirektor, Karl Koetschau, zurück, der sich den Neubau bzw. den Umbau eines Museums bei der Anstellung ausbedungen hatte. Da auch Koetschau Weimar schon bald wieder den Rücken kehrte, verlief auch dieser Auftrag wie die anderen Weimarer Theater- und Museumsprojekte van de Veldes im Sand.

Weimar können in der Ausstellung aus dem Bereich der Ornament- und Farbenlehre mehr Arbeiten gezeigt werden, als dies bei den übrigen Lehrgebieten möglich ist.

Die Ausbildung dauerte je nach Fachrichtung zwei bis fünf Jahre und schloß mit einem Abgangszeugnis bzw. einem Diplom. Der Forderung van de Veldes, auch Meistertitel zu verleihen, wurde zwar nicht entsprochen, doch konnte die Schule über die Handwerkskammer entsprechende Anträge stellen.

Bei allem Für und Wider über die Wirksamkeit der Kunstgewerbeschule, die zuletzt fast achtzig Schüler betreute, und der Kritik, van de Velde bilde nur die eigenen „Jünger" aus, darf nicht übersehen werden, daß er trotz massiver Widerstände gegen seine Institute wie gegen seine eigene Person und trotz bescheidenster Mittel seine künstlerischen und pädagogischen Ziele verwirklicht hat. Dies war nur möglich, weil van de Velde kompromißlos seiner „Mission" lebte und als erfolgreicher Künstler die Schule über die eigenen Privataufträge am Leben erhalten konnte. Allein diese Leistung nötigt dem Betrachter Respekt ab und nicht zuletzt war es erneut van de Velde selbst, der die Zukunftsperspektiven der Schule erahnte und vorwegnahm, indem er 1915 neben Hermann Obrist und August Endell mit Nachdruck den noch jungen Architekten Walter Gropius als seinen Nachfolger empfahl. Gropius hatte dann von 1919 bis 1925 als Direktor des Bauhauses mit denselben weimarspezifischen Widrigkeiten zu kämpfen, obgleich die politischen Voraussetzungen der Weimarer Republik erheblich von denen des späten Kaiserreiches differierten. Bei allen Gegensätzlichkeiten zwischen der Kunstpädagogik van de Veldes und seinen Nachfolgern, ist das Bauhaus

17 Kunstgewerbeschule, Schülerarbeit, Studie aus der Ornamentlehre, Pastellkreiden, um 1911.

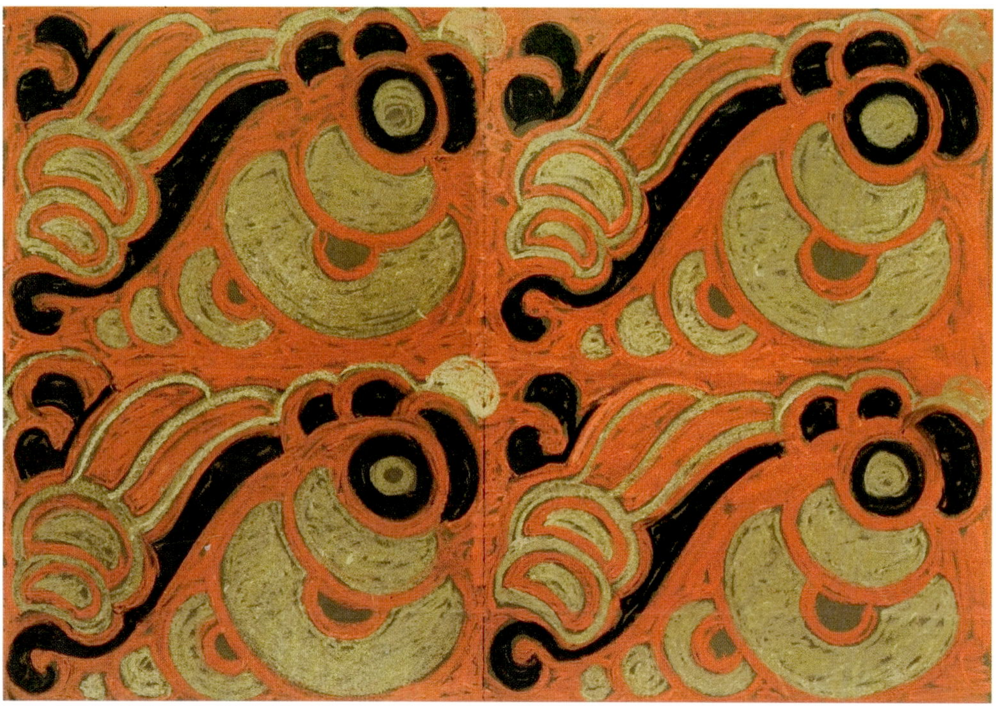

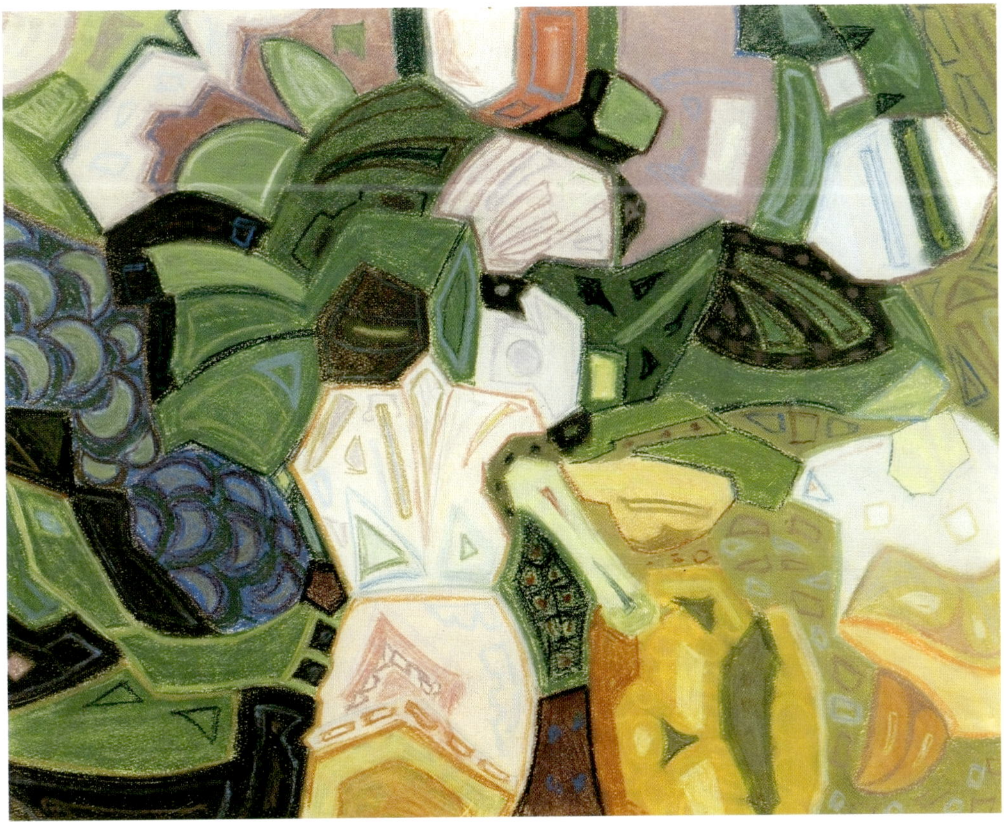

18 Kunstgewerbeschule, Schülerarbeit, abstrahierende Farbstudie, Pastellkreiden, 1911.

doch ohne die historische Aufbauleistung van de Veldes in Weimar nicht denkbar.

Das neue Bauhaus-Museum unternimmt erstmals in Weimar den gewagten Versuch, sowohl den Vorläufer der weltweit renommierten Institution, die Kunstgewerbeschule, wie auch das Nachwirken in der Hochschule für Handwerk und Baukunst auf kleinstem Raum zu dokumentieren. Beide Schulen sowie die Leistungen ihrer Direktoren Henry van de Velde und Otto Bartning sind bislang kaum erforscht und in ihrer pädagogischen Wirksamkeit erkannt. Die Forschungsarbeit der nächsten Jahre in den Kunstsammlungen zu Weimar wie in der Hochschule für Architektur und Bauwesen wird dieses Defizit abbauen müssen.

T.F.

Nachfolgende Seiten:

19 Carl Jakob Jucker, Wilhelm Wagenfeld, Tischlampe, Messing und Stahl vernickelt, Spiegelglas, Milchglas, 1923/24.

20/21 Signet des Staatlichen Bauhauses Weimar 1919–1922. Entwurf Dorothea Blüthner, Johannes Auerbach, Karl Peter Röhl. – Signet des Staatlichen Bauhauses Weimar 1922–1925. Entwurf Oskar Schlemmer.

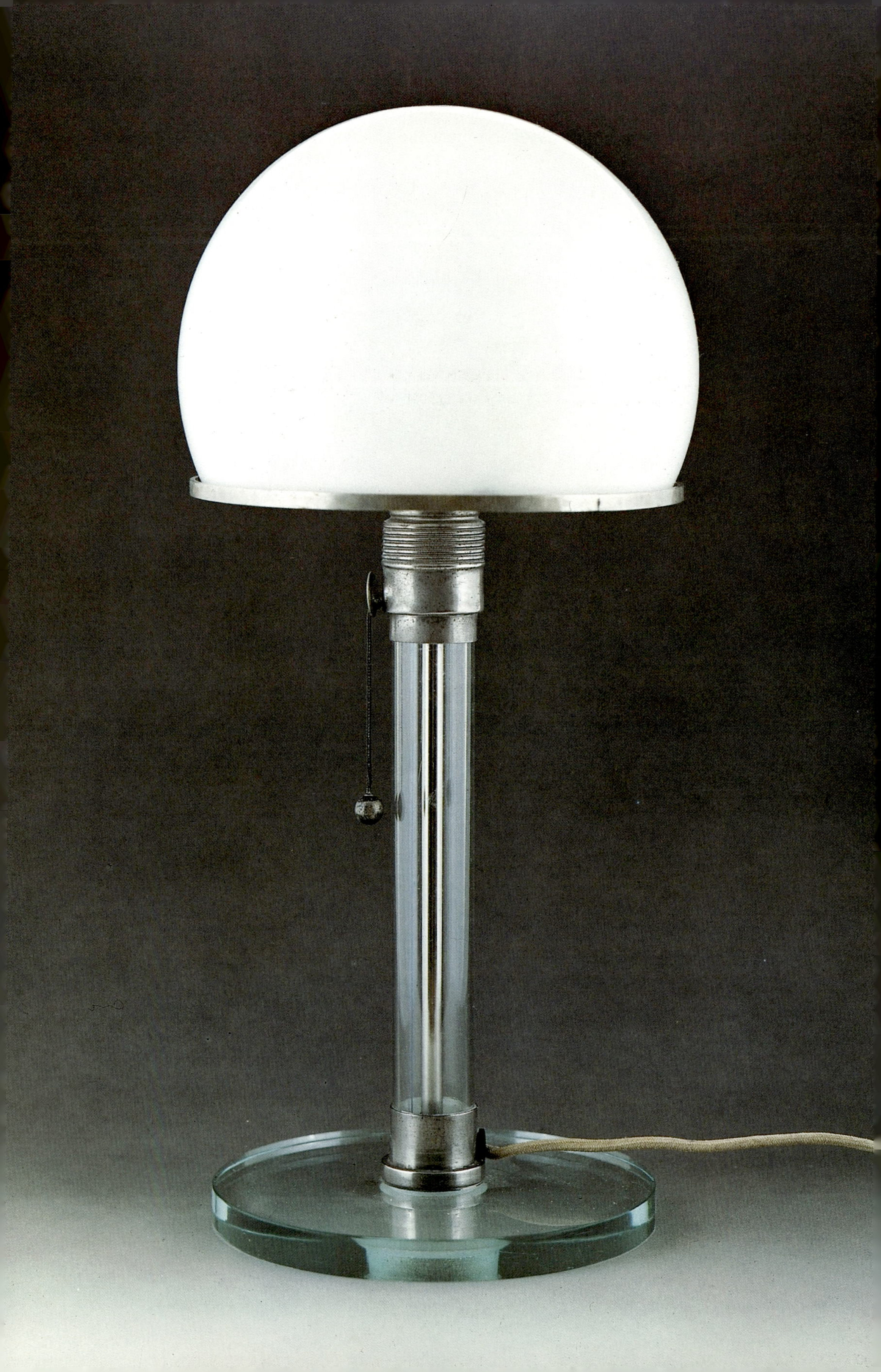

Staatliches Bauhaus Weimar

1919–1925

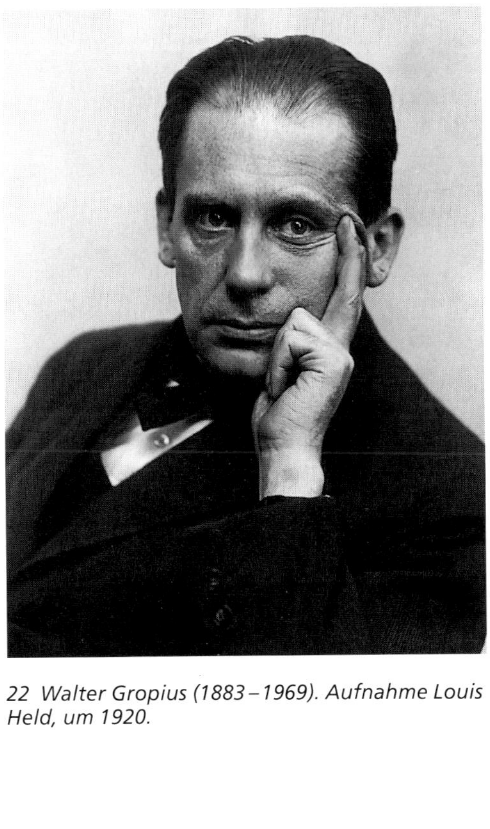

22 Walter Gropius (1883–1969). Aufnahme Louis Held, um 1920.

Einführung

Vor nunmehr sechsundsiebzig Jahren wurde das Bauhaus als eine der bedeutendsten und erfolgreichsten Kunsthochschulen dieses Jahrhunderts in Weimar gegründet. Seine Avantgardeleistungen in der Kunstpädagogik, bildenden Kunst, Industrieformgestaltung und Architektur sind eng mit den wichtigsten Lehrkräften, den Architekten und Bauhausdirektoren Walter Gropius, Hannes Meyer, Ludwig Mies van der Rohe und Künstlern wie Lyonel Feininger, Johannes Itten, Georg Muche, Wassily Kandinsky, Paul Klee, László Moholy-Nagy, Gerhard Marcks und Oskar Schlemmer verbunden.

Als eine Kunsthochschule neuen Typs ging das Staatliche Bauhaus Weimar am 1. April 1919 unter Leitung von Walter Gropius aus dem Zusammenschluß der Großherzoglich Sächsischen Kunsthochschule und der Großherzoglich Sächsischen Kunstgewerbeschule in Weimar hervor. In ihrer Geschichte war diese Kunstschule stets eng mit den politischen, sozialökonomischen und kulturellen Entwicklungen in der Weimarer Republik verbunden. Die drei Wirkungsorte des Bauhauses in Weimar 1919 bis 1925, Dessau 1925 bis 1932 und Berlin 1932/33 sowie die Amtszeiten der Direktoren Gropius 1919 bis 1928, Hannes Meyer 1928–1930 und Mies van der Rohe 1930–1933 markieren wichtige Entwicklungsetappen dieser Bildungsstätte. Die häufigen Orts- und Personenwechsel waren dem jeweiligen politischen Umfeld geschuldet. Nach einem Rechtsruck bei den Thüringer Landtagswahlen kündigte die Regierung die Arbeitsverträge aller Lehrkräfte „vorsorglich" zum 31. März 1925, halbierte die Zuschüsse für die Hochschule und zwang das Bauhaus zur Selbstauflösung und Übersiedlung nach Dessau. Nach einem vielversprechenden Anfang mit dem Bau des berühmten Bauhausgebäudes 1925/26, greifbaren Erfolgen bei der Komplettierung des Ausbildungsprofils, der Produktentwicklung und Zusammenarbeit mit der Industrie, deuteten der Hinauswurf des zweiten Bauhausdirektors Hannes Meyer aus politischen Gründen 1930 und die Schließung des Bauhauses in Dessau auf Antrag der NSDAP-Fraktion im Stadtparlament 1932 das Ende an. Mies van der Rohe führte das Bauhaus in Berlin als Privatinstitut weiter, bis es am 11. April 1933 nach polizeilicher Durchsuchung versiegelt und im August 1933 endgültig aufgelöst wurde. Es schlossen sich Vertreibung oder Rückzug in die „innere Emigration" an, aber auch die weltweite Verbreitung der Bauhausideen.

Seit der Gründung hält die kontroverse Diskussion um Visionen und Realität des Bauhauses an, wurde es zum Synonym für die moderne Bewegung der zwanziger Jahre schlechthin. Durch den Faschismus als „kulturbolschewistisch", den Stalinismus als „imperialistisch" ausgegrenzt und verfolgt, wird das Bauhaus in oft unhistorischer Betrachtungsweise bis heute zum Sündenbock für alle Fehler und Irrwege in Architektur und Kunst der letzten Jahrzehnte gemacht oder aber auch im Gegensatz dazu kritiklos verherrlicht.

Die Entwicklung des Bauhausprogramms

Nachdem Gropius von Henry van de Velde als dessen Nachfolger für die Kunstgewerbeschule vorgeschlagen worden war, entwickelte er im Januar 1916 *Vorschläge zur Gründung einer Lehranstalt als künstlerische Beratungsstelle für Industrie, Gewerbe und Handwerk*. Mit deutlichem Akzent auf moderne Technologien und Massenproduktion sowie die Zusammenarbeit von Techniker, Kaufmann und Künstler betonte er die Arbeitsgemeinschaft aller Künstler, Architekten und Handwerker wie in mittelalterlichen Bauhütten an einem gemeinsamen Werk hin zu einem neuen Stil. Im Manifest und Programm des Bauhauses entwickelte Gropius diese Ideen im Frühjahr 1919 weiter. Durch die Zusammenführung aller künstlerischen und handwerklichen Disziplinen sollte ein neues Gesamtkunstwerk – „der große Bau" – hervorgebracht werden. Als unerläßliche Grundlage für jedes bildnerische Schaffen wurde die gründliche handwerkliche Ausbildung aller Studierenden in Werkstätten und auf Probier- und Werkplätzen gefordert. Schließlich betonte Gropius ganz besonders die Arbeits- und Lebensgemeinschaft der Lehrenden und Lernenden, die Gemeinschaftsarbeit an einer „Kathedrale der Zukunft", wie sie Lyonel Feininger als „kristallines Sinnbild eines neuen kommenden Glaubens" als Titelholzschnitt zum Bauhausmanifest geschaffen hatte.

Innere und äußere Konflikte führten bereits im April 1921 zur Wiederbegründung der Staatlichen Hochschule für bildende Kunst und zwangen zur Neubestimmung des eigenen Kurses, wie es Oskar Schlemmer in seinem Tagebuch 1922 darstellt: „Abkehr von der Utopie: Wir können und dürfen nur das Realste, wollen die Realisation der Ideen erstreben. Statt der Kathedrale die Wohnmaschine. Abkehr also von der Mittelalterlichkeit und vom mittelalterlichen Begriff des Handwerks, und zuletzt des Handwerks selbst." Gropius stellte die These *Kunst und Technik – eine neue Einheit* der großen Bauhausausstellung 1923 als Leitmotiv voran und formulierte in den *Grundsätzen der Bauhausproduktion* im Sommer 1924 die künftigen Prinzipien des Bauhauses: „Nur durch dauernde Berührung mit der fortschreitenden Technik, mit der Erfindung neuer Materialien und neuer Konstruktionen gewinnt das gestaltende Individuum die Fähigkeit, die Gegenwart in lebendige Beziehung zur Überlieferung zu bringen und daran die neue Werkgesinnung zu entwickeln: Entschlossene Beziehung der lebendigen Umwelt der Maschinen und Fahrzeuge. Organische Gestaltung der Dinge aus ihrem eigenen gegenwartsgebundenen Gesetz heraus, ohne romantische Verspieltheit. Beschränkung auf typische, jedem verständliche Grundformen und -farben. Einfachheit im Vielfachen, knappe Ausnutzung von Raum, Stoff, Zeit und Geld." Die Bauhauswerkstätten wurden zu Laboratorien, in denen Modelle, Prototypen, für die industrielle Massenproduktion entwickelt wurden. Damit war das neue Ausbildungsprofil von Designern umrissen; es bestimmte das Gesicht des Bauhauses Weimar, in Dessau sozial akzentuiert durch Hannes Meyers These „Volksbedarf statt Luxusbedarf".

Lehrplan und Ausbildungsgang

Im Zentrum der Lehre am Bauhaus stand die praktische Werkstattarbeit, die handwerkliche Ausbildung, die durch gestalterisch-künstlerischen und wissenschaftlichen Unterricht ergänzt wurde. Im Studiengang des Bauhauses von 1922 lassen sich drei Ausbildungsstufen ablesen: Erstens die Vorlehre als Probesemester mit elementarem Formunterricht, zweitens die Werklehre in einer Lehrwerkstatt mit flankierendem Formunterricht und Abschluß mit Gesellenprüfung nach drei Jahren sowie drittens die Baulehre als handwerkliche Mitarbeit am Bau und als freie Tätigkeit in Architekturbüros mit dem Meisterbrief als Ausbildungsziel.

Lehrling, Geselle, Meister – das waren auch die vorgegebenen Bezeichnungen und Bildungsstufen am Weimarer Bauhaus. Die Werkstätten wurden durch einen bildenden Künstler als Formmeister und einen erfahrenen Werkmeister geleitet, der handwerklich-technische Lehrinhalte vermittelte. Als Formmeister berief Walter Gropius bis 1923 Lyonel Feininger (1871–1956) für die Druckerei, Johannes Itten (1888–1967) für die Vorlehre, Glasmalerei- und Metallwerkstatt, Gerhard Marcks (1889–1981) für die Töpferei, Paul Klee (1879–1940) für Formtheorie und Glasmalerei (seit 1922), Georg Muche (1895 bis 1987) für die Weberei, Oskar Schlemmer (1888–1943) für die Wandmalerei und später die Bühnenwerkstatt, Wassily Kandinsky (1866–1944) für Form- und Farbenlehre sowie Wandmalerei und László Moholy-Nagy (1895–1946) – nach dem Weggang Ittens – für die Metallwerkstatt.

Die Durchdringung von Werkstatt- und Formunterricht blieb problematisch, bis zu dem Augenblick, als die begabtesten Bauhausabsolventen wie Gunta Stölzl (1897 bis 1983) und Marianne Brandt (1893–1983), Josef Albers (1888–1976), Marcel Breuer (1902–1981), Herbert Bayer (1900–1985), Hinnerk Scheper (1897–1957) und Joost

Schmidt (1893–1948) als Jungmeister beide Aspekte der Ausbildung in einer Hand vereinen konnten und die Werkstätten am Dessauer Bauhaus leiteten.

Die Gemeinschaft der Lehrenden und Lernenden

Da es am Bauhaus keine akademischen Aufnahmebedingungen gab, Vorbildung, Nationalität, Religion oder Geschlecht keine Einschränkungen bildeten, konnten gestalterisch begabte junge Menschen aus aller Welt an dieser Hochschule studieren. Am Bauhaus lernten durchschnittlich 120 bis 200 Studenten, davon bis zu 50 % weibliche und 25 % Ausländer bei einem stets international zusammengesetzten Lehrkörper. Das bedeutete oft nicht mehr als drei oder vier Studierende je Jahrgang in einer Werkstatt und engste Werkgemeinschaft von Studierenden untereinander und mit den Meistern.

Grundlage für die erstrebte Gemeinschaft war die innerschulische Demokratie mit Meisterrat und gewählter Schülervertretung, mit Schülerversammlungen, die eine breite Mitarbeit und Mitverantwortung aller Bauhausangehörigen sicherte. Bereits im Programm von 1919 forderte Gropius: „Pflege freundschaftlichen Verkehrs zwischen Meistern und Studierenden außerhalb der Arbeit; dabei Theater, Vorträge, Dichtkunst, Musik, Kostümfeste, Aufbau eines heiteren Zeremoniells bei diesen Zusammenkünften." Bauhausabende und Bauhausfeste, Bauhauskapelle und Bühne wurden zu festen Bestandteilen des pädagogischen Programms. Spenden der Bauhausmeister, besonders in den schwierigen Nachkriegs- und Inflationsjahren, die Bewirtschaftung eines Bauhausgartens und die Organisation einer Bauhausküche, die Gewinnbeteiligung an eigenen Werkstattarbeiten sowie die Vergabe von Stipendien und Studiengeldbefreiungen über das traditionelle Maß hinaus ermöglichten allen Begabten das Studium am Bauhaus. Feste Gemeinschaften hatten oftmals auch noch nach dem Ende des Bauhauses Bestand.

Die bildenden Künstler am Bauhaus

Mit Feininger, Itten, Kandinsky, Klee, Moholy-Nagy und Schlemmer hatte Gropius bildende Künstler an das Bauhaus berufen, die jeweils individuelle Wege künstlerischer Abstraktion, teilweise bis zur gegenstandslosen Kunst, beschritten hatten. Diese Erfahrungen schienen ihm besonders geeignet, gestalterische Grundlagen für die angewandten künstlerischen Bereiche zu vermitteln, eine neue „Sprache" der Gestaltung zu finden. Das Ziel bestand ausdrücklich nicht darin, freie Maler und Grafiker auszubilden. Die wichtigsten Grundlagenkurse wurden von Itten bis 1922/23, von Klee mit seiner Formtheorie bis 1931, von Kandinsky mit seiner Form- und Farbenlehre bis 1933 sowie Aktzeichnen von Schlemmer bis 1929 abgehalten. Erst mit einer Umstrukturierung des Bauhauses 1927 wurden freie Malklassen eingeführt, die von Klee und Kandinsky geleitet wurden. Gewissermaßen außerhalb der Schule leisteten die Bauhauskünstler bedeutende Beiträge zur Kunstentwicklung dieser Epoche. Ihre neuen künstlerischen Erfahrungen brachten sie in den Unterricht ein und befruchteten sich in der schöpferischen Atmosphäre des Bauhauses gegenseitig.

Auch die überwiegende Zahl der Studierenden äußerte sich in freien künstlerischen Arbeiten. Malerei und Grafik waren für sie oft phantasievoller Ausgleich zur Arbeit in den Werkstätten und auch die wichtigste Methode, die eigene künstlerische Handschrift zu entwickeln.

Grenzüberschreitungen zwischen den künstlerischen Disziplinen waren am Bauhaus Programm; der Maler Georg Muche beschäftigte sich mit Architekturentwürfen, der Architekt Gropius entwarf die Großplastik des Märzgefallenendenkmals, Oskar Schlemmer führte die verschiedensten künstlerischen Disziplinen auf der Bauhausbühne zusammen.

Ganz im Sinne der pädagogischen Reformbestrebungen seit dem Ende des 19. Jahrhunderts setzte sich das Bauhaus für die allseitige Bildung der Persönlichkeit, für die Entwicklung aller Anlagen und Talente ein. Am vielfältigsten wurde dies auf der Bauhausbühne praktiziert, wo Bühnenräume, Kostüme und Masken gestaltet, Licht und Farben experimentell eingesetzt, Bewegung, Tanz, Pantomime und Musik in immer neuen Kombinationen variiert wurden.

Ausstrahlung und Wirkungen

Durch die weltweite praktische Lehrtätigkeit zahlreicher Bauhäusler, durch zahllose Publikationen und Ausstellungen sowie durch die Herstellung von Bauhausprodukten als Designklassiker seit mehr als siebzig Jahren wirkt das Bauhaus bis in die Gegenwart.

Bereits seit Mitte der zwanziger Jahre verbreiteten Bauhausmeister und ehemalige Studierende ihre kunstpädagogischen Erfahrungen an deutschen Kunstschulen in Weimar, Halle, Berlin, Breslau oder Düsseldorf. Nach 1933 waren es besonders Josef Albers am Black Mountain College in North-Carolina, Moholy-Nagy am „New Bauhaus" in Chicago, Mies van der Rohe am Illinois Institute of Technology in Chicago und Gropius an der Harvard University in Cambridge/Massachusetts, die in den USA die Bauhausideen bekannt machten.

Im Osten Deutschlands wurden seit dem Zweiten Weltkrieg Neugründungsversuche in Dessau, Weimar und Berlin durch die stalinistische Kultur- und Bildungspolitik im Keim erstickt. Auch die Hochschule für Gestaltung in Ulm, die Anfang der fünfziger Jahre von Max Bill (1908–1995) mit Bezug auf das Bauhaus gegründet worden war, wurde 1968 unter politischem Druck geschlossen.

In Deutschland haben sich an den drei Bauhausorten Weimar, Dessau und Berlin Zentren der Bauhausforschung und -rezeption mit unterschiedlichen Schwerpunkten entwickelt. Das Bauhaus-Archiv Berlin wurde 1960 auf Initiative von Hans M. Wingler in Darmstadt gegründet, siedelte 1971 nach Berlin über und bezog 1978 den Neubau nach Entwürfen von Walter Gropius. Hier wurde die weltweit größte Bauhaussammlung zusammengetragen, bedeutende Ausstellungen organisiert und Standardwerke zum Bauhaus publiziert. Nach der Rekonstruktion des Bauhausgebäudes in Dessau wurde dort 1976 ein wissenschaftlich-kulturelles Zentrum gegründet und 1987 zum Zentrum für Gestaltung erweitert, das ab 1994 als Stiftung Experimentier-, Lehr- und Museumsaufgaben wahrnimmt.

Bereits mit der Übersiedlung des Bauhauses nach Dessau hatte Gropius 1925 mehr als 150 Werkstattarbeiten an die Staatlichen Kunstsammlungen Weimar übergeben, die bis heute den Grundstock der Bauhaus-Sammlung mit über 1000 Exponaten bilden. Darüber hinaus zählen die nahezu geschlossen erhaltenen Akten des Weimarer Bauhauses im Thüringischen Hauptstaatsarchiv Weimar zu den wichtigsten Originalquellen dieser Zeit. Seit Ende der sechziger Jahre organisierten die Kunstsammlungen zu Weimar mehr als zwanzig Bauhausausstellungen, wandte sich die Hochschule für Architektur und Bauwesen der Bauhausthematik zu und veranstaltet seit 1976 regelmäßig internationale Bauhaus-Kolloquien. Die Weimarer Hochschulgebäude von Henry van de Velde wurden ebenso rekonstruiert wie das Musterhaus Am Horn von 1923 mit seinem Museumsraum oder das Denkmal der Märzgefallenen von Gropius auf dem Weimarer Hauptfriedhof.

Das Bauhaus-Museum in Weimar versteht sich als ein Baustein auf dem Weg zur Europäischen Kulturstadt 1999. Es will den Blick für ein Kapitel Weimarer Kulturgeschichte von 1900 bis 1930 schärfen, das von ähnlichem kulturhistorischen Rang ist wie Weimars klassische Periode an der Wende zum 19. Jahrhundert. Das Bauhaus-Museum will zum Dialog zwischen der Kunst der Klassischen Moderne und aktuellen Kunstströmungen beitragen und Fragen provozieren im Umgang mit künstlerischen Avantgarden in gesellschaftlichen Umbruchzeiten.

M.S.

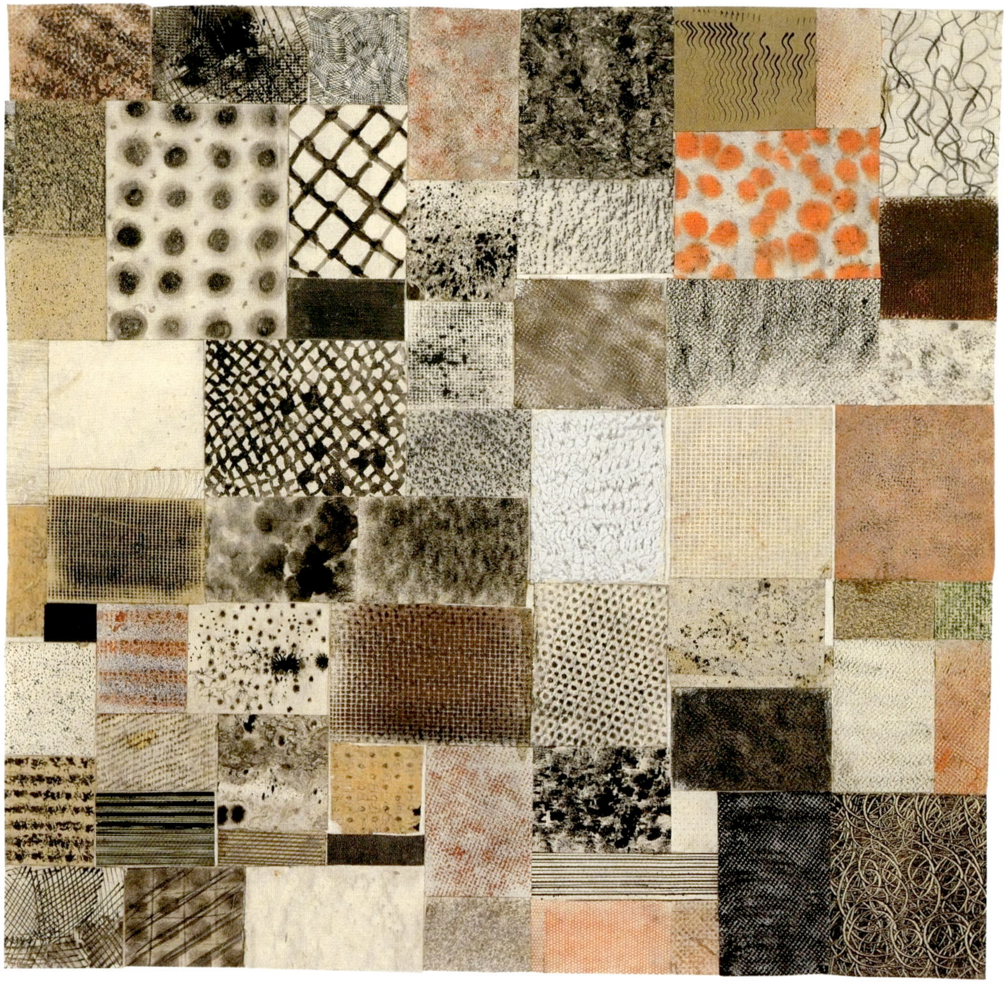

23 Unbekannt, Vorkurs Johannes Itten, Texturstudie, Collage, 1919.

Vorkurs

Der anfängliche Lehrplan am Weimarer Bauhaus unterschied sich zunächst nicht grundlegend vom Ausbildungsgang traditioneller Akademien und Kunstgewerbeschulen. Im ersten, von Walter Gropius verfaßten Bauhaus-Manifest vom April 1919 existiert kein Hinweis auf einen Vorkurs; verwiesen wird lediglich darauf, daß die Studierenden „sowohl handwerklich (1) wie zeichnerisch-malerisch (2) und wissenschaftlich-theoretisch (3)" ausgebildet werden sollten. Knapp ein halbes Jahr später beschloß der Meisterrat auf Vorschlag Ittens am 6.10.1919, ein jeder Student habe von nun an zunächst ein Probesemester abzulegen, nach dessen Abschluß über seine „Verwendbarkeit" entschieden werde. War dieses Probesemester noch freiwillig, so wurde wieder ein Jahr später mit Meisterratsbeschluß vom 20.9.1920 und 13.10.1920 festgesetzt, daß der Vorkurs ab sofort für alle Studenten verbindlich sei, Itten die Leitung übernehme und die in das Bauhaus neu eintretenden Studenten erst nach Ableistung des Vorkurses ihre Arbeit in den Werkstätten aufnehmen dürfen. Damit war der Vorkurs zur Institution geworden, er wurde mit der Bauhaus-Satzung vom Januar 1921 endgültig bestätigt.

Die erste inhaltliche Konzeption des Vorkurses am Weimarer Bauhaus ist vor allem das Verdienst von Johannes Itten. Zusammen mit der Etablierung des zweigliedrigen Ausbildungssystems bei einem Künstler und einem Handwerker ist die von ihm geprägte Vorkursidee Kern der Bauhaus-Pädagogik. Mit wesentlichen inhaltlichen Veränderungen sollte der Vorkurs über die Weimarer Phase des Bauhauses hinaus auch in Dessau und Berlin Bestand haben und später in der Fassung Ittens den Kunstunterricht von Oberschulen, Kunstakademien und Technischen Hochschulen maßgeblich beeinflussen. In die Konzeption des Vorkurses, die bis zu seinem Weggang aus Weimar im Frühjahr 1923 gültig bleiben sollte, brachte Itten für die Zeit tiefgreifende künstlerische wie pädagogische Neuerungen. Der begabte und charismatische „Künstler-Pädagoge" hatte Ideen fortschrittlicher Reformpädagogik während seines Lehrer- und Kunststudiums kennengelernt. Insbesondere von der Lehre Adolf Hölzels in Stuttgart erhielt Itten entscheidende Impulse. In Wien, wo Itten von 1916 an bis zu seiner Berufung ans Bauhaus (April 1919) und Übersiedlung nach Weimar (Oktober 1919) eine private Kunstschule unterhielt, reiften seine Anschauungen allmählich zu einem schlüssigen Konzept.

„Der Mensch selbst als ein aufzubauendes, entwicklungsfähiges Wesen schien mir Aufgabe meiner pädagogischen Bemühungen", schrieb Itten auf seine Bauhaus-Zeit rückblickend im Jahr 1930. Grundlegende Voraussetzung für seine pädagogischen Absichten war die Überzeugung, daß Körper, Seele und Geist ganzheitlich gesehen werden müssen. Mit dem Vorkurs beabsichtigte Itten, mittels individueller Ansprache die schöpferischen Kräfte in jedem einzelnen Studenten zu wecken. Er wollte den Lernenden mit Hilfe von Materialstudien die Entscheidung für eine bestimmte Werkstatt (und damit auch für einen späteren Beruf) erleichtern, und er hoffte zudem, an die Studenten Grundgesetze künstlerischer Gestaltung weitergeben zu können.

Sein Unterricht begann in der Regel mit gymnastischen Übungen, Entspannungs–, Atem- und Konzentrationsübungen, die die Studenten „befreien", entkrampfen und auf die Arbeit einstellen sollten. Ausdrucks– und Erlebnisfähigkeit der Schüler beabsichtigte Itten durch die sich daran anschließenden Harmonisierungsübungen zu steigern. Rhythmische Formübungen, wie etwa beidhändiges Zeichnen, dienten dazu, die Körpermotorik zu schulen und Bewegung wie Rhythmus erfahrbar zu machen. Die *Bogenförmige Komposition* Werner Graeffs stellt ein typisches Beispiel für eine rhythmisch geschriebene Form dar, im ausholenden, gleichwohl meditativen Duktus schon an Arbeiten späterer abstrakter Expressionisten der fünfziger Jahre erinnernd, die sich an ostasiatischer Kalligraphie schulten.

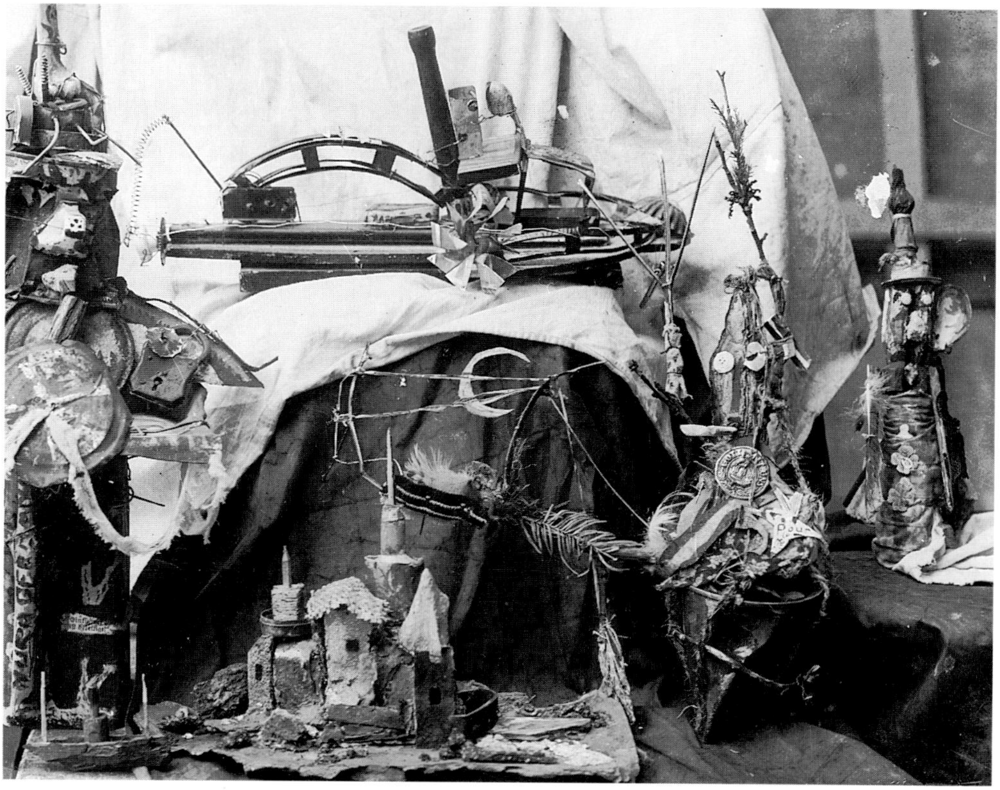

24 Unbekannt, Vorkurs Johannes Itten, Materiestudien, 1920/21. Historische Aufnahme (Nachlaß Kurt Schmidt).

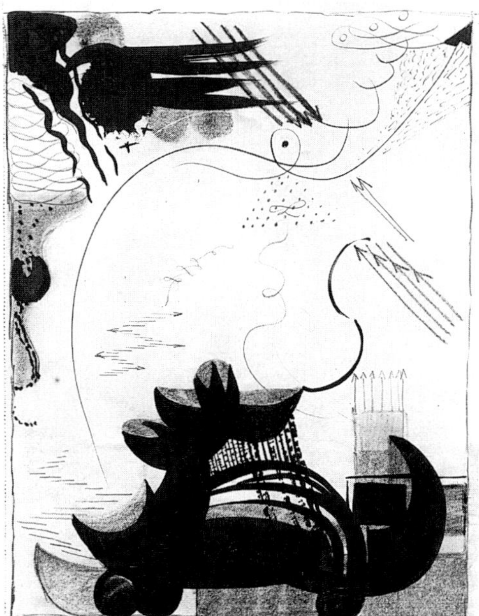

Der Ittensche Unterricht fußte vorrangig auf einer Kontrastlehre, die am Beispiel von Hell-Dunkel-Kontrasten, Farbkontrasten sowie Material- und Texturstudien angewandt wurde. Exemplarisch verdeutlicht die abgebildete *Texturstudie* eines unbekannten Schülers aus dem Jahr 1919, wie sich optische mit haptischen Erfahrungen, Materialkenntnis und zeichnerische Fertigkeiten verbinden ließen. Von überraschender Innovationskraft zeigt sich die im Itten-Vorkurs entstandene Arbeit *Struktur- und Kompositionsstudie* von Rudolf Lutz. In ihr sind die kraftvollen, mit Zeichenkohle ausgeführten Linien in Bündeln zusammengefaßt; sie setzen gegenläufig und diagonal Akzente und

25 Gunta Stölzl, Schwarz-Weiß-Studie, Graphit und Tusche, um 1920.

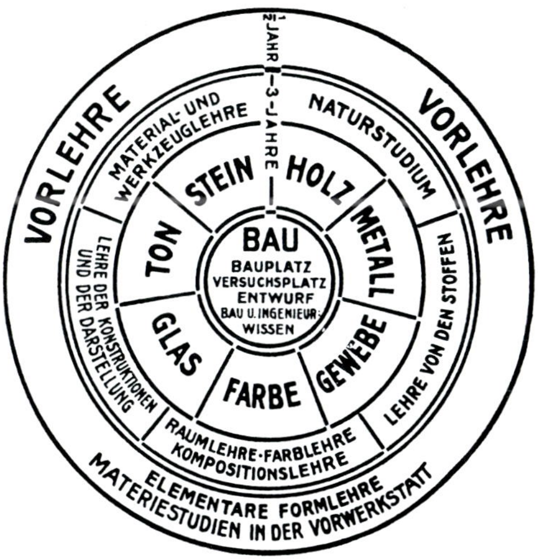

26 Walter Gropius, Schema des Studiengangs am Weimarer Bauhaus, 1922.

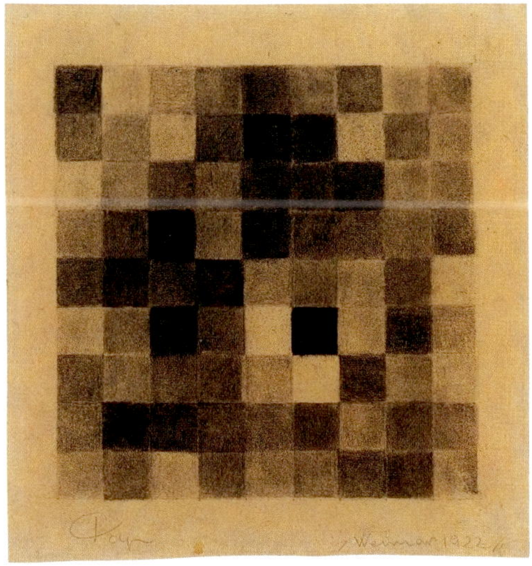

27 Gyula Pap, Komposition mit grauen Quadraten, Graphit, schwarze Kreide und Kohle, 1922.

sind geprägt von impulsiver Gestik wie auch von ordnendem Gesetz.

Spielerisch erprobten die Schüler Ittens den Umgang mit unterschiedlichsten Materialien und Fundstücken vom Schrottplatz. Zuweilen entstanden in diesem Zusammenhang skurril anmutende, reizvolle Material-Montagen, die bis auf wenige Ausnahmen, nur fotografisch überliefert sind. Eine Fotografie aus dem Nachlaß des Bauhäuslers Kurt Schmidt von 1920 dokumentiert den phantasievollen Umgang mit Abfallresten und gemeinhin als wertlos angesehenen Gegenständen.

Naturstudien hatten im Vorkurs die Aufgabe, das Beobachtungsvermögen der Studierenden zu schärfen: „Auswendiglernen des Gesehenen" – so benannte Itten ihren eigentlichen Zweck. Das Aktzeichnen, oft als rhythmische Übung in Begleitung von Musik durchgeführt, sollte im Gegensatz dazu die „innere Bewegung" von Körperformen ausloten oder Bewegungsabläufe aufzeichnen. Wichtigster Bestandteil des Unterrichts waren die „Analysen von Werken

28 Rudolf Lutz, Struktur- und Kompositionsstudie, Kohle, 1919.

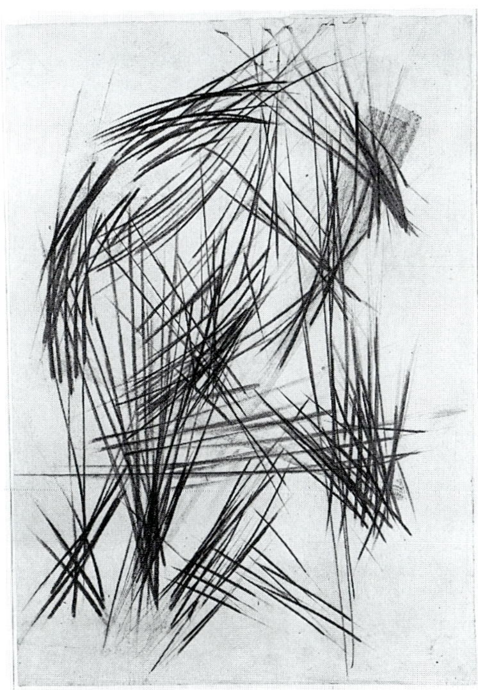

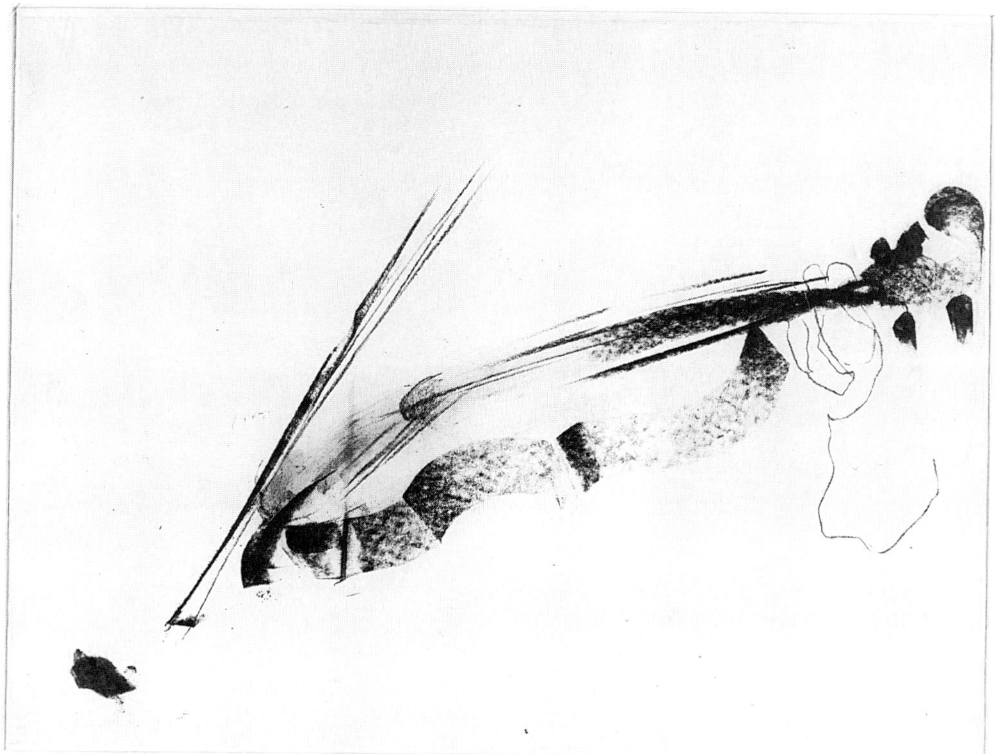

29 Unbekannt, Vorkurs Johannes Itten, Geigenstudie, Kohle, um 1920.

30 Werner Graeff, Bogenförmige Komposition, schwarze Tusche, 1920.

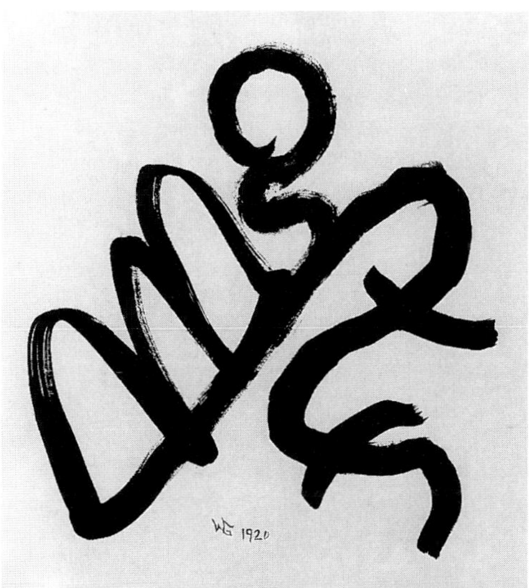

alter Meister", in denen es darum ging, sich in das Formgefüge eines jeweils von Itten mittels Diaprojektion vorgestellten Bildes einzufühlen, um daraufhin in individuellen Bildanalysen die wichtigsten Sturkturelemente des Meisterwerks nachzuempfinden. Itten vermittelte seinen Studenten im Vorkurs ebenfalls Grundzüge einer von ihm entwickelten Farben- und Formenlehre.

Anders als Gropius verstand Itten den Vorkurs als Freiraum für die Schüler, der ihnen die Möglichkeit bot, Phantasie und schöpferische Fähigkeiten zu entdecken und zu entfalten. Der Vorkurs war für Itten Basis einer umfassenden, ganzheitlichen Erziehung, keinesfalls Vorbereitung auf eine potentielle berufliche Tätigkeit als Architekt oder Gestalter, wie Gropius ihn ausgelegt wissen wollte. Gleichfalls stritten beide darüber, inwieweit die Schüler des Vorkurses schon in

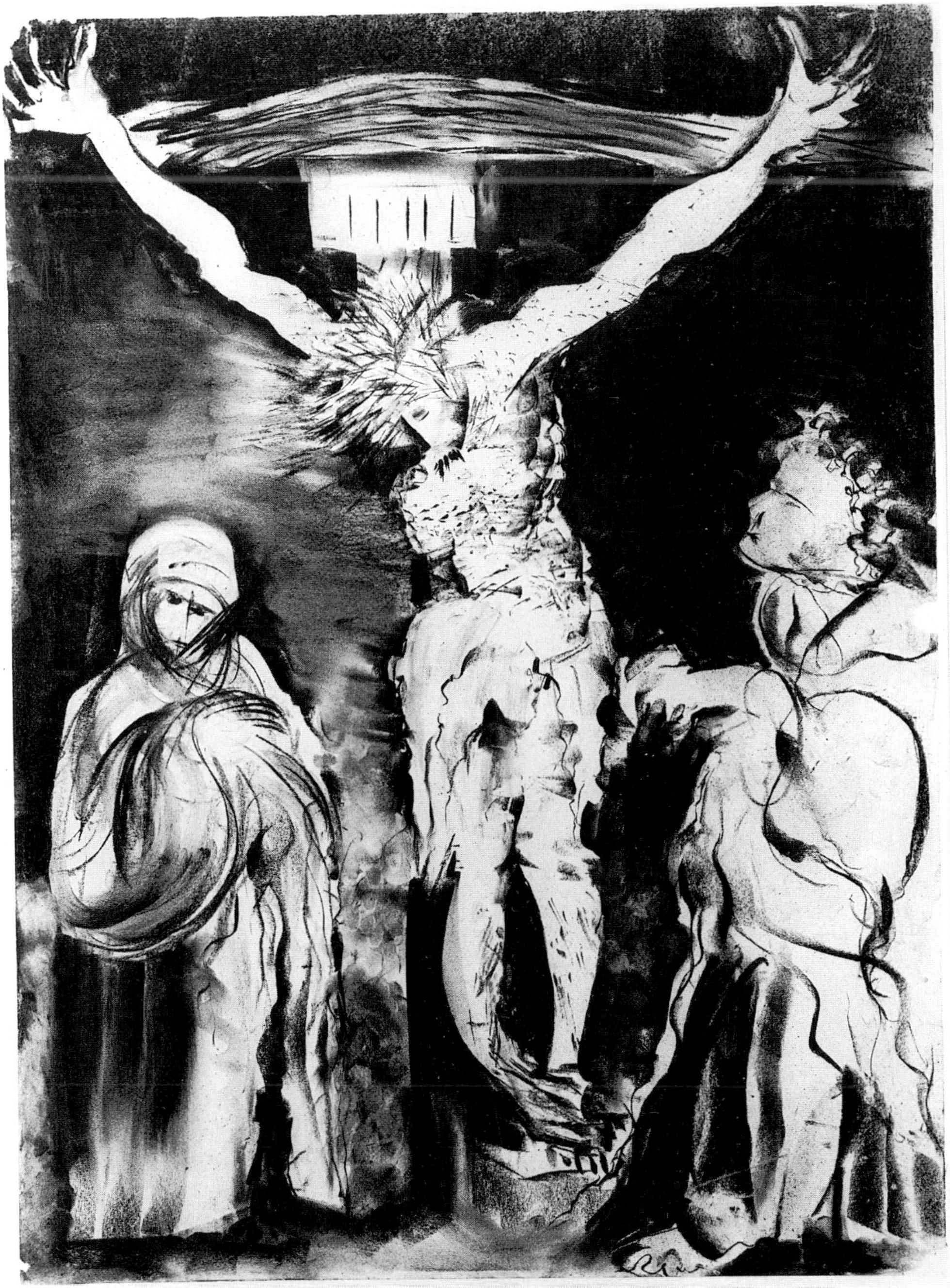

31 Rudolf Lutz, Bildanalyse nach Matthias Grünewald, Kohle, 1921.

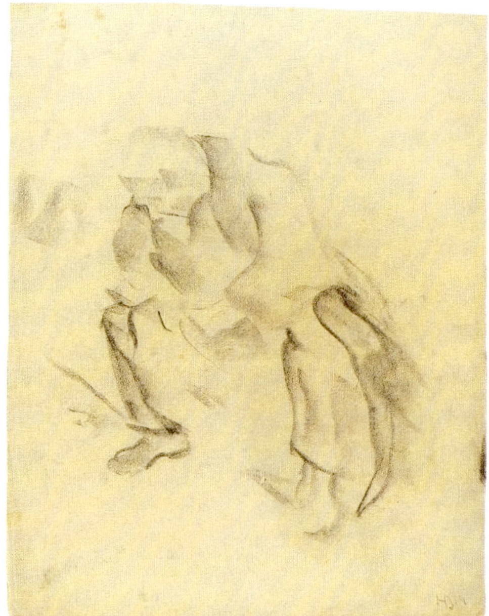

32 Heinrich Brocksieper, Sitzender alter Mann, Kohle, um 1920. Privatbesitz.

produktive Prozesse im Rahmen der Werkstattarbeit einbezogen werden sollten. Der unter anderem aus diesen diametral entgegengesetzten Ansichten resultierende „Gropius-Itten-Konflikt" kulminierte in der Kündigung Ittens (4.10.1922) und in seinem Weggang vom Bauhaus (Frühjahr 1923).

Der Vorkurs wurde von László Moholy-Nagy übernommen, der die von Gropius angestrebte „Einheit von Kunst und Technik" als Künstler wie als Pädagoge schon bald einlösen sollte. Moholy-Nagy legte in seinem Vorkurs-Unterricht den Akzent auf die Vermittlung einer rational nachvollziehbaren Elementarlehre, die aus systematischen Tastübungen, genauen begrifflichen Differenzierungsübungen, Studien zur Raumerfahrung und Gleichgewichtsstudien bestand. Bereits auf der Bauhaus-Ausstellung 1923 wurden erste Vorkursarbeiten aus dem Unterricht von Moholy-Nagy der Öffentlichkeit vorgestellt.

Neben Moholy-Nagy unterrichtete Josef Albers zunächst als Geselle ab 1923 die Werklehre des Vorkurses, 1925 wurde er als Jungmeister ordentliches Mitglied des Lehrkörpers. 1928 schließlich – Moholy-Nagy verließ zu diesem Zeitpunkt das Bauhaus – übernahm er die alleinige Verantwortung für den propädeutischen Unterricht. Anhand von sachlich-nüchternen, insbesondere aus Papier, Karton und Wellpappe gefertigten Materialstudien wies Albers in seinem Unterricht die Studenten auf zwei grundlegende Prinzipien hin, die für ihr weiteres Wirken bestimmend sein sollten: Material- und Arbeitsökonomie.

Der Tendenz zur Einlösung der Devise einer Einheit von Kunst und Technik im Vorkursunterricht war von offizieller Seite, namentlich von Gropius, beharrlich vorgearbeitet worden. Bereits nach dem Personalwechsel von Itten zu Moholy-Nagy hatte Gropius Reformen des Vorkurses zur Diskussion gestellt, worauf mit dem Wintersemester 1924/25 die Inhalte der Vorklasse zunehmend lehrplanmäßig „verschult" wurden. Ab diesem Zeitpunkt Grundlehre genannt, wurde der Vorkurs entsprechend dem Aufbau des dreijährigen Hauptstudiums auf ein Jahr ausgeweitet und in eine Werk- und eine Formgrundlehre aufgegliedert. Damit hatte die Kreativitätserziehung nach dem Beispiel Ittens der fachlichen Vorbereitung auf einen zukünftigen Beruf endgültig weichen müssen.

U.B.

33 Johannes Itten, Würfelkomposition, 1919. Historische Aufnahme.

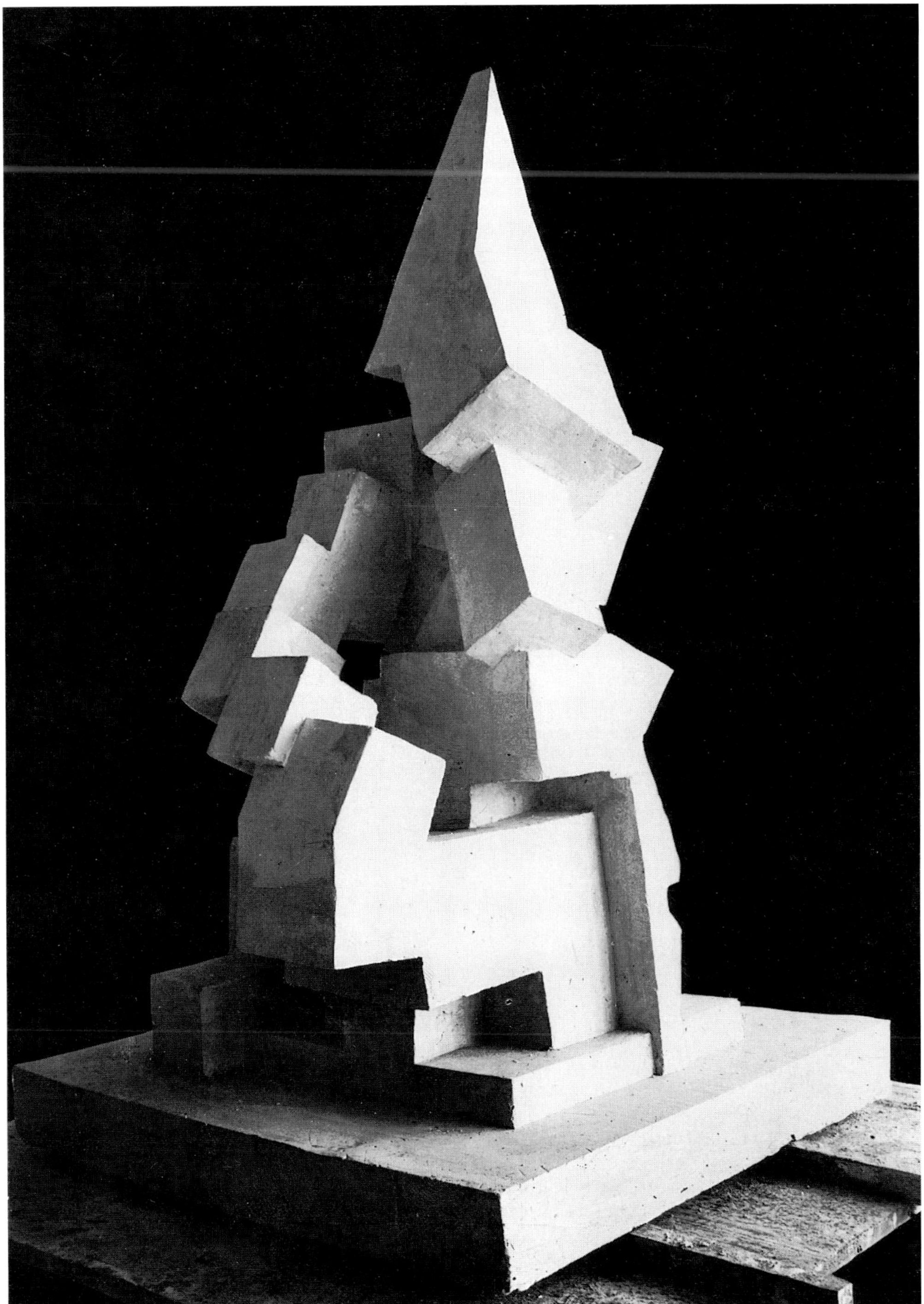

Formenlehre

Am Bauhaus in Weimar war es zunächst das Privileg von Johannes Itten, im Rahmen seines Vorkurses und seines Formunterrichts – der Formunterricht begleitete die handwerkliche Ausbildung in den Werkstätten im Rahmen des Hauptstudiums – Fragen künstlerischer Gestaltung zu behandeln. Er wurde dabei unterstützt von Georg Muche, der den Vorkurs im Sommersemester 1921 und Sommersemester 1922 leitete. Der Meisterrat beschloß jedoch aufgrund der allgemeinen Unzufriedenheit über diese Regelung am 15. März 1921, daß künftig jeder Formmeister seinen eigenen Formunterricht abhalten solle. Das Unterrichtsangebot wurde in der Folgezeit maßgeblich erweitert, und es kamen im wesentlichen Paul Klee (ab Mai 1921) und Wassily Kandinsky (ab Juni 1922) hinzu, die Teile des Formunterrichts im Zusammenhang mit der verbindlichen elementaren Grundlagenausbildung übernahmen und in Dessau weiterführten.

Anders als Kandinsky oder Klee gelang es Itten nicht, während der Tätigkeit am Bauhaus seine im Unterricht vermittelten kunsttheoretischen Erkenntnisse schriftlich niederzulegen. In seinen Lehrstunden untersuchte er grundsätzliche Eigenschaften der drei Grundformen Quadrat, Dreieck und Kreis und wies ihnen erläuternde Bestimmungen und Farben zu. Gemäß seinem ganzheitlichen pädagogischen Ansatz versuchte Itten, seinen Schülern die Eigenschaften der einzelnen Formelemente als Erlebnis zu vermitteln, weshalb er sie körpermotorische und Konzentrationsübungen ausführen ließ, z. B. das schwingende Nachvollziehen einer Kreisform mit ausgestreckten Armen. In daran anschließenden Übungsreihen wurden zeichnerisch – meist unter Benutzung der sehr modulationsfähigen Zeichenkohle – die Ausdrucksmöglichkeiten jedes einzelnen Formelements erprobt. Eine Schülerarbeit aus dem Itten-Unterricht zeigt die Auswertung des Hell-Dunkel-Kontrasts am Beispiel des Rechtecks, des Quadrats und des Kreises in sechs Stufen: von Übung Nr. 1 in der oberen Reihe mit der Progression von Weiß über Graustufen zu Schwarz, über verschiedene Zwischenstufen in den Übungen Nr. 2 und Nr. 3 der mittleren Reihe bis zur Übung Nr. 6 in der unteren Reihe rechts, einem Hell-Dunkel-Blumenstilleben aus geometrisierten Naturformen.

Itten legte großen Wert darauf, daß die Studenten die in diesen Übungsreihen gewonnenen Erfahrungen in das Studium plastischer Formen einfließen ließen. So entstanden im Unterricht nach seinem Beispiel zahlreiche stereometrische Kompositionen, zumeist als Würfelplastik in Gips ausgeführt. Wie Itten später bemerkte, wurden die Flächen dieser plastischen Studien sogar farbig bemalt, um beurteilen zu können, inwiefern der Einsatz von Farbe die plastische Wirkung verstärken kann. Abschließend zeichneten die Studenten im Unterricht ihre Würfel-, Kugel-, Kegel- oder Zylinderkompositionen, wobei entweder der akzentuierenden Licht-Schatten-Wirkung besondere Aufmerksamkeit geschenkt wurde oder aber die Raumkörper in die Bildebene projiziert erschienen.

War Ittens Formunterricht didaktisch ungewöhnlich angelegt, so vermittelten Klee und Kandinsky ihre Kenntnisse eher traditionell in theoretischen Vorlesungen und daran anschließenden praktischen Übungen. Im Mai 1921 begann Klee mit einem „Compositionspraktikum" seinen Unterricht am Bauhaus, es folgten eine formtheoretische Vorlesung im Wintersemester 1921/22, deren Wiederholung im Sommersemester 1922 sowie zwei Vorträge und zwei Übungen im Wintersemester 1922/23, die ausschließlich der Farbenlehre gewidmet waren. Die in diesen Vorträgen vermittelten kunsttheoretischen Ansichten machten im wesentlichen den Formunterricht von Klee aus. Sie wurden von ihm in den *Beiträgen zur bildnerischen Formlehre* schriftlich niedergelegt. Mit seiner Formenlehre beabsichtigte Klee, den Studierenden ein entsprechendes Rüstzeug für eigenes bildnerisches Gestalten mitzugeben. Dabei leitete ihn die Überzeugung, daß formale Probleme zwar pädagogisch vermittelbar seien, nicht aber jene schöpferische Intuition, der „geheime Funke", der die Ratio begleite.

Auch Klee begann seinen Formunterricht mit einer Analyse der grundlegenden bildnerischen Elemente und untersuchte Punkt und Linie, anschließend Fläche und Raum. Im Zusammenhang mit der Behandlung einzelner Formfragen stellte Klee den Studenten Prinzipien des Gestaltens bildhaft anhand eigener charakteristischer Werke vor. Seine Lektionen behandelten das Problem der Perspektive; es folgten Ausführungen zum Problemkreis Struktur, zur Erdanziehungskraft und der Bewegung im Kosmos, zur Bewegung allgemein, zu Sinnbildern von Bewegung wie Kreisel, Pendel, Spirale und Pfeil und abschließend zur Bewegung der Farben. Für Klee kommt Kunst dabei immer einem Schöpfungsakt gleich, sie ist seiner Ansicht nach allem Irdischen enthoben und in einem übergeordneten, transzendentalen Kosmos verankert. Mit seinen formtheoretischen Ansichten erreichte und beeinflußte Klee in der Zeit seines Wirkens am Bauhaus den größten Teil der Studierenden.

Kandinsky, der schon vor seiner Berufung an das Bauhaus im Juni 1922 den Schülern durch seine Schriften weitgehend bekannt war, bot im Rahmen seines Formunterrichts eine Einführung in die „abstrakten Formelemente" an und leitete desweiteren einen Kurs „Analytisches Zeichnen". Seine „Einführung beschäftigte sich mit folgenden Themenkreisen: 1. Farbenlehre (isolierte Farbe), 2. Formenlehre (isolierte Form), 3. Farben- und Formenlehre (Beziehungen der Farbe und Form) und 4. Grundfläche. Ausführlich ist Kandinskys Formenlehre in seiner Schrift *Punkt und Linie zu Fläche* (1926 als Bd. 9 der Bauhaus-Bücher erschienen) niedergelegt. Mit dieser Schrift nimmt er frühere Ansätze auf und führt sie mit den unter anderem am Bauhaus gewonnenen Erkenntnissen zusammen. Im wesentlichen untersucht auch Kandinsky in seiner Formenlehre die elementaren Gestaltungsmittel Punkt und Linie sowie die aus ihnen entstehenen Elemente Kreis, Dreieck und Quadrat. Die Linie – nach Kandinsky ein in Bewegung geratener Punkt – kann in unterschiedlicher Gestalt vor Augen treten: als Gerade, als eckige Linie oder als gebogene Linie. Grundtypen der Geraden sind die Horizontale, die Vertikale und die Diagonale, wobei die einzelnen Grundtypen in der Reihenfolge ihres Erscheinens als kalt, warm und kaltwarm beschrieben werden. Auch die eckige Linie wird in verschiedene Grundtypen – nach dem Winkelmaß geordnet – untergliedert. Die formtheoretischen Ausführungen werden notwendig ergänzt durch die Farbenlehre Kandinskys.

U.B.

Farbenlehre

Umstritten ist die Situation des Farbunterrichtes am frühen Bauhaus. Zwar bezeichnete sich Johannes Itten, der in seinem Vorkurs Ansätze einer Farbenlehre behandelte, in einem Brief als „Meister der Farbe", und Georg Muche erinnerte sich, Itten habe am Bauhaus das Privileg für die Erteilung des Farbunterrichts genossen, doch sind diese Äußerungen leicht mißverständlich. Lektionen in Farbenlehre wurden zumindest unmittelbar vor dem Wintersemester 1922/23 nicht in ausreichender Weise angeboten, obwohl die Schüler reges Interesse an einem Farbunterricht äußerten. Offenbar hatten die farbtheoretischen Ausführungen und Farbübungen Ittens im Vorkurs bereits großen Einfluß auf die Studenten gehabt, denn am 20. 10. 1922 lag dem Meisterrat ein Antrag von Gesellen und Lehrlingen vor, in dem sie darum baten, daß Itten ein Farbkurs eingerichtet werde und Klee wieder wöchentlich Vorträge halten solle. Dem darin artikulierten studentischen Bedarf kam der Geselle Ludwig Hirschfeld-Mack mit einem Farbseminar im Wintersemester 1922/23 nach, an dem auch Paul Klee und Wassily Kandinsky teilnahmen. Neben Klee beschäftigte sich vorrangig Kandinsky mit dem Phänomen „Farbe" in seinen Vorträgen im Rahmen des elementaren Formunterrichts. Später in Dessau sollte er neben Klee eine Klasse für freie Malerei gründen und sich verstärkt den Theoriekursen widmen.

Aufgrund umfangreicher Lehrverpflichtungen am Bauhaus intensiv gebunden, war es Itten nicht gelungen, weder eine Formenlehre noch eine Farbenlehre dezidiert auszuformulieren. Seine Kenntnisse über Farben bezog er im wesentlichen aus dem Unterricht bei Adolf Hölzel in Stuttgart (1913 bis 1916), dessen Farbenkontrastlehre er intensiv studierte, die ihrerseits auf der Farbenlehre Goethes fußte. Wie Itten nachträglich in der von ihm verfaßten, 1961 erschienenen Publikation *Kunst der Farbe* anmerkte, bildete die Grundlage seines Farbunterrichts am Bauhaus der von ihm bereits im Jahr 1919 entwickelte und 1921 im Sammelwerk *Utopia* reproduzierte Farbstern (in *Utopia* noch „Farbenkugel" benannt). Ausgehend von der Farbenkugel Philipp Otto Runges zeigt der Ittensche Farbstern den planimetrischen Entwurf der Kugeloberfläche mit ihren „aufgeschnittenen" dunklen Sektoren, die in die Ebene der hellen Lichtstufen projiziert werden. Zwölf Farben, in sieben Stufen von Schwarz über die Hauptfarben nach Weiß aufgehellt, verdeutlichen, so Itten, „den Aufbau der Farbentotalität". Schon vorher und parallel zu seinem Unterricht in der Frühphase des Bauhauses stellte Itten in seinem Tagebuch und in seiner Korrespondenz mit dem Wiener Komponisten und engen Freund Josef Matthias Hauer Überlegungen an, inwieweit Übereinstimmungen des zwölfstufigen Farbkreises mit der chromatischen Tonleiter nachweisbar seien. Weitere Elemente des Itten-Farbunterrichtes waren insbesondere die Vermittlung der sieben Farbkontraste (Farbe-an-sich-Kontrast, Hell-Dunkel-Kontrast, Kalt-Warm-Kontrast, Komplementär-Kontrast, Simultan-Kontrast, Qualitäts-Kontrast, Quantitäts-Kontrast), anhand denen die wichtigsten Gestaltungsmöglichkeiten der Farben von den Studenten erkannt werden sollten. Speziell die von Itten 1961 zu einem Ganzen komplettierte Farbenlehre, von der hier nur Grundzüge vorgestellt werden können, sollte bei Kunsterziehern auf große Resonanz stoßen. Sie wird heutzutage nach und nach überarbeitet und z. B. durch die Farbenlehre Harald Küppers revidiert.

Kandinsky hatte sich schon 1912 in der Schrift *Über das Geistige in der Kunst* intensiv mit Farbfragen auseinandergesetzt, wobei anzumerken ist, daß hier noch stark der Einfluß der Farbenlehre Goethes nachwirkte, auf dessen Vorbild hin Kandinsky den einzelnen Farben bestimmte Temperaturen zugeordnet hatte: Weiß wird dementsprechend als innerlich warm und mit einer Nähe zu Gelb charakterisiert, Schwarz als innerlich kalt und mit Affinität zu Blau. Kandinsky konzentrierte sich in diesen frühen farbtheoretischen Ausführungen noch auf die Untersuchung einzelner Farben, seine Ergebnisse waren vornehmlich auf geistig-individuellen Empfindungen aufgebaut. Durch seine Lehrerfahrungen und seine programmatische Tätigkeit für das „Institut für künstlerische Kultur" (InChuk) in Moskau und die am Bauhaus unter anderem im Farbseminar von Hirschfeld-Mack geführten Diskussionen wurde er jedoch darin bestärkt, daß Farbe und Form nicht getrennt zu analysieren sind, sondern physikalische und gestaltpsychologische Erkenntnisse bei den Untersuchungen notwendig berücksichtigt werden müssen. Kandinsky ergänzte dementsprechend seinen Unterricht. Vom Juli bis November 1925 verfaßte er in Dessau sein Standardwerk *Punkt und Linie zu Fläche*, in dem die formtheoretischen Ansätze früherer Jahre mit den neuen Erkenntnissen komprimiert wurden. Ausgehend von den schon im Zusammenhang mit seinem Formunterricht beschriebenen Grundtypen der geraden Linie (horizontal = kalt, vertikal = warm und diagonal = kaltwarm), ordnete er ihnen die Farben Schwarz, Weiß und Rot zu. Die eckige Linie mit spitzem Winkel kennzeichnete Kandinsky als „innerlich gelb gefärbt", die stumpfwinklige als blau und die rechtwinklige setzte er in Beziehung zu Rot, da sie eine mittlere Position zwischen den beiden ersteren einnehme. Abschließend leitete Kandinsky davon konsequent die Zuordnung der drei Primärfarben Gelb, Rot und Blau zu den Primärformen Dreieck, Quadrat und Kreis ab.

U.B.

Werkstätten

Die Bauhauswerkstätten nehmen einen zentralen Platz in der Programmatik, Pädagogik und künstlerischen Leistungsbilanz des Bauhauses ein. Von 1919 bis 1932 bilden sie den Mittelpunkt des Bauhauses, zu dem erst in Berlin die Architektenausbildung wird. Alle Reformbestrebungen, Konflikte und Strukturveränderungen kreisen um die Rolle der Werkstätten und ihre Stellung im Ausbildungs- und Produktionsprozeß.

Um die Kluft zwischen Kunst und Handwerk zu überwinden und eine völlig neuartige Ausbildungsqualität zu erreichen, berief Gropius bildende Künstler wie Itten, Feininger, Klee und Kandinsky als Formmeister an das Bauhaus, die gemeinsam mit qualifizierten Handwerksmeistern in den Werkstätten den neuen Typ des Handwerker-Künstlers ausbilden sollten – ein Ziel, das schon van de Velde verfolgte, den zuvor herrschenden Bedingungen gemäß jedoch nicht erreicht hatte.

Itten, als ehemaliger Leiter einer eigenen Kunstschule in Wien, bestimmte nicht nur das pädagogische Profil des frühen Bauhauses, sondern leitete auch praktisch den Aufbau fast aller Werkstätten, außer der Druckerei und der Töpferei. Spielerisches Lernen, Kontemplation, Meditation und Diskussionen um Weg und Ziel der Arbeit bestimmten die Werkstattausbildung in den ersten beiden Jahren. Erst im Februar 1921 werden Lehrpläne für die Werkstätten veröffentlicht, die das organisatorische Fundament für eine reguläre Ausbildung legen, die den Anforderungen der Handwerkskammer für die Gesellenausbildung entspricht. Die vorgeschriebene Lehrzeit von drei Jahren nach erfolgreich absolviertem Probesemester/Vorkurs schloß nicht nur mit dem Gesellenbrief, sondern auch mit einer zusätzlichen künstlerischen Prüfung vor dem Meisterrat ab.

Auf der Meisterratssitzung am 9. Dezember 1921 kommt es zwischen Gropius und Itten zum offenen Konflikt über die herangereiften Probleme, den künftigen Weg des Bauhauses. Es geht um die Effektivität der Ausbildung in den Werkstätten. Oskar Schlemmer beschreibt diese Lage treffend in einem Brief: „Itten will den Handwerker erziehen, dem Beschaulichkeit und Denken über die Arbeit wichtiger ist als diese [...] Gropius will den lebens- und arbeitstüchtigen Menschen, der in der Reibung mit der Wirklichkeit und in der Praxis reift. Itten will das Talent, das in der Stille sich bildet, Gropius den Charakter in dem Strom der Welt (und das Talent dazu)." Gropius setzt sich mit seinem Kurs durch und Itten zieht sich von diesem Zeitpunkt an mehr und mehr aus den Lehraufgaben als Formmeister der Werkstätten zurück und kündigt im Oktober 1922 zum Semesterende im Frühjahr 1923.

Positive Signale werden Ende 1921 mit den ersten Gesellenprüfungen von Bauhäuslern gesetzt. Mit der Einstellung der Absolventen Hirschfeld-Mack und Brendel wurde ein erster Schritt zum Produktivbetrieb vollzogen.

Ein Jahr lang bis Oktober 1922 führt Gropius die Diskussion um die Neuorientierung des Bauhauses vom mittelalterlich-romantischen Bauhüttenideal zur Ausbildung von modernen Gestaltern. Auf Vorschlag von Gropius werden die Werkstätten den Formmeistern gleichmäßig zugeordnet und ab 1922 das Prinzip der Produktivwerkstatt mit der Fertigung von Kleinserien und Auftragsarbeiten durchgesetzt. Einen enormen Motivationsschub bringen die gemeinsamen Anstrengungen bei der Vorbereitung der großen Bauhausausstellung 1923. Die effektivere Ausbildung und Produktion in den Werkstätten, aber auch viele praktische Probleme finden ihren Niederschlag in den Werkstattberichten, die Gropius monatlich von den Werkstattleitern abfordert.

Wie intensiv die Werkstattausbildung gewesen sein muß, wird anhand der Studentenzahlen deutlich. In den einzelnen Werkstätten lernten durchschnittlich nicht mehr als 6 bis 12 Studenten, das bedeutete oft nicht mehr als drei Lehrlinge im gleichen Studienjahr! Der Erfahrungsaustausch innerhalb einer Werkstatt wirkte ebenso stimulierend wie die Möglichkeit, auch in anderen Werkstätten eigene Projekte zu verwirklichen oder gemeinsam mit Kommilitonen zu realisieren. Bis 1930 steigen die Einnahmen aus dem Verkauf von Bauhausprodukten und Lizenzen, an denen die Studenten direkt beteiligt wurden und so oft ihr Studium erst finanzieren konnten.

Die prägenden und produktivsten Werkstätten des Bauhauses, Tischlerei, Metallwerkstatt und Weberei sowie für Weimar auch Töpferei und Druckwerkstatt, werden nun jeweils gesondert vorgestellt. Das Ausbildungsangebot erreichte aber 1922/23 mit elf Werkstätten die größte Vielfalt, bevor es in Dessau auf sechs Bildungsgänge gestrafft wird.

Die Wandmalereiwerkstatt gehörte durchaus zu den profilbestimmenden und zu den wenigen, die bis zur Schließung des Bauhauses 1933 Bestand hatten. Farbgestaltungen für fast alle Bauhausbauten zählen zu den herausragenden Leistungen, denen in Zukunft nachzugehen sein wird, um den Mythos vom „weißen Bauhaus" zu brechen. Die Namen der Formmeister und Leiter der Wandmalerei Oskar Schlemmer, Wassily Kandinsky, Alfred Arndt und Hinnerk Scheper stehen für eigenständige Lösungen auf diesem Gebiet. Die Entwicklung der Bauhaustapeten ab 1929 ist die bekannteste Gemeinschaftsleistung für die Massenproduktion, die aus dieser Werkstatt hervorgegangen ist.

Die Glasmalereiwerkstatt wurde mit Unterstützung der Weimarer Firma Ernst Kraus eingerichtet, die auch Ittens Großplastik *Turm des Feuers* 1920 ausführte. Geleitet von Johannes Itten 1920–22 und Paul Klee 1922–25 erfuhr diese Werkstatt im Grunde von Josef Albers als Werkmeister ihre künstlerische Prägung.

Die private Buchbinderei von Otto Dorfner wurde unter Leitung von Klee und Lothar Schreyer bis 1922 dem Bauhaus angeschlossen. Auch nach der Trennung arbeitete Dorfner weiter an der Ausführung der Mappen für die bedeutenden Grafikeditionen des Bauhauses nach Entwürfen von Feininger, Klee, Hirschfeld-Mack, Marcks und anderen.

Die Steinbildhauerei mit angeschlossener Gipsgießerei mit den Formmeistern Richard Engelmann 1919–20, Johannes Itten 1920 bis 22 und Oskar Schlemmer bis 1925 realisierte nur wenige Plastiken in Stein, führte aber zahlreiche Gipsplastiken und Reliefs für Itten und Schlemmer sowie Architekturmodelle für Gropius aus.

Die Holzbildhauerei mit den Formmeistern Itten und Schlemmer sowie dem Handwerksmeister Josef Hartwig wird schon Ende 1922 in ihrer Funktion am Bauhaus kritisch hinterfragt. Die Schnitzereien am Haus Sommerfeld zeugen aber ebenso von hoher Qualität wie das berühmte Bauhausschachspiel, das Hartwig ab 1922 in mehreren Varianten entwickelte. Ein Beispiel für eine expressionistisch geprägte Plastik ist der *Totempfahl* von Karl Peter Röhl um 1920.

Die ursprünglichen Ideen Henry van de Veldes, die Walter Gropius aufgriff und prägnanter strukturiert am Bauhaus weiterentwickelte, sollten für die moderne Formgestaltung beispielgebend werden.

Werkstätten als Laboratorien für die Industrie wurden seit den zwanziger Jahren zum erfolgreichen pädagogischen Modell für viele Kunst- und Designhochschulen und zur Arbeitsmethode moderner Designbüros.

M.S.

Druckerei

In der Gründungs- und Aufbauphase ab April 1919 war das Bauhaus nicht nur auf die vorhandenen Gebäude der beiden im Bauhaus vereinigten Vorgängerschulen angewiesen, sondern auch auf die zeitweise Mitarbeit einzelner Lehrkräfte und die Nutzung bestehender Werkstätten.

Während die Werkstätten der 1915 aufgelösten Kunstgewerbeschule neu eingerichtet werden mußten, war die Druckerei der früheren Hochschule für bildende Kunst arbeitsfähig. Walther Klemm, ein versierter Illustrator und Graphiker, war 1913 an die Hochschule berufen worden, blieb auch nach der Gründung des Bauhauses zunächst Leiter der Druckerei und Formmeister neben

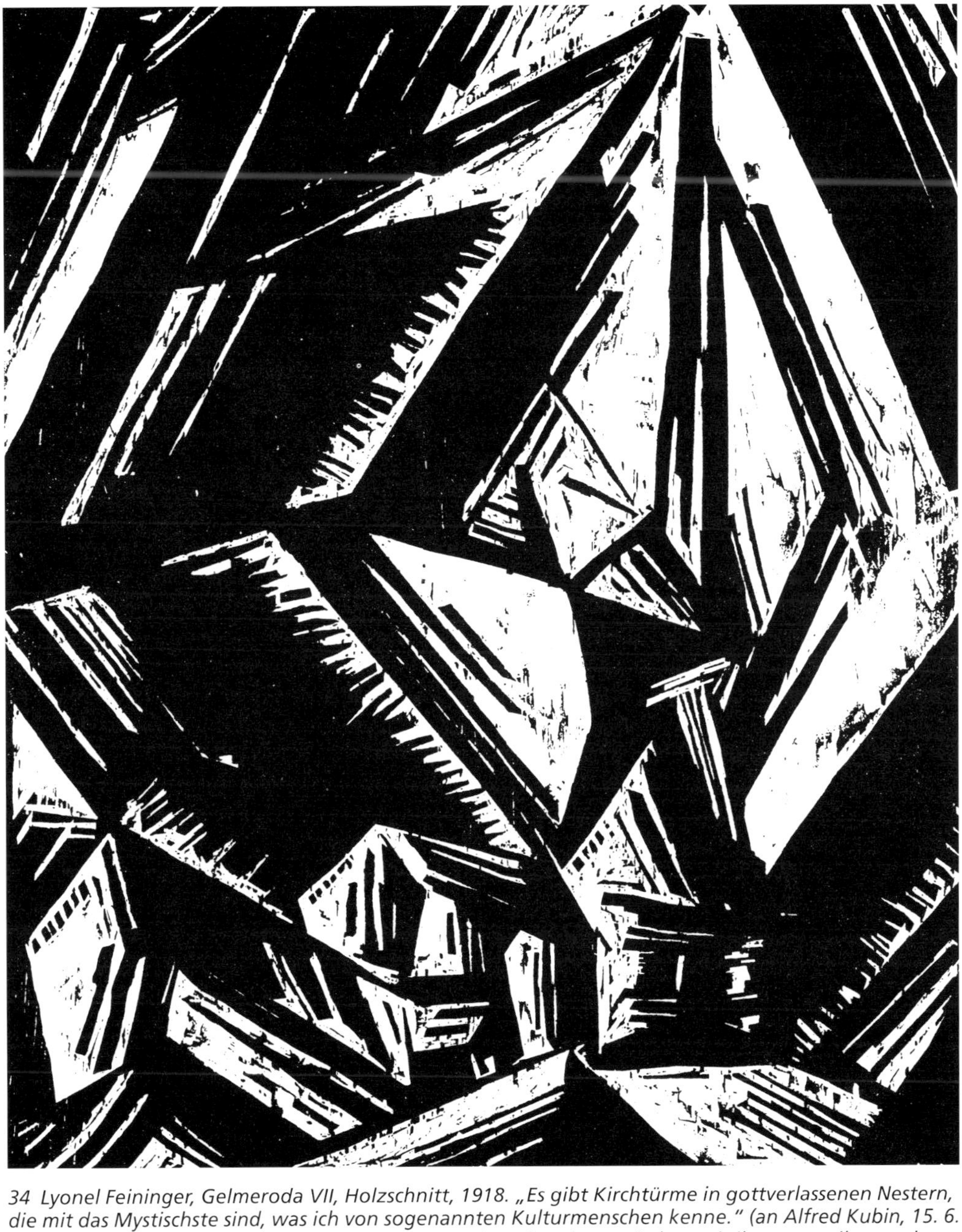

34 Lyonel Feininger, Gelmeroda VII, Holzschnitt, 1918. „Es gibt Kirchtürme in gottverlassenen Nestern, die mit das Mystischste sind, was ich von sogenannten Kulturmenschen kenne." (an Alfred Kubin, 15. 6. 1913) Die thüringischen Dörfer um Weimar, besonders aber deren Kirchen mit ihren zuweilen markanten, gotischen Turmhelmen, zogen Feininger von Anfang an in ihren Bann. Die ersten Skizzen und Naturnotizen der Kirche von Gelmeroda schuf Feininger bereits 1906. Das von ihm besonders bevorzugte Motiv schnitt er erstmals 1918 in Holz. Es waren Feiningers erste Holzschnitte überhaupt. In den Jahren bis 1921 schuf Feininger in Weimar den Hauptteil seines Holzschnittœuvres. Durch die Verwendung von ölhaltiger Farbe konnten besonders tiefschwarze Abdrucke erzielt werden. Die Wirkung der Blätter wurde mitunter durch unterschiedlich strukturiertes, oft farbiges Papier gesteigert.

Lyonel Feininger, der diese Funktion ab 1920 allein ausübte. Klemm verließ das Bauhaus und gehörte 1921 wieder dem Lehrkörper der Hochschule für bildende Kunst an, die nach heftigen Querelen ihre Unabhängigkeit vom Bauhaus erlangt hatte.

Feininger, der schon vor 1900 in der Technik der Farblithographie gearbeitet hatte und als Werbegraphiker und Karikaturist hervorgetreten war, wandte sich um 1906 zunehmend der freien Graphik zu. Sein vorliegendes Werk und die virtuose Beherrschung sämtlicher Drucktechniken prädestinierten ihn für eine Berufung als künstlerischen Leiter der Druckwerkstatt.

Mit dem Lithographen Carl Zaubitzer konnte Gropius im Oktober 1919 einen erfahrenen und zuverlässigen Werkmeister für das Bauhaus verpflichten, der diese Stellung bis zur Auflösung des Weimarer Bauhauses 1925 bekleidete. Als Gesellen bzw. Lehrlinge wirkten Ludwig Hirschfeld-Mack, Rudolf Baschant, Gerhard Schunke und Mordecai Bronstein.

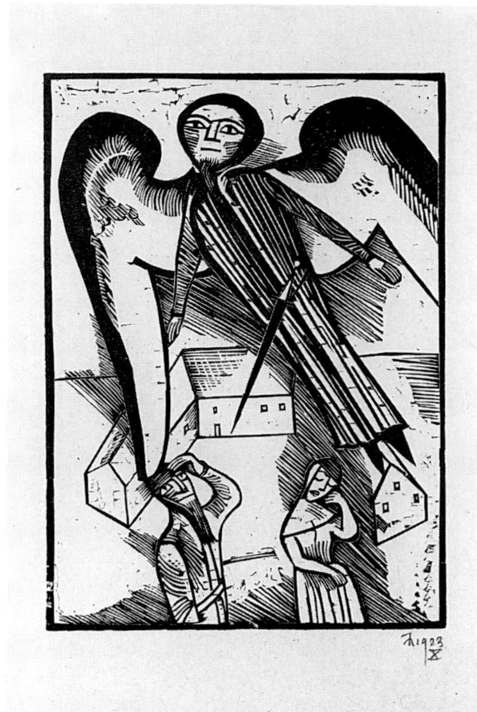

36 Gerhard Marcks, Das Wielandslied der älteren Edda, Blatt 10, Holzschnitt, 1923.
Der Bildhauer Gerhard Marcks gehörte neben Feininger und Itten zu den ersten Meistern, die Walter Gropius 1919 an das Bauhaus berief. In diesem Jahr erlernte Marcks bei Walther Klemm die Radierung; später, 1920, eignete er sich – beeindruckt von Feiningers druckgraphischen Arbeiten – die Technik des Holzschnitts an. Dabei orientierte er sich zusätzlich an der deutschen Holzschnittkunst des 15. Jh. Von Dornburg an der Saale schrieb er am 14. 4. 1923: „ Ich bin jetzt dabei die Wielandsage zu illustrieren. (Völundarkvida) [...] Ich sehe nicht ein warum man die deutsche Sage nicht wieder vorholt." Die Mappe wurde in kleiner Auflage in der Werkstatt des Bauhauses gedruckt.

35 Druckereiwerkstatt am Bauhaus, um 1923. Historische Aufnahme.

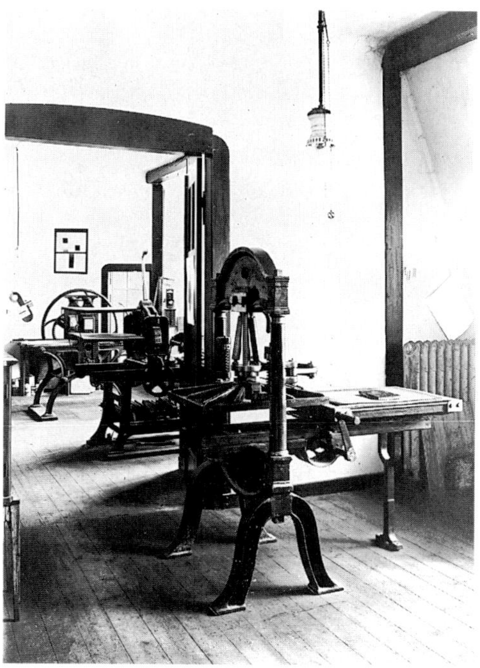

Die Druckwerkstatt des Bauhauses bot allen Angehörigen der Schule – Meistern wie Schülern – die Möglichkeit, sich unabhängig von ihren jeweiligen Fachdisziplinen auch in den verschiedenen druckgraphischen Techniken zu erproben.

Angeboten wurden sämtliche Techniken vom Flachdruck (Lithographie), Tiefdruck (Radierung, Kaltnadel, Kupferstich) bis zum Hochdruck (Holzschnitt, Linolschnitt, Zinkätzung).

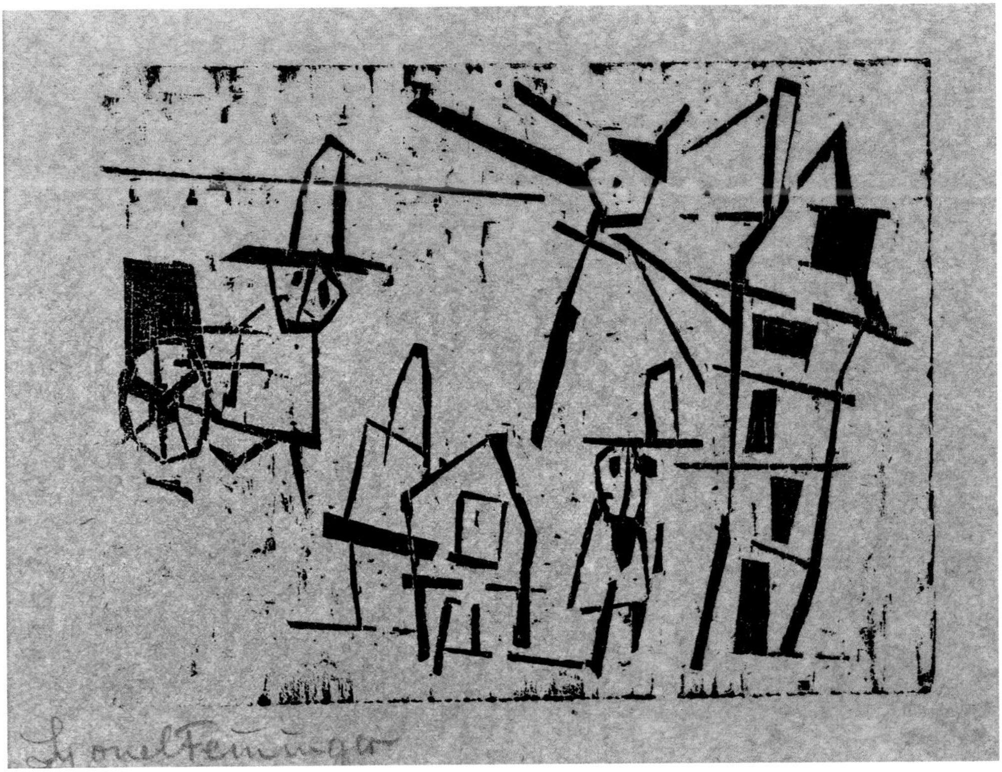

37 Lyonel Feininger, Männer, Häuser, Laterne und Schiebkarren, Holzschnitt, 1918.

38 Lyonel Feininger, Gelmeroda, Holzschnitt, 1920.

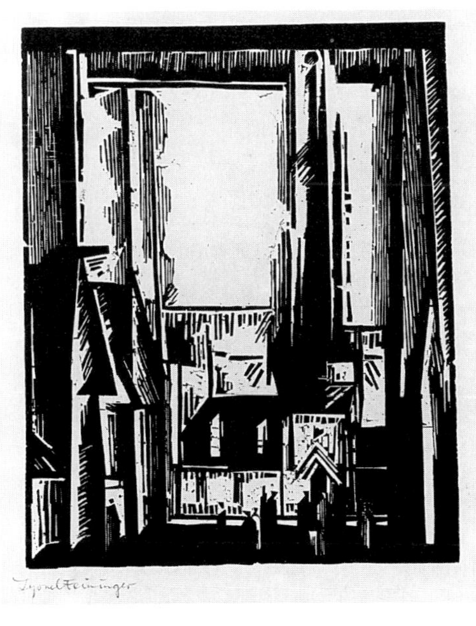

39 Hinnerk Scheper, Kirche, Holzschnitt, um 1920 (Neudruck 1994).

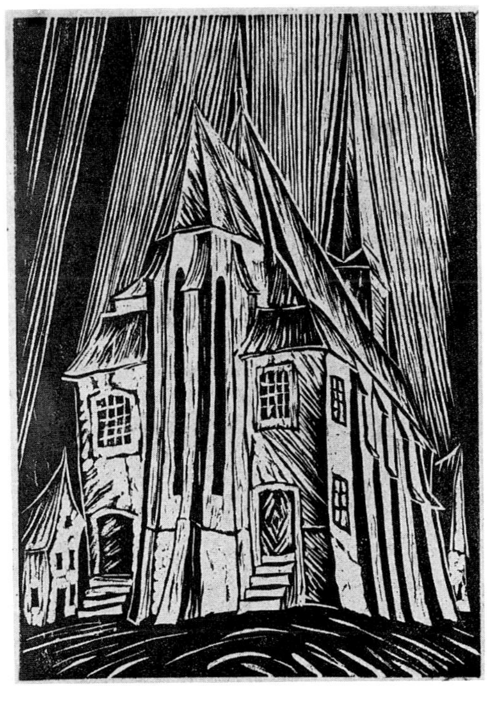

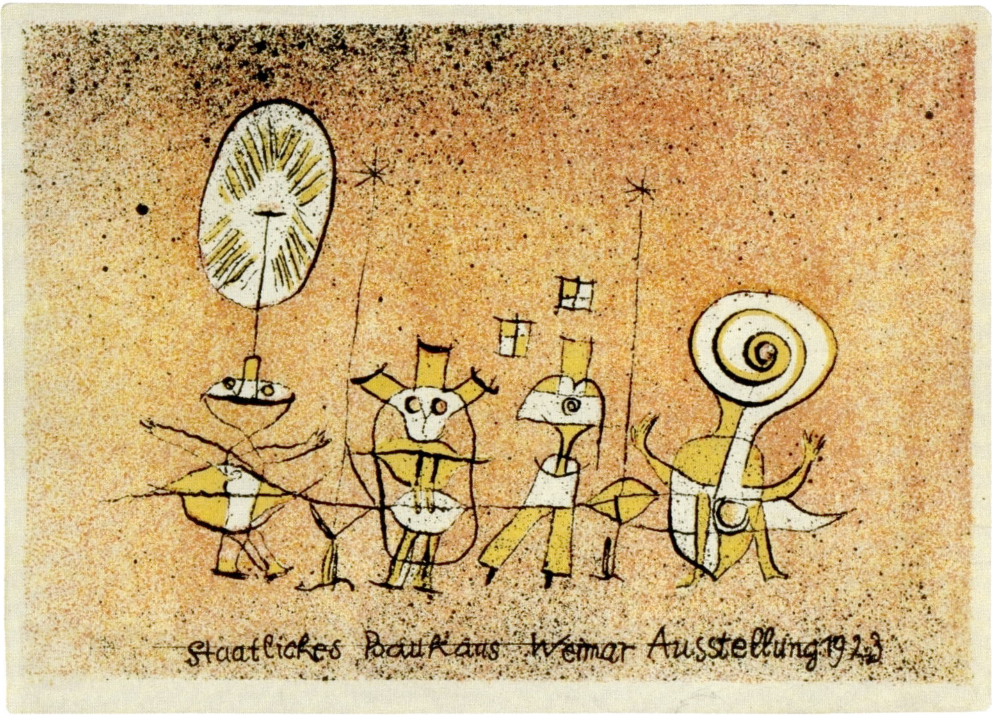

40 Paul Klee, Postkarte zur Bauhaus-Ausstellung 1923, „Die heitere Seite", Farblithographie.

Für viele Schüler wie auch für einige Meister blieben die am Bauhaus entstandenen Graphiken Experiment, anderen wiederum vermittelte die Arbeit maßgebliche Impulse für ihre künstlerische Tätigkeit.

Als Zeugnisse dieser weitgehend unkonventionellen Ausbildung seien für den Bereich der Schüler stellvertretend die graphischen Arbeiten des Tischlers Erich Dieckmann genannt, wie die des Keramikers Johannes Driesch oder des Metalldesigners Gyula Pap. In kleinen Auflagen gedruckt, wurden die Schülergraphiken periodisch in den Räumen des Bauhauses ausgestellt. Schülerarbeiten fanden selbst Aufnahme in der anspruchsvollen Reihe der Bauhaus-Mappen. Die Lithographien der beiden Ungarn Farkas Molnár und Henrik Stefán, die 1922 hier unter dem Titel *Italia* erschienen, weisen eine bemerkenswert stilistische Vielfalt auf und belegen, wie am Bauhaus die eigenschöpferische Freiheit jedes Einzelnen respektiert und gefördert wurde.

Mit Ausnahme von Wassily Kandinsky, der alle Drucktechniken virtuos nutzte, bevorzugten die übrigen Meister ihrer Neigung gemäß nur bestimmte Graphiktechniken: Lyonel Feininger und Gerhard Marcks vorwiegend den Holzschnitt; Paul Klee, Johannes Itten, Lothar Schreyer und Oskar Schlemmer die Lithographie; Georg Muche die Radierung.

Ab 1921 erschienen in rascher Folge eine große Zahl von Mappenwerken und graphischen Zyklen, die als die bedeutendste Leistung der graphischen Druckwerkstatt zu werten sind. Den Anfang bildete der Zyklus *Zwölf Holzschnitte* des Formmeisters Lyonel Feininger sowie Muches Zyklus *Ypsilon*. 1922 folgte Kandinskys Mappe *Kleine Welten*, 1923 eine Serie von Farblithographien Lothar Schreyers und die Holzschnittfolge

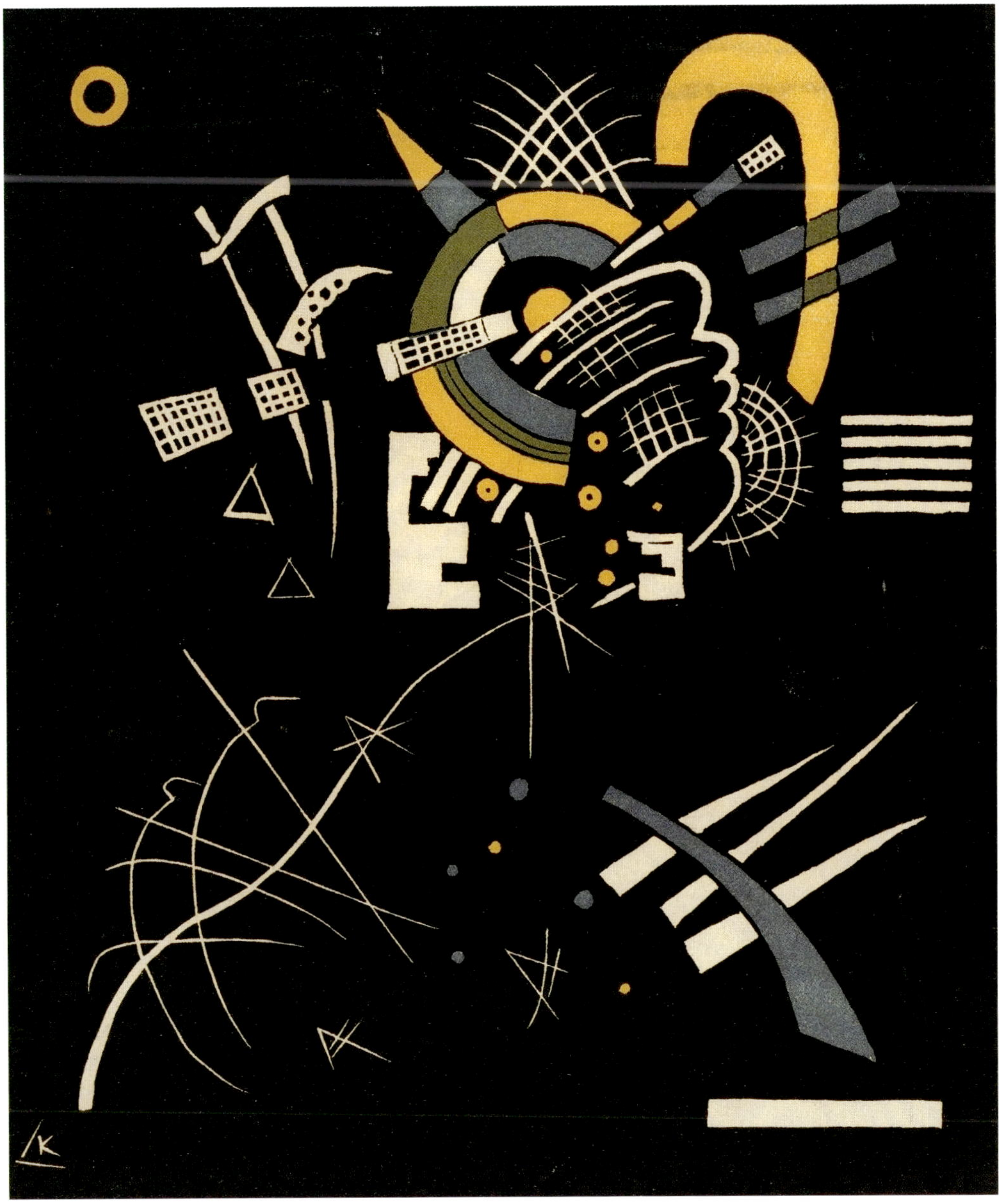

41 Wassily Kandinsky, Kleine Welten, Blatt 7, Farbholzschnitt, 1922. Die Mappe „Kleine Welten" besteht aus 12 druckgraphischen Blättern: 4 Farblithographien, 4 Kaltnadelradierungen und 4 Holzschnitten (2 davon farbig). Das Blatt Nr. 7 wird von einer schwarzen Fläche dominiert, auf der im freien Formenspiel Punkte, Linien und Kreise sowie glatte und gerasterte Flächen verteilt sind. Phantastisch erscheinende Naturprozesse im All, das Entstehen und Erlöschen kosmischer „kleiner Welten" sind Assoziationen, die sich beim Betrachten der Bildfolge einstellen.

von Gerhard Marcks zum *Wielandlied* der Edda-Sage. Im selben Jahr brachte Schlemmer seinen lithographischen Zyklus *Spiel mit Köpfen* heraus und zur legendären Bauhaus-Ausstellung 1923 folgte die *Meistermappe des Staatlichen Bauhauses*, die acht herausragende Blätter der einzelnen Meister in unterschiedlichen Techniken vereinte.

Zielten die Mappenwerke und Graphikzyklen der Bauhausmeister mehr auf freie Kunstausübung, so entstand das 1921 begonnene Unternehmen der Mappenwerke *Neue Europäische Graphik* mit dem ehrgeizigen Anspruch, die begonnene Arbeit am Bauhaus in die wichtigsten Strömungen der internationalen Moderne einzubinden. Zugleich erhoffte man sich in Weimar, neben einem gezielten Werbeeffekt auch im Ausland, vermehrte Einnahmen für das finanziell bedrohte Institut. Die *Neue Europäische Graphik* war auf fünf Einzelmappen angelegt, die die Arbeiten deutscher, italienischer, russischer und französischer Künstler sowie die Werke der Bauhausmeister in exemplarischen Blättern vorstellen sollte. Bis auf das Fragment der Mappe französischer Künstler mit Arbeiten von Léger und Marcoussis, erschienen die Mappen wie geplant von Ende 1921 bis 1924 und brachten die Druckerei an den Rand der Auslastung ihrer Kapazitäten. Der erhoffte ökonomische Erfolg stellte sich jedoch nicht ein. Der thüringische Staat übernahm nach der Auflösung des Bauhauses in Weimar 1925 die weitgehend unverkauften Auflagen und verschleuderte die Graphiken; die Reste wurden wahrscheinlich nach 1930 vernichtet, so daß heute die kompletten Folgen zu den größten Seltenheiten des Graphikmarktes und gehüteten Schätzen graphischer Sammlungen gehören. Ein vergleichbar international besetztes Unternehmen der Moderne hat es nicht mehr gegeben, das neben Arbeiten der bedeutenden Bauhausmeister Blätter der Russen Chagall, Gontscharowa oder Larionow vereinigte, von den Italienern de Chirico, Carrà, Boccioni und Severini sowie von den Deutschen Beckmann, Schwitters, Kirchner, Baumeister, Kokoschka, Grosz und Heckel.

Da die Druckerei neben dem Lehrbetrieb und den Graphikeditionen auch Broschüren und Kleindrucksachen für den Betrieb des Bauhauses herstellen mußte, insbesondere im Zusammenhang mit der großen Bauhaus-Ausstellung 1923, entstand zu Beginn des Jahres 1924 der Wunsch, den Betrieb um eine Buchdruckerpresse zu erweitern. Die Anschaffung unterblieb in Weimar aus Kostengründen.

In Dessau erfolgte schließlich eine grundlegende Verschiebung insofern, als die Akzente ab 1925/26 auf Typographie und Gebrauchsgraphik gelegt wurden. Eine graphische Druckerei wurde deshalb nicht mehr eingerichtet.

T.F.

Töpferei

Zu den ersten Lehrkräften, die Gropius an das Bauhaus berief, gehörte Gerhard Marcks, der als Bildhauer den Auftrag erhielt, eine keramische Werkstatt aufzubauen. In provisorischen Räumen der Weimarer Ofenfabrik J. F. Schmidt werden mit Unterstützung der Werkmeister Gerhard Leibbrand und Leo Emmerich Versuche mit keramischer Kleinplastik unternommen. Da alle Bemühungen um reguläre Arbeitsbedingungen in Weimar scheitern, wird der Kontakt zu Max Krehan, einem Töpfermeister in Dornburg a. d. Saale, hergestellt.

Knapp dreißig Kilometer von Weimar entfernt, beziehen die Studierenden Wohnräume und Marcks ein Atelier im Marstall der Dornburger Schlösser. Während in der Werkstatt Krehans die Ausbildung und die Herstellung traditioneller Bauernkeramik mit

42 Otto Lindig, Große gedrehte Deckelkanne, hochgebrannte glasierte Irdenware, 1922.

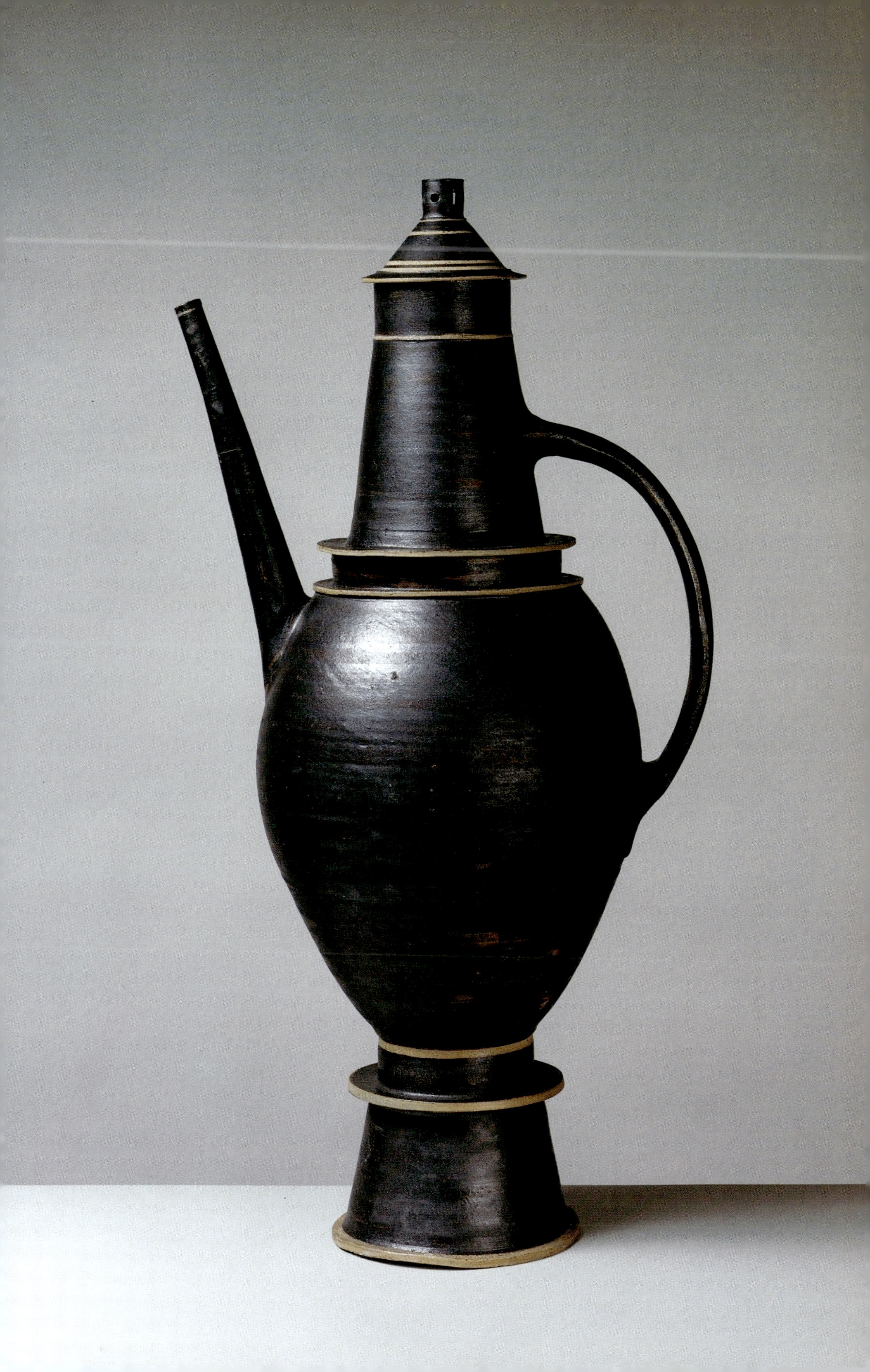

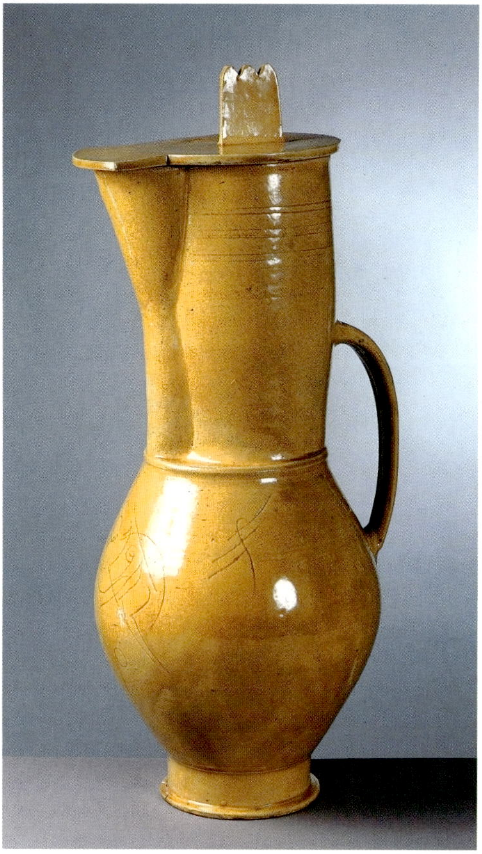

43 Otto Lindig, Hohe Deckelkanne mit Ritzdekor, hochgebrannte Irdenware mit gelber Transparentglasur, 1922.

sogenannten „Wirtschaftsbränden" durchgeführt wird, entsteht in der Marstallwerkstatt experimentelle Gefäßkeramik. Im Mai 1923 wird die Werkstatt Krehan vom Bauhaus als Produktivwerkstatt übernommen.

Ebenfalls 1923 stellen die Gesellen Theodor Bogler und Otto Lindig Kontakte zu verschiedenen Thüringer Porzellanmanufakturen her.

Bogler arbeitet in der Steingutfabrik Velten-Vordamm an den Prototypen seiner Küchengefäße für das Musterhaus Am Horn. Ab 1923 beginnt auch die Entwicklung von Gipsmodellen für die Serienproduktion im Gießverfahren durch Bogler und Lindig. Anfang 1924 übernimmt Lindig die technische, Bogler die kaufmännische Leitung der Bauhaustöpferei.

Bestrebungen, die keramische Werkstatt in Dessau neu einzurichten, bleiben erfolglos, obwohl sie bis 1925 bereits zahlreiche Modelle für die Industrie entwickelt und teilweise produziert hatte.

Das Arbeitsspektrum von Gerhard Marcks reicht von Kleinplastiken, die 1920 in Meißen in Böttgersteinzeug ausgeformt wurden, über eine Ofenkachel mit einem karikaturhaften Porträt von Otto Lindig um 1921 bis hin zur Bemalung eines Henkelkruges von Krehan mit einem abstrahierenden Fischmotiv oder dem Formexperiment einer Henkelkanne von Bogler 1922.

Zu den eindrucksvollsten Leistungen der Töpferei am Bauhaus gehört die Mokkamaschine von Bogler, in hochgebrannter

44 Gerhard Marcks, Max Krehan, Großer Henkelkrug mit Fischmotiven, hochgebrannte Irdenware mit Engobenbemalung, 1921.

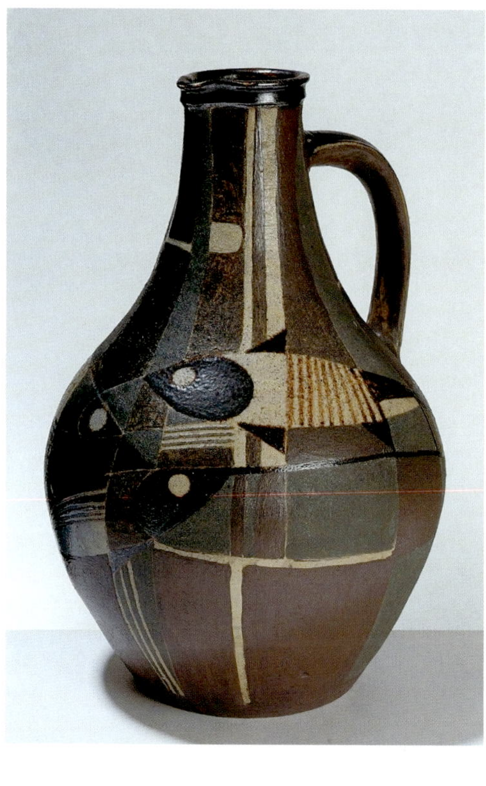

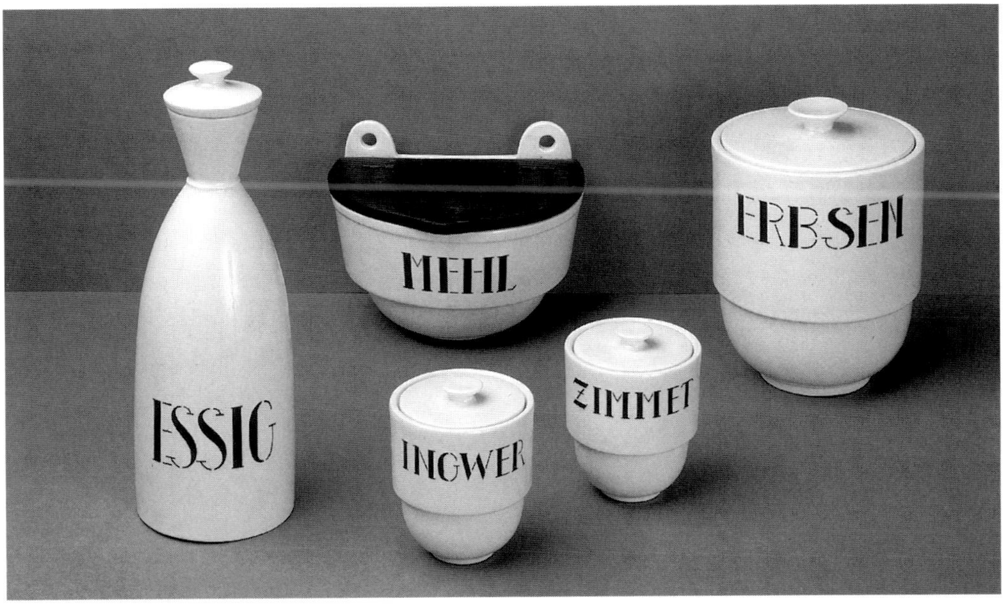

45 Theodor Bogler, Fünf Vorratsgefäße für die Küche, weißes Steingut, 1923. Ausführung: Steingutfabrik Velten-Vordamm.

Irdenware frei gedreht und montiert, die er zu einem Serienmodell in der Aeltesten Volkstedter Porzellanfabrik 1923 weiterentwickelte. Als einen variablen Baukasten entwirft Bogler 1923 eine Kombinationsteekanne mit der Typenbezeichnung L 1, bei der Deckel und Griffe variiert werden können.

Im Werk Otto Lindigs dominiert 1922 eine Gruppe großformatiger Krüge und Kannen, die sein breites Formenrepertoire verdeutlicht.

Auch Lindig entwickelt Gußmodelle, drei formal sehr unterschiedliche Kaffeekannen, die 1923/24 ebenfalls in der Aeltesten Volkstedter Porzellanfabrik hergestellt werden.

Zu den wichtigen Studierenden der Töpferei zählen Werner Burri, Wilhelm Löber, Franz Rudolf Wildenhain und Marguerite Friedlaender, die ab 1926 die Leitung der Keramikwerkstatt auf der Burg Giebichenstein in Halle/Saale übernimmt.

M.S.

46 Theodor Bogler, Mokka-Maschine, Porzellan, 1923. Ausführung: Älteste Volkstedter Porzellanfabrik.

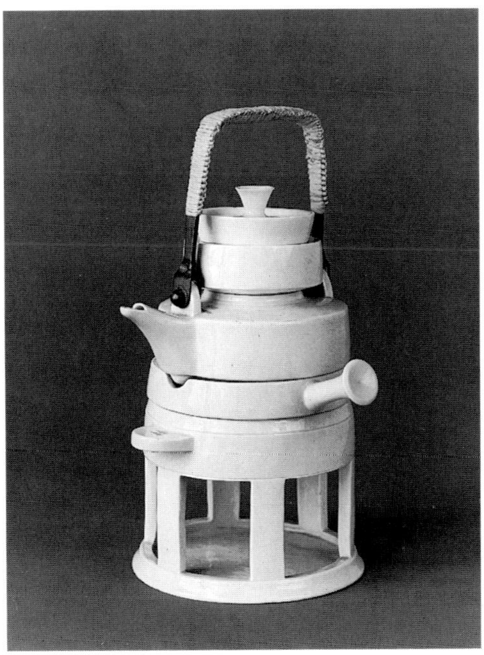

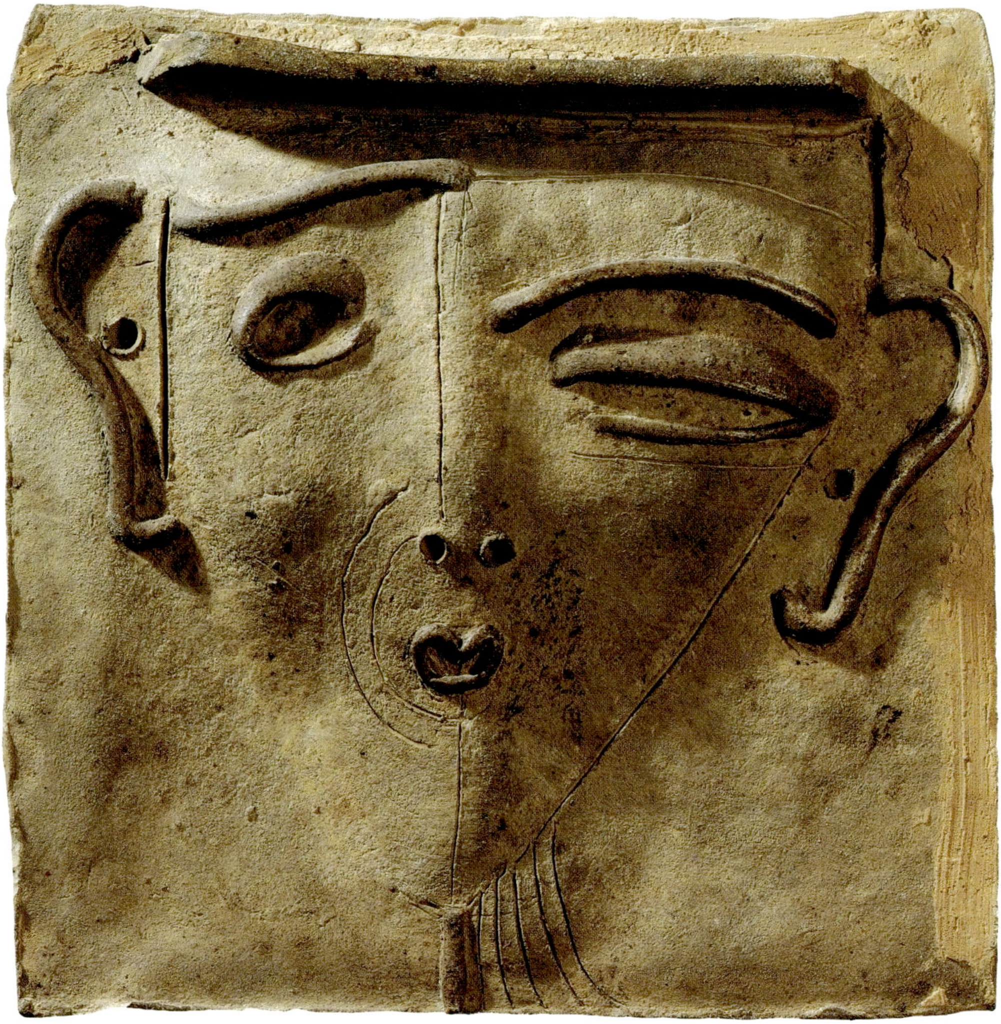

47 Gerhard Marcks, Ofenkachel mit Porträt Otto Lindig, hochgebrannte Irdenware mit Engobe bemalt, um 1921.

Weberei

Die Weberei am Bauhaus wird 1920/21 von Johannes Itten als Formmeister geleitet, bevor Georg Muche faktisch bereits ab Oktober 1920 diese Aufgabe übernimmt. Schon im Gründungsjahr wird die private Textilwerkstatt der Handarbeitslehrerin Helene Börner an das Bauhaus angegliedert, die diesen Unterricht bis 1915 an der Kunstgewerbeschule Henry van de Veldes geleitet hatte. In dieser Werkstatt, in der 1920 auch die separate Frauenklasse aufgeht, werden neben dem Weben noch andere textile Techniken wie Knüpfen, Sticken, Kurbeln, Häkeln und Makramee gelehrt. Dies sieht auch der erste gedruckte Lehrplan vom Juli 1921 vor, der vermutlich noch von Helene Börner verfaßt wurde. So zählen neben einzelnen Webarbeiten Applikationen sowie Puppen und Tiere aus Stoff- und Lederresten zu den frühesten Arbeiten der Textilwerkstatt. 1921/22 entstehen Decken und Wandbehänge in Web-, Knüpf- und Applikationstechnik sowie Bodenteppiche unter anderem auch für das Haus Sommerfeld.

Die Studierenden Gunta Stölzl und Benita Otte-Koch besuchen 1922 einen vierwöchigen Färbereikurs in Krefeld an der Färbereifachschule, erlernen das Färben mit Natur- und Chemiefarbstoffen und richten anschließend die Färberei am Bauhaus ein. Spezialkenntnisse in der Bindungs- und Materiallehre eignen sich die beiden 1924 bei einem „Fabrikantenkurs" der Krefelder Seidenwebschule an. Die Aufstellung eines modernen Jacquard-Webstuhls und erste Versuche mit Meterware fallen mit den Bemühungen Muches zusammen, neben der Ausbildung einen Produktivbetrieb aufzu-

48 Webereiwerkstatt am Bauhaus, um 1923. Historische Aufnahme.

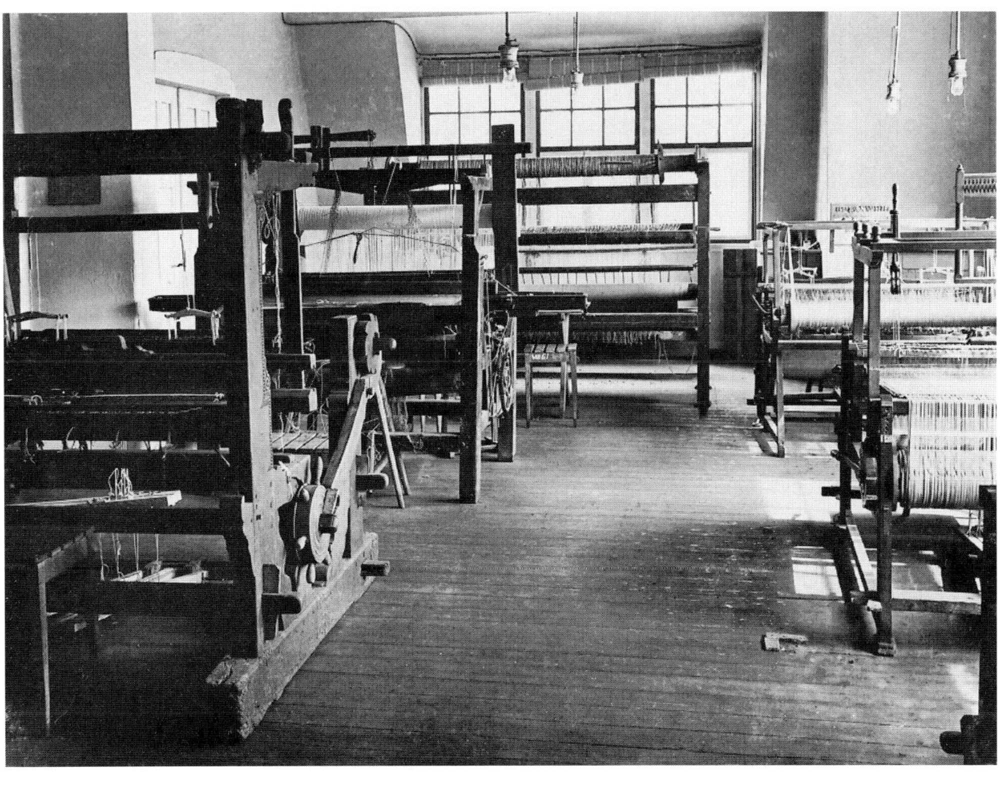

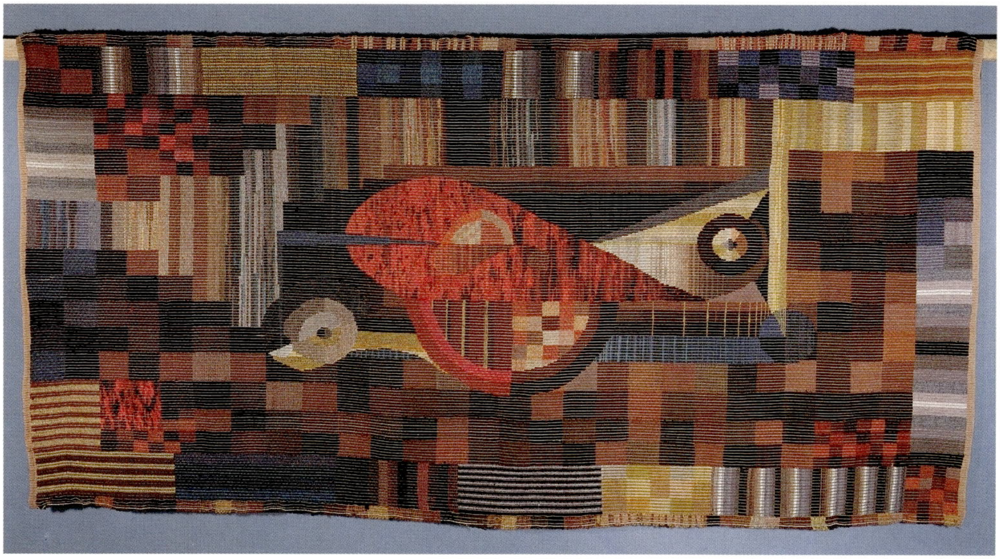

49 Else Mögelin (?), Wandteppich mit Vogelmotiv, Beiderwandgewebe, Leinwandbindung; Leinen, Wolle, Kunstseide, um 1923.

50 Jadwiga Jungnik, Gobelin mit abstrakten Formen, Wolle, Baumwolle, Ziegen- oder Kamelhaar, Kunstseide, Silberfäden, 1921/22.

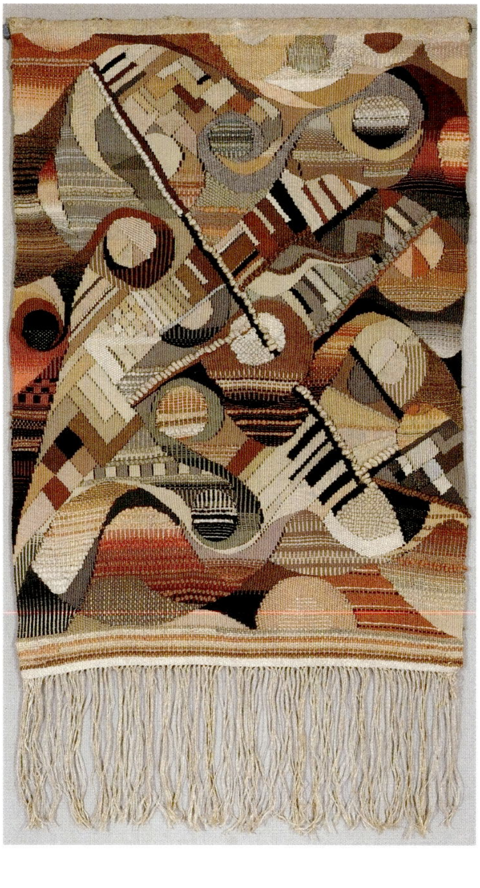

51 Benita Otte-Koch, Wandbehang in Rot Grün Schwarz Weiß-Skala, Halbgobelin; Wolle und Baumwolle, um 1923.

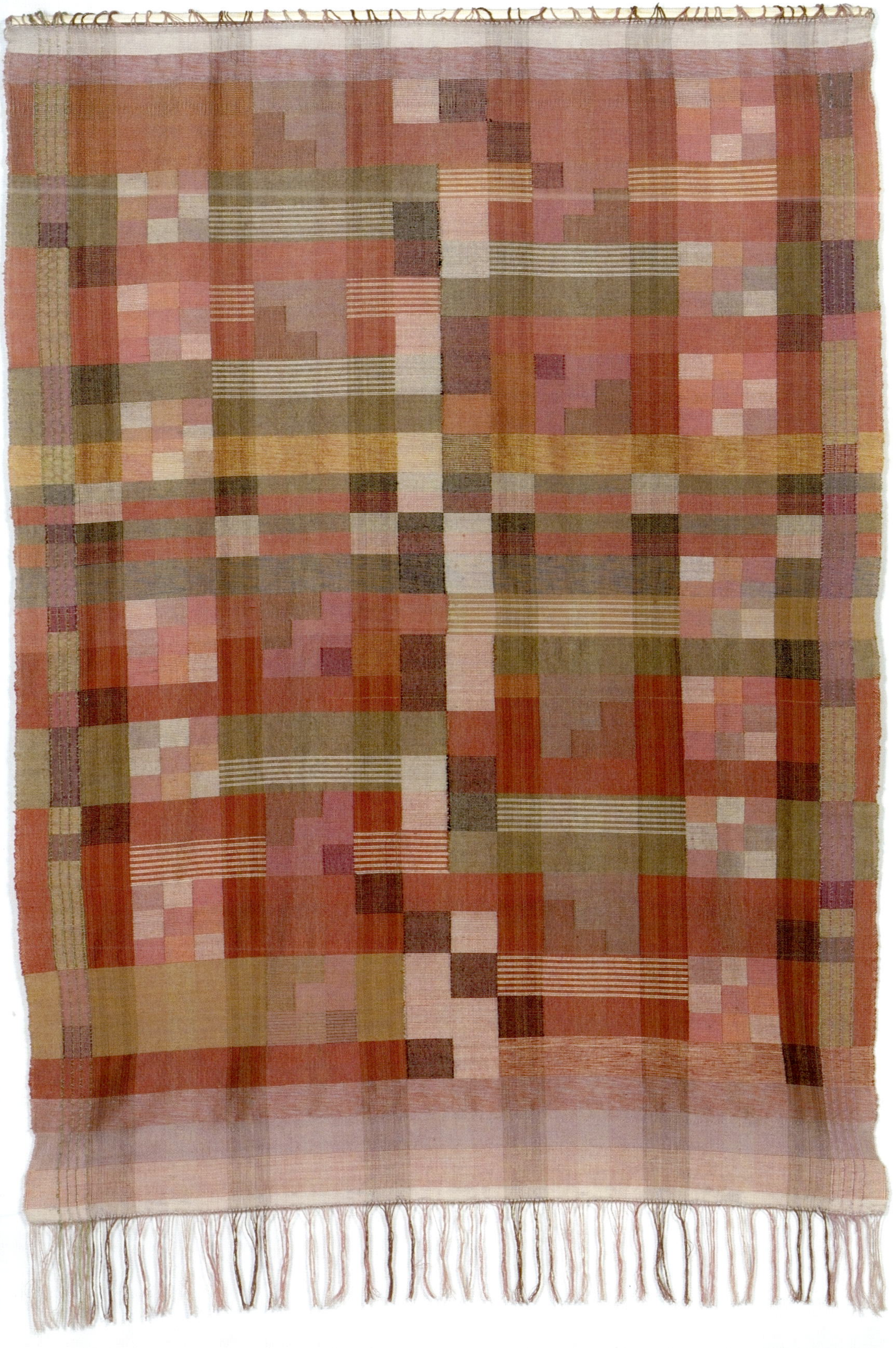

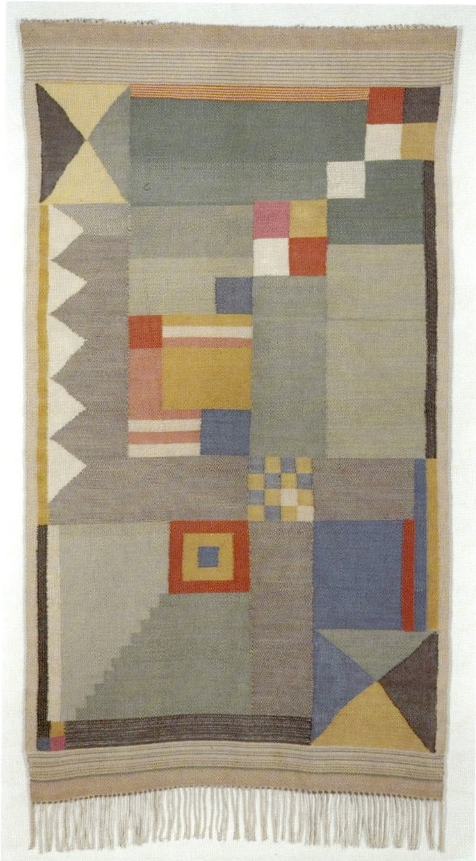

52 Benita Otte-Koch, Kinderzimmerteppich, Halbgobelin; Baumwolle und Zellwolle, 1923.

bauen. Im Oktober 1923 unterbreitet er Vorschläge zur „wirtschaftlichen Organisation der Weberei". Obwohl Aufträge durch Messen und Ausstellungen vermehrt eingehen, wird die Produktion immer wieder durch fehlende Materialien und Arbeitskräfte behindert.

Muche erweist sich als einfühlsamer Pädagoge, berät und ermutigt die Studenten zum Experimentieren, läßt spielerisch arbeiten ohne einzuengen. Formale Anregungen werden wie in keiner anderen Werkstatt aus dem Vorkurs bei Itten und Moholy-Nagy sowie den Kursen von Klee und Kandinsky übernommen. Der Wandbehang von Gunta Stölzl in der Kopie von Helene Börner 1923/25 erscheint als direkte Umsetzung einer Vorkursübung (zu Graustufen), ebenso der Behang von Benita Otte um 1923 im Quadratraster und einer raffinierten Farbskala Violett-Rot-Orange-Grün.

Die Formentwicklung verläuft vom erzählenden Bildteppich über stark abstrahiert motivische Kompositionen zu flächig-konstruktiven Gestaltungen.

Der vermutlich von Else Mögelin stammende große Wandteppich mit fliegendem Vogel 1923 ist ein seltenes Beispiel für die Verschmelzung dieser Prinzipien, während der Gobelin von Jadwiga Jungnik 1921/22 eine individuelle abstrakte Formensprache trägt. Benita Otte webt 1923/24 einen Kinderzimmerteppich in klarer Komposition mit Quadraten, Rechteckformen und Dreiecken sowie heiteren Farbklängen von Primär- und Sekundärfarben, der kindliche Phanta-

53 Gunta Stölzl, Gewebter Wandbehang, Leinwandbindung; Wolle und Zellwolle, 1923/24, Kopie Helene Börner 1925.

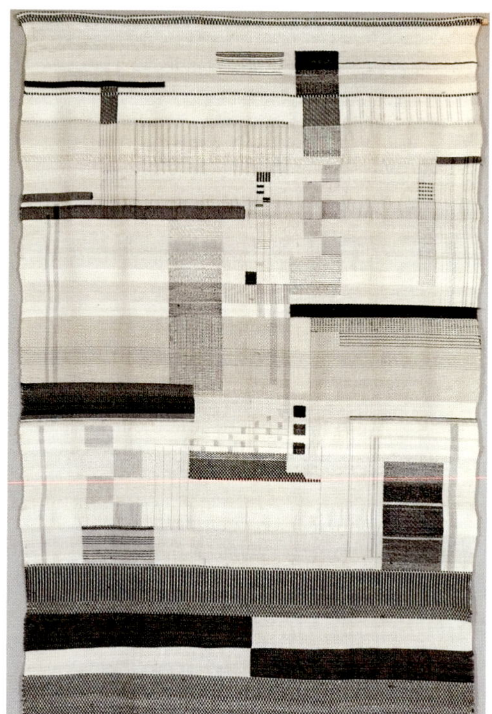

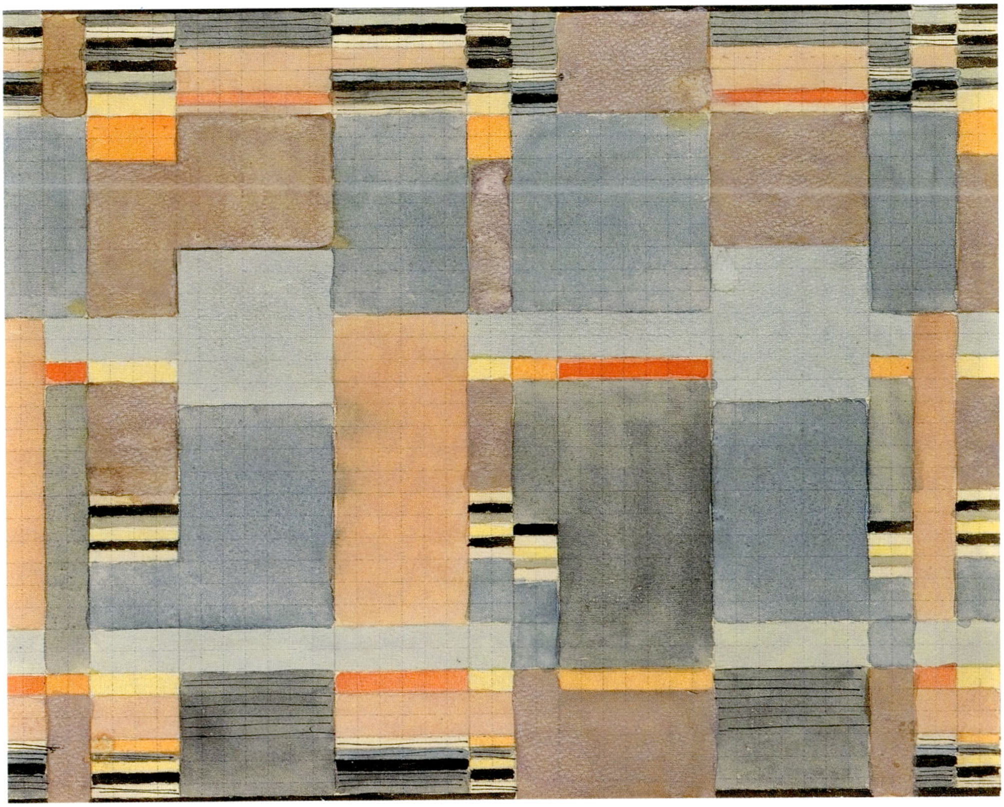

54 Gunta Stölzl, Textilentwurf, Aquarell, um 1925. Privatbesitz.

sie anregen soll und sogar als Spielfeld genutzt werden kann.

Am Bauhaus werden die Erzeugnisse der Weberei in einem Verzeichnis mit 183 Arbeiten bis zum 1. April 1925 sorgfältig dokumentiert, zahlreiche Stücke werden fotografiert und einschließlich der Vervielfältigungsrechte vom Bauhaus angekauft. Mehr als dreißig der besten Bauhaustextilien wurden als ehemaliges Schuleigentum neben anderen Werkstattarbeiten 1925 von Walter Gropius persönlich an die Staatlichen Kunstsammlungen Weimar übergeben.

M.S.

Tischlerei

Johannes Itten leitete 1920/21 auch den Aufbau der Möbelwerkstatt, bevor Walter Gropius diese Abteilung 1922 übernimmt. Nach den Werkmeistern Vogel 1920/21, Josef Zachmann 1921/22 und Anton Handik 1922, sorgen erst Erich Brendel und ab 1923 Reinhold Weidensee für Kontinuität und Qualität in der Werkstattleitung und handwerklichen Ausbildung. Gropius hatte schon vor dem Krieg Wohnungseinrichtungen und Möbel entworfen und prägte mit seinen Ideen von Typisierung und Industrialisierung die Arbeit in der Tischlerei.

Unter Ittens Leitung wurden nur wenige Möbel hergestellt; ein geschnitztes und bemaltes Kinderbett nach seinem Entwurf 1920, der ebenso verschollene *Afrikanische Stuhl* von Marcel Breuer sowie in Gemeinschaftsarbeit von Breuer mit Gunta Stölzl ein Stuhl mit farbiger Gurtbespannung 1921. Frühe Möbelentwürfe von Walter Determann zu „Volksmöbeln", abgeleitet von farbig bemaltem Bauernmobiliar, entstanden im Herbst 1919 noch vor Einrichtung der Tischlerei.

Die Bauhauswiege von Peter Keler markiert ebenso wie der berühmte Lattenstuhl von Breuer 1922 einen neuen Entwicklungsabschnitt am Bauhaus. „Der Ausgangspunkt für den Stuhl war das Problem des bequemen Sitzens, vereinigt mit einfachster Konstruktion. Danach konnte man folgende Forderungen aufstellen:

a) Elastischer Sitz und Rückenlehne, aber kein Polster, das schwer, teuer und staubfangend ist.

56 Marcel Breuer, Lattenstuhl, Gestell Kirschbaum poliert, orangerote Gurte und Stoffe, 1922. ▷

55 Tischlereiwerkstatt am Bauhaus, um 1923. Historische Aufnahme.

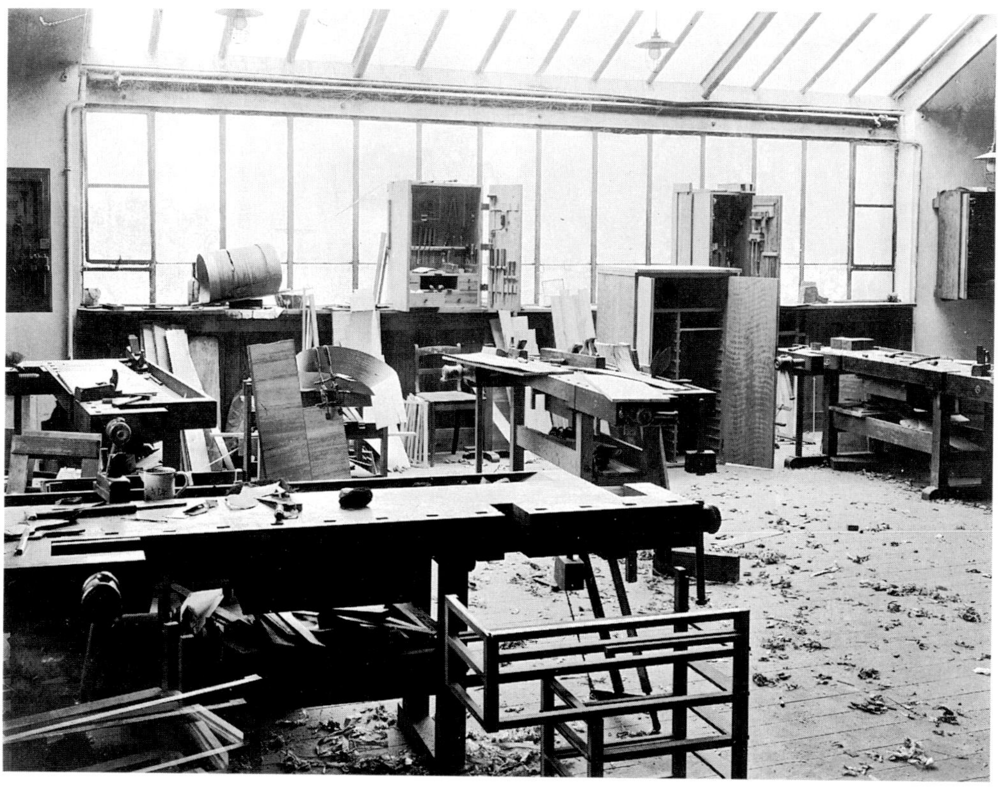

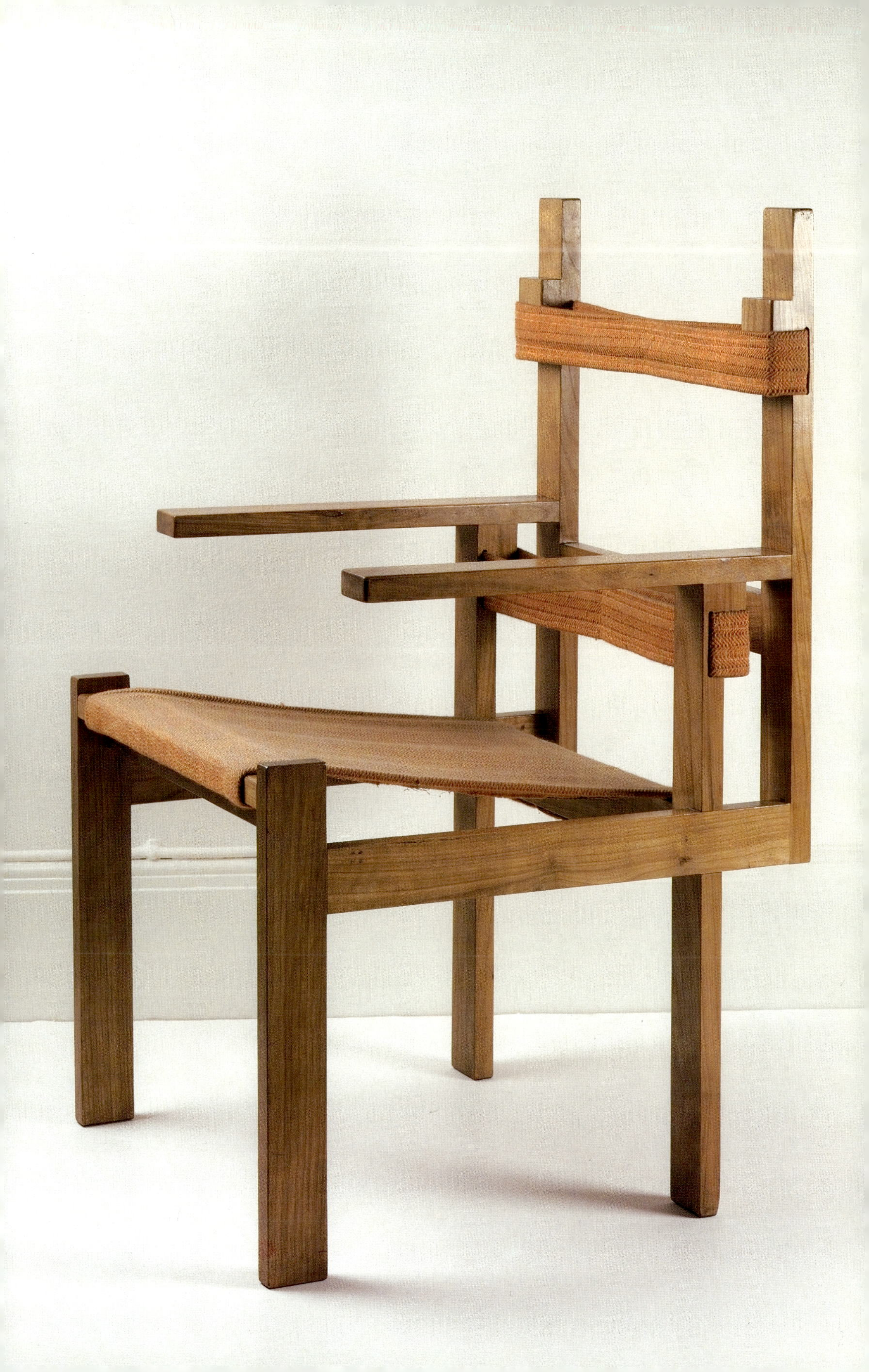

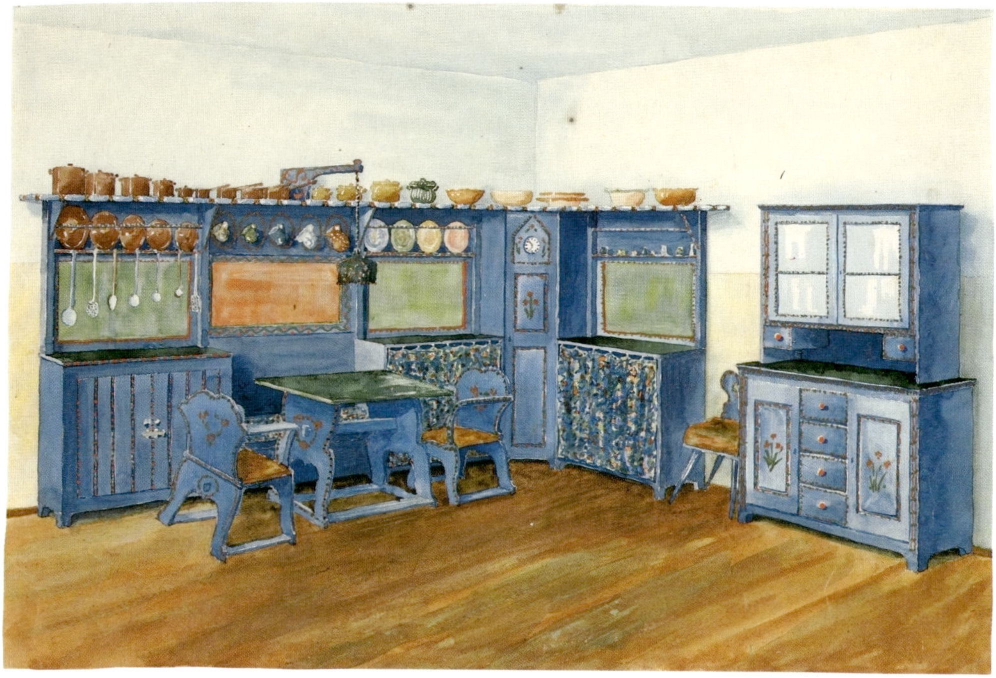

57 Walter Determann, Volksmöbel / Wohnküche, Aquarell über Graphit, 1919. Privatbesitz.

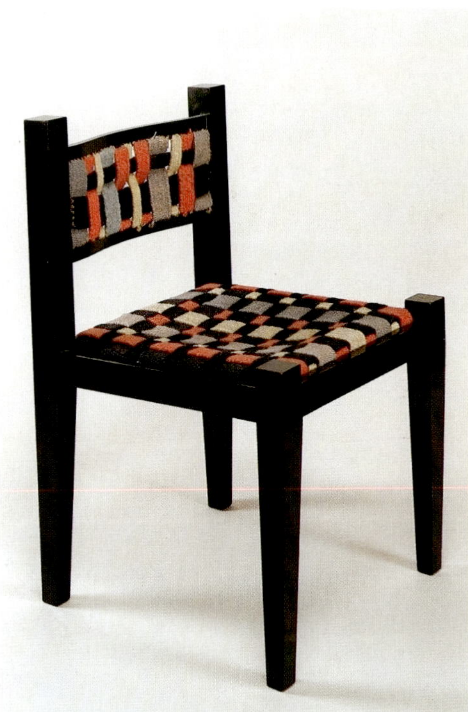

b) Schrägstellung der Sitzfläche, weil so der Oberschenkel in seiner ganzen Länge unterstützt wird, ohne gedrückt zu werden, wie bei einer waagerechten Sitzfläche.
c) Schräge Stellung des Oberkörpers.
d) Freilassung des Rückgrates, weil jeder Druck auf das Rückgrat unbequem und auch ungesund ist.

Dies wurde durch Einführung einer elastischen Kreuzlehne erreicht. So werden vom Knochengerüst nur Kreuz und Schulterblätter, und zwar elastisch, gestützt, und das empfindliche Rückgrat ist vollständig frei. Alles weitere hat sich als ökonomische Lösung dieser Forderungen herausgestellt. Maßgebend für die Konstruktion war noch das statische Prinzip, die breiteren Dimensionen des Holzes gegen die Zugrichtung des Stoffes und gegen die Druckrichtung

58 Marcel Breuer, Gunta Stölzl, Stuhl mit farbiger Gurtbespannung, Birnbaum schwarz poliert, 1921.

des sitzenden Körpers zu stellen", schrieb Breuer 1925.

1923 werden Entwurf und Möbelproduktion vollständig auf die Ausstattung des Musterhauses Am Horn sowie des Direktorenzimmers am Bauhaus einschließlich des Vorraums konzentriert.

Gropius wird als Möbeldesigner mit einem Armlehnstuhl aus dem Faguswerk, einem Radioschrank und einem Nachtschränkchen aus dem Haus Benscheidt, ebenfalls in Alfeld a.d. Leine, vorgestellt. Diese streng stereometrischen Möbel korrespondieren durchaus mit den zeitgleichen Entwürfen von Albers, Breuer und Dieckmann.

Neben der Tischlerei richtet Eberhard Schrammen, von dem Kindermöbel von 1922 präsentiert werden, eine eigene Drechslereiwerkstatt ein, in der Dosen, Schalen und Holzspielzeug auch nach Entwürfen von Alma Buscher und Ludwig Hirschfeld-Mack entstehen.

M.S.

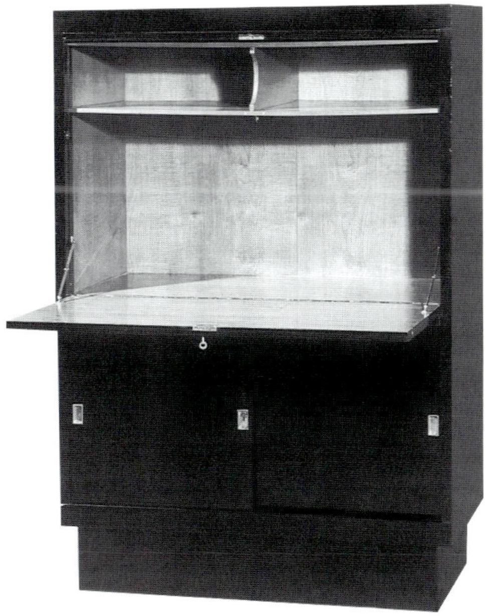

59 Walter Gropius, Radioschrank, Tischlerplatte außen schwarz lackiert, innen Ahorn furniert, um 1925.

60 Josef Hartwig, Bauhaus-Schach, Holz, farbig gefaßt: weiß und orange, schwarz und dunkelgrün, 1923/24.

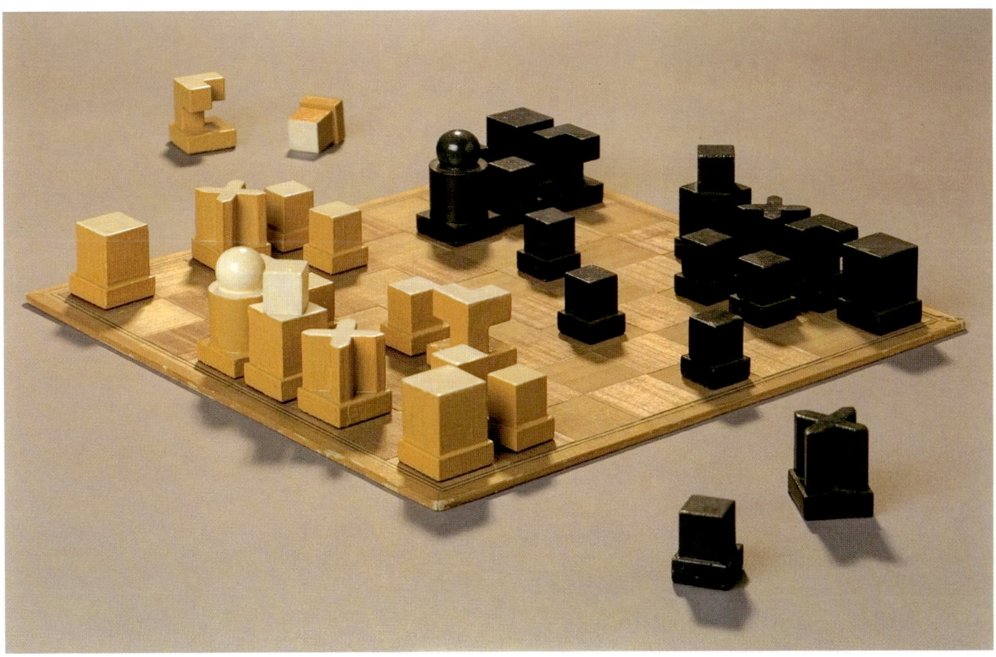

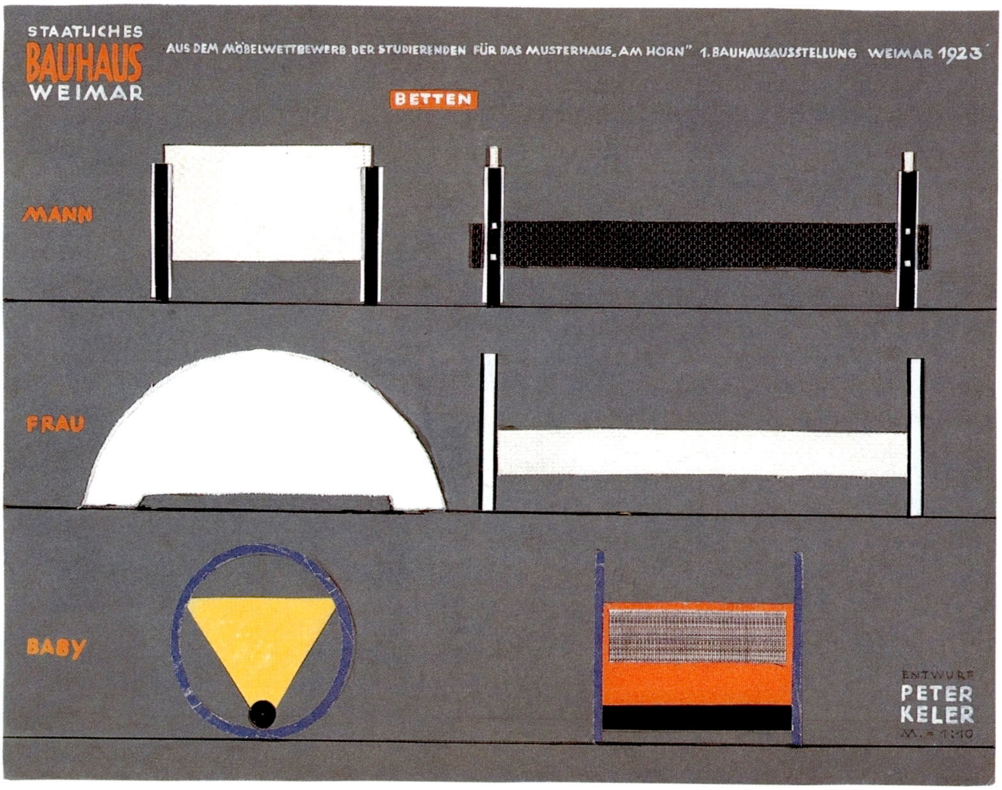
STAATLICHES
BAUHAUS
WEIMAR
AUS DEM MÖBELWETTBEWERB DER STUDIERENDEN FÜR DAS MUSTERHAUS „AM HORN" 1. BAUHAUSAUSSTELLUNG WEIMAR 1923
BETTEN
MANN
FRAU
BABY
ENTWURF
PETER
KELER
M. = 1:10

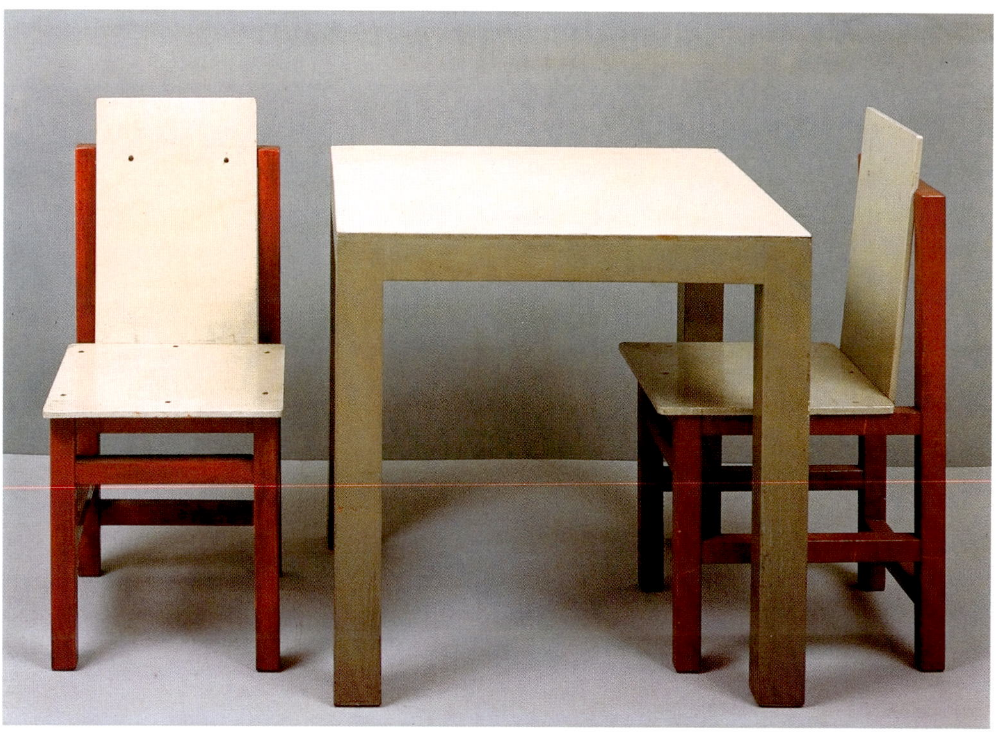

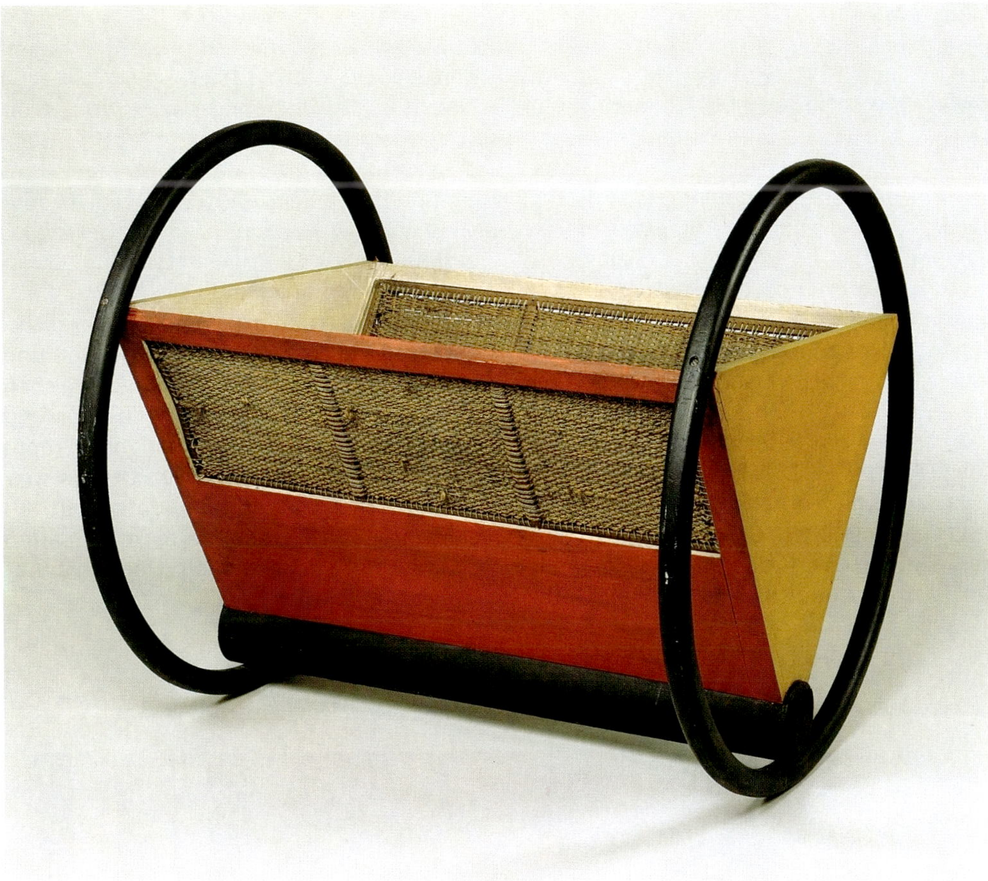

63 Peter Keler, Kinderwiege, Holz und Strickflechterei, farbig lackiert, 1922.

61 Peter Keler, Möbelentwürfe für Bett des Mannes, der Frau und die Kinderwiege. Aus dem Möbelwettbewerb für das Musterhaus Am Horn, Collage, 1923.

62 Marcel Breuer, Zwei Kinderstühle mit Tisch, Holz und Sperrholz, farbig lackiert, 1923.

Metallwerkstatt

Bereits Ende 1919 wird mit Unterstützung des Weimarer Hofjuweliers Theodor Müller eine „Gold-Silber-Kupferschmiede" eingerichtet, die der Goldschmied Naum Slutzky als „Hilfsmeister" übernimmt und Ende 1921 als separate „Werkstatt für Edelmetallbearbeitung" hauptsächlich mit Schmuckgestaltung weiterführt. Die Stelle des Werkmeisters wird erst 1922 mit Christian Dell von einem befähigten Fachmann besetzt, nach fehlgeschlagenen Versuchen mit Wilhelm Schabbon 1920/21 und Alfred Kopka 1921.

Johannes Itten leitet die Metallwerkstatt von 1920 bis 1922 als Formmeister. Auf seine Anregungen gehen Formreduktionen auf mathematische Grundkörper und experimentelle Oberflächenbearbeitungen im Sinne von Texturen zurück. Der handwerkliche Entstehungsprozeß des Metalltreibens bleibt immer sichtbar wie bei der hohen Kanne von Gyula Pap 1923.

Nach kurzer Übergangsphase unter Oskar Schlemmer übernimmt László Moholy-Nagy die Leitung der Werkstatt, gibt Impulse für eine neue Formensprache und regt Experimente mit Materialien wie Glas, Plexiglas und Holz sowie Materialkombinationen verschiedener Metalle an.

Ab 1923 werden zunehmend Gebrauchsgegenstände als Prototypen entwickelt und in Kleinserie hergestellt. Zu Markenzeichen des Bauhauses werden Aschenbecher und Tee-Extraktkännchen von Marianne Brandt oder Teekugeln mit Halter von Otto Rittweger und Wolfgang Tümpel, entwickelt aus elementaren Grundkörpern mit glatten Oberflächen, die vollendete Harmonie ausstrahlen.

65 Gyula Pap, Hohe Kanne, Kupfer, Messing, Neusilber, 1923. ▷

64 Metallwerkstatt am Bauhaus, um 1923. Historische Aufnahme.

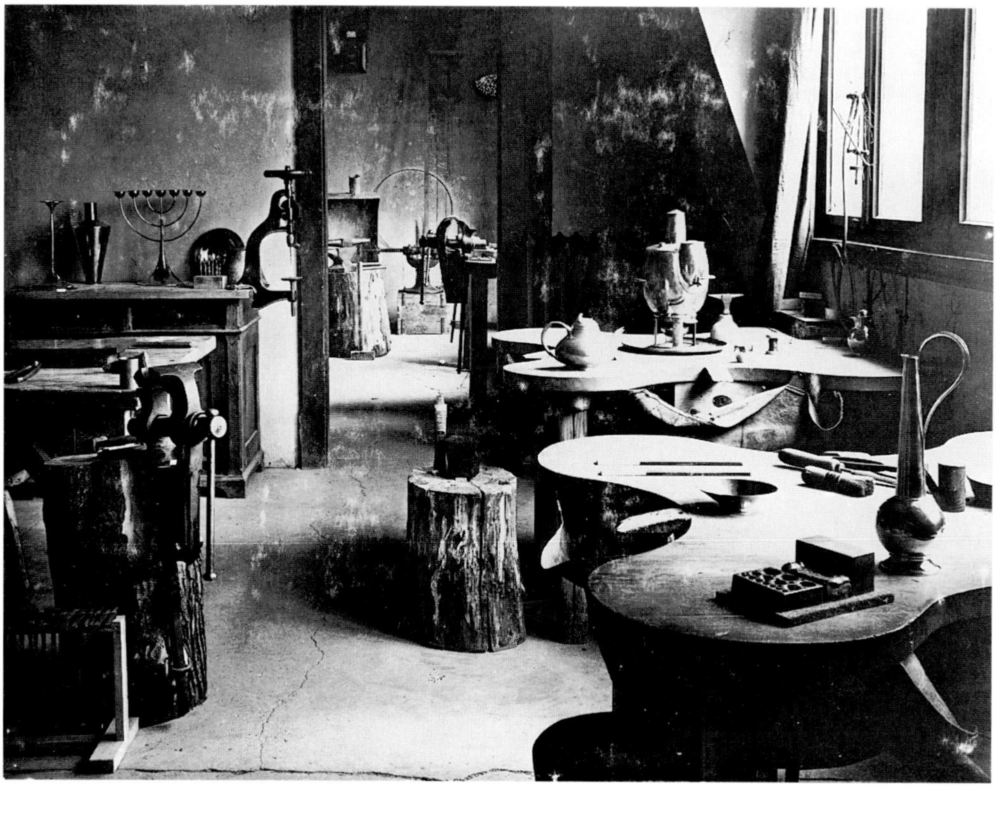

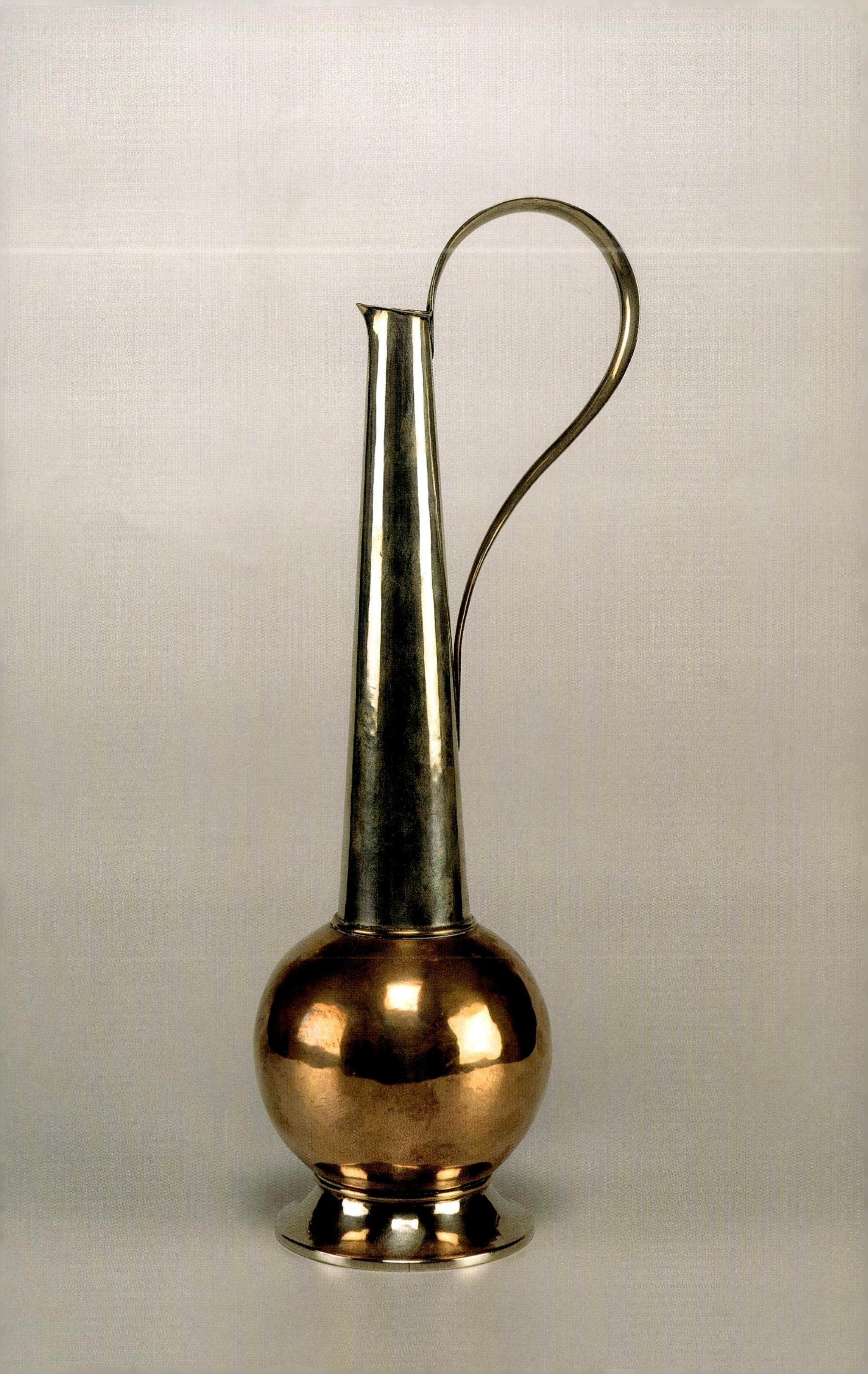

Bereits ab 1922 wird in der Metallwerkstatt ein völlig neues Arbeitsfeld erschlossen: der Entwurf von Lampen und Beleuchtungssystemen.

Pyramidenförmige Leuchten im Haus Sommerfeld, in die Architektur integrierte „Lichtkästen" am Jenaer Stadttheater oder der Einsatz von Soffitten (stabförmigen Glühlampen) im Haus Am Horn und im Direktorenzimmer am Bauhaus stehen 1922/23 am Beginn einer weltweit erfolgreichen Produktion. Carl Jakob Jucker entwickelt 1923 Tischlampen mit Glasfuß und verschiedenen Schirmen oder Reflektoren, die Wilhelm Wagenfeld komplettiert und 1924 selbst beschrieb: „Die Tischlampe – ein Typ für die maschinelle Herstellung – erreichte in ihrer Form die größte Einfachheit und in der Verwendung von Zeit und Material die größte Beschränkung. Eine runde Platte, ein zylindrisches Rohr und ein kugelförmiger Schirm sind ihre wichtigsten Teile." Mitte 1924 stehen in der Metallwerkstatt bereits 43 ausgewählte Prototypen zur Serienproduktion bereit.

In der Dessauer Zeit wird Aluminium als neues Material in die Werkstattarbeit einbezogen und das Metalldrückverfahren als industrielle Technologie eingeführt. Entwurf und Musterproduktion von Stahlrohrmöbeln wird dagegen zu einem der erfolgreichsten Arbeitsfelder der Tischlerei/Möbelwerkstatt.

M.S.

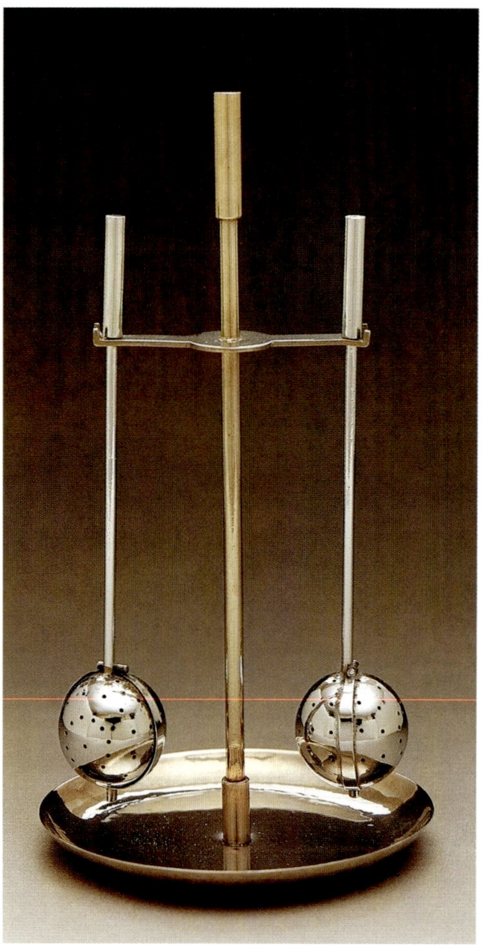

66 Otto Rittweger, Wolfgang Tümpel, Ständer mit zwei Teekugeln, Neusilber, Kugeln verchromt, 1924.

67 Wilhelm Wagenfeld, Kaffee- und Teeservice (Kaffeekanne, Teekanne, Milchkanne und Tablett), Neusilber, teilweise versilbert, Ebenholz, 1924.

68 Marianne Brandt, Teekanne, Tombak, Neusilber, Silber, Ebenholz, 1924.

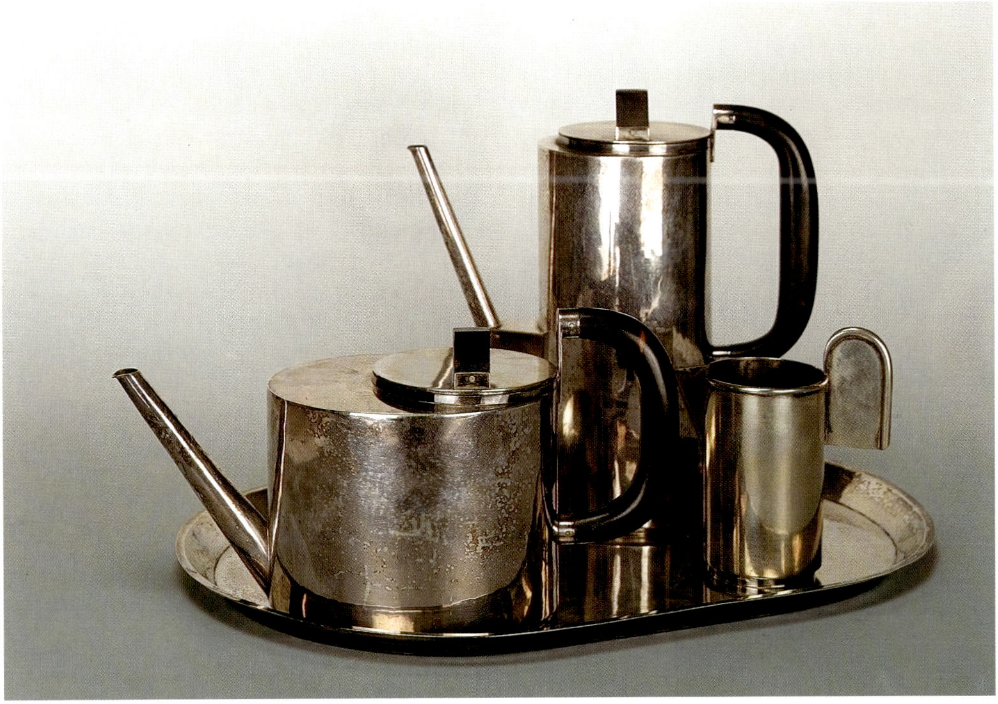

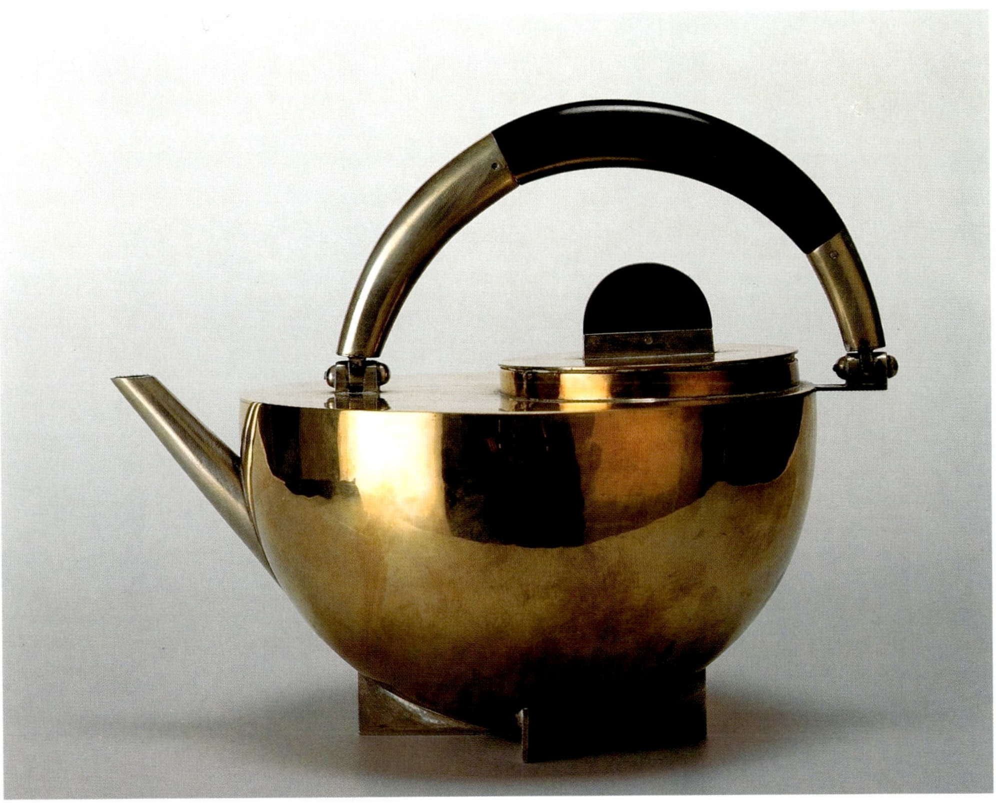

Bühne

Die Bühnenwerkstatt, deren oft beschworene Vitalität und Kreativität wesentlich zum überlieferten Bild des Bauhauses beigetragen hat, nimmt unter den Werkstätten allein schon deshalb eine Sonderstellung ein, weil bei der im Gründungsmanifest des Bauhauses vom April 1919 proklamierten Wiedervereinigung der Künste von den dafür prädestinierten Kunstgattungen Musik, Tanz und Theater überhaupt keine Rede ist.

Dreieinhalb Jahre später, im Dezember 1922, begründet Walter Gropius mit der vorgeblich strukturellen Ähnlichkeit zwischen Bau- und Bühnenkunst die Notwendigkeit einer Bühnenwerkstatt am Bauhaus, in deren Aufgabenbereich die Untersuchung und Neuformulierung der elementaren Mittel des Theaters, letztlich aber die „klare Neufassung des verwickelten Gesamtproblems der Bühne und ihrer Herleitung von dem Urgrund ihrer Entstehung" fallen sollten.

Der bereits Ende 1921 mit dem Aufbau der Experimentierbühne beauftragte Maler, Dichter und Bühnenkünstler Lothar Schreyer, als langjähriger Dramaturg am Hamburger Schauspielhaus und als Initiator zweier wichtiger expressionistischer Avantgardebühnen, der „Sturm-Bühne" in Berlin (1918) und der „Kampfbühne" in Hamburg (1919 bis 1921), in jeder Hinsicht theatererfahren, mußte für die gestellte Aufgabe geradezu prädestiniert erscheinen. Seine Vorstellungen vom Theater kamen den Intentionen von Gropius durchaus nahe: Er sah es als eine synthetische Konstruktion, die man durch eine eingehende Analyse der Grundformen, -farben und -bewegungen wieder-

69 Lothar Schreyer, Spielgang „Kreuzigung", Blatt 73, Holzschnitt, 1920.

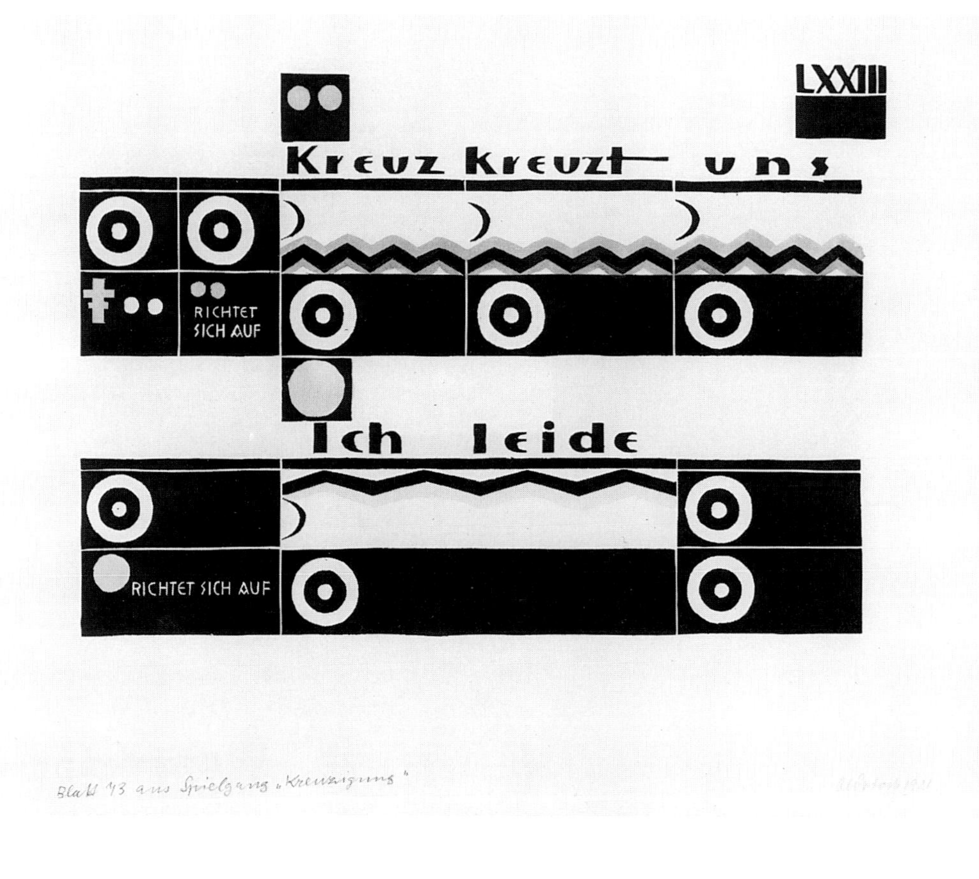
LXXIII
Kreuz kreuzt uns
RICHTET SICH AUF
Ich leide
RICHTET SICH AUF
Blatt 73 aus Spielgang „Kreuzigung"

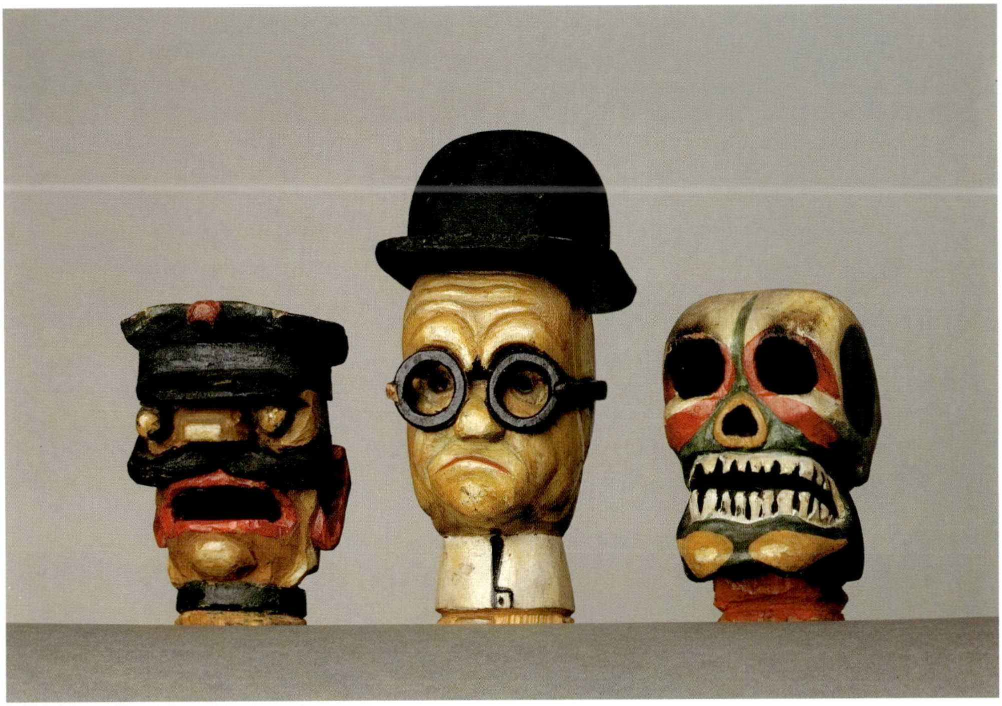

70 Karl Peter Röhl (zugeschrieben), Drei Handpuppenköpfe: Tod, Doktor und Gerichtsdiener, Holz, farbig gefaßt, um 1920.

gewinnen müsse. Schreyer legte den Spielablauf in einem partiturähnlichen „Spielgang", einem spezifischen, von ihm entwickelten Zeichensystem, fest. Die Sprache diente der Ausformung von Stimme, Klang und Tonmodulation, ohne jedoch eine semantische Sinnstiftung oder Neudefinition des Schauspielers an sich zu intendieren. Auch vertrat Schreyer den Standpunkt, daß die theatralische Handlung keine überlebensgroßen, starren Kostümarchitekturen, sog. „Ganzmasken", bräuchte. Schreyer dürfte aber andererseits der für die Aufbauarbeit in Weimar denkbar ungeeignetste Kandidat gewesen sein, weil er seine Theaterarbeit für im wesentlichen abgeschlossen hielt und zunächst nur längst Geplantes vollenden wollte. Schreyer mußte in Weimar scheitern, weil er sich nicht aus der Vorstellungswelt eines kultischen Expressionismus lösen konnte. Für ihn war die Bühne eine Stätte der Reinigung und Erlösung des Menschen, Schauplatz eines rein geistigen Geschehens, auf das sich die um ihn versammelte Schar Eingeschworener in einem langen Prozeß von bis zu einhundert – Exerzitien vergleichbaren – Proben einzustimmen hatte. Die Abstraktionsfähigkeit seiner Kunst wurde ständig unterlaufen von dem Verlangen nach illustrativer Sinnbildlichkeit und dem fast zwanghaften Bemühen, sie nicht in ein freies Spiel der Zeichen und Bezeichnungen einmünden zu lassen, sondern – im Gegenteil – sie in das Korsett konventioneller Symbolik, letztlich sogar christlicher Bedeutung zurückzudrängen. Die Opposition gegen Schreyer, die anläßlich einer öffentlichen Probe des für die Bauhausausstellung im Sommer 1923 einstudierten *Mondspiels* laut wurde und schließlich zu seiner Demission führte, ist dagegen in einem viel umfassenderen Sinn Ausdruck der längst vollzogenen Wendung des Bauhauses von den individualistischen Anschauungen Ittens und den frühen expressionistischen Tendenzen zum konstruktivistischen Funktionalismus de Stijlscher Prägung.

Bald nach Schreyers Rückzug wird Oskar Schlemmer Leiter der Bühnenwerkstatt. Auch Schlemmer ist in gewissem Sinn theatererfahren. Aber als Maler ist er ein Außenseiter, dessen Affinität zum Theater sich leicht aus seinem zentralen künstlerischen Problem der Beziehung zwischen menschlicher Figur und Raum nachvollziehen läßt. Die Gestaltungsfragen, die sich aus dieser unermüdlich variierten Problemstellung ergeben, sind das Thema seiner Malerei, seiner plastischen Experimente und vor allem seiner Choreographien. Im Nachvollzug der Rhythmus-Lehre des Ballettreformers und Tanzpädagogen Émile Jaques-Dalcroze definiert Schlemmer den Tanz als die elementare Form der Bewegung des Menschen im Raum, dessen Gesetzmäßigkeiten durch die Choreographie von Figurinen in Gestalt abstrakter geometrischer Körperformen zur Darstellung gebracht werden. Das *Triadische Ballett*, an dem Schlemmer, obwohl erst 1922 in Stuttgart uraufgeführt, seit 1916 arbeitete, ist die systematische Variation des tänzerisch bewegten Grundtypus seiner Menschendarstellung. Die theatrale Darbietungsform dient in erster Linie der Vermittlung eines ästhetischen Ideals; sie wird begründet durch den Wunsch nach Verständlichkeit.

Im Unterschied zu Schreyer legte sich Schlemmer größte Zurückhaltung auf, was die Förderung eigener Arbeiten oder Konzepte betraf, wie er im Gegenzug sich auch dann für studentische Eigeninitiativen engagierte, wenn diese nicht seinen Absichten entsprachen. Unter Schlemmers behutsamer Lenkung entwickelte sich im Hinblick auf die zur Selbstdarstellung des gesamten Bauhauses organisierte erste große Ausstellung im Sommer 1923 ein Bühnenstil, der in seiner unvergleichlichen Mischung aus Stegreifimprovisationen und studentischer Allotria mit der unverfrorenen Imitation futuristischer Maschinentheatersensationen oder konstruktivistischer Formexperimente einige Furore machte. Das bekannteste Beispiel dafür ist das von Kurt Schmidt, Friedrich Wilhelm Bogler, Georg Teltscher und einigen anderen zur Bauhauswoche konzipierte und am 17. August 1923 am Stadttheater in Jena im Rahmen eines chaotisch verlaufenden und deshalb höchst anregenden Theaterabends uraufgeführte *Mechanische Ballett*. Darin wurden unter musikalischer Begleitung farbkräftige, durch unsichtbare menschliche Träger beweglich gemachte Flächenformen so über eine schwarz ausgeschlagene Bühne geführt, daß der Eindruck einer der menschlichen Fortbewegung zwar verwandten, eher aber einer zwitterhaft maschinellen Lebendigkeit entstand. Die Idee ist eigentlich untheatralisch, denn die Bühne sollte ursprünglich nur als Medium zur Darstellung der Dynamisierung einer abstrakten bildnerischen Komposition eingesetzt werden. Theatralisch wird diese Handlung – und ein Theatererfolg dazu –, weil das immer erkennbare Mißverhältnis von Träger und Form, Mensch und Maschine komisch sein muß.

Alle Bühnenprojekte unter der Leitung Schlemmers greifen auf diesen immer wieder gleichen Grundeinfall zurück, der unter den gegebenen bescheidenen Produktionsbedingungen vielleicht wirklich die einzig verbliebene Chance bot, einen Achtungserfolg zu erringen. Ist man auch manchmal geneigt, angesichts der häufig mit „heiter verspielter Vitalität" umschriebenen futuristischen Maschinen- und Fortschrittsbegeisterung der Bauhausbühnenprojekte an kunstgewerbliche Banalitäten zu denken, so scheint auf der anderen Seite das komische Spiel der Maschinenwesen auch die Angst vor dem Maschinenzeitalter bannen zu wollen. Den Moloch „Maschine" – wie ihn, Menschen zerstörend und gemeinschaftsauflösend, Fritz Langs *Metropolis* beschwört – als harmloses Mischwesen vorzuführen und zu entzaubern, nicht gefährlich, sondern nur zum Lachen – das jedenfalls ist der Tenor der meisten dieser Sketche und szenischen Kalauer. B.V.

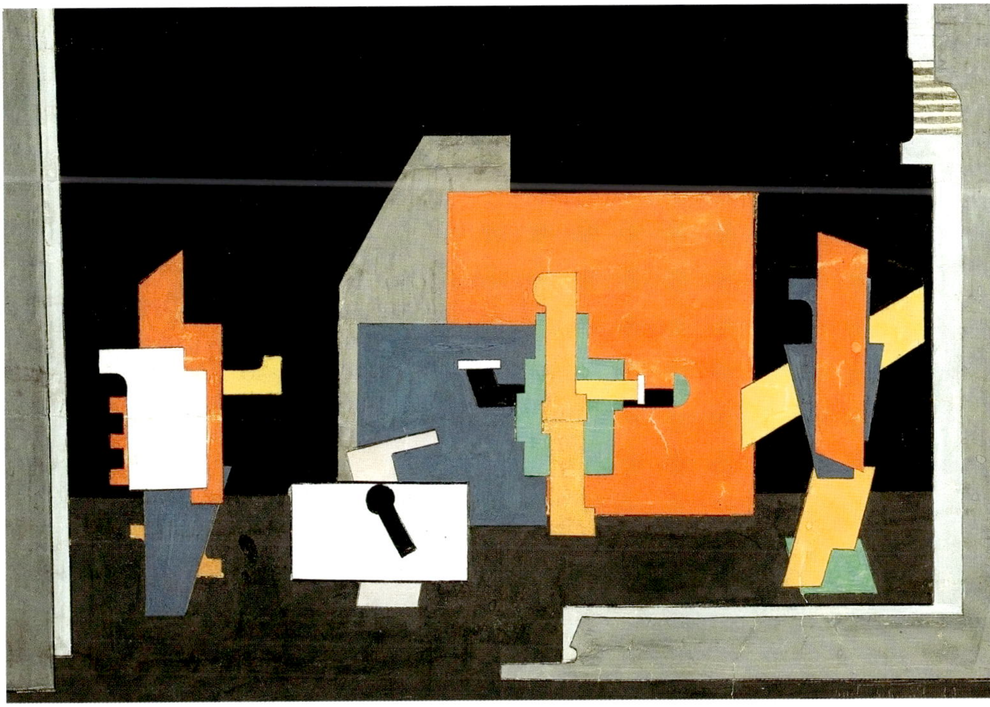

71 Kurt Schmidt, Entwurf für das „Mechanische Ballett", Deckfarben, 1923.

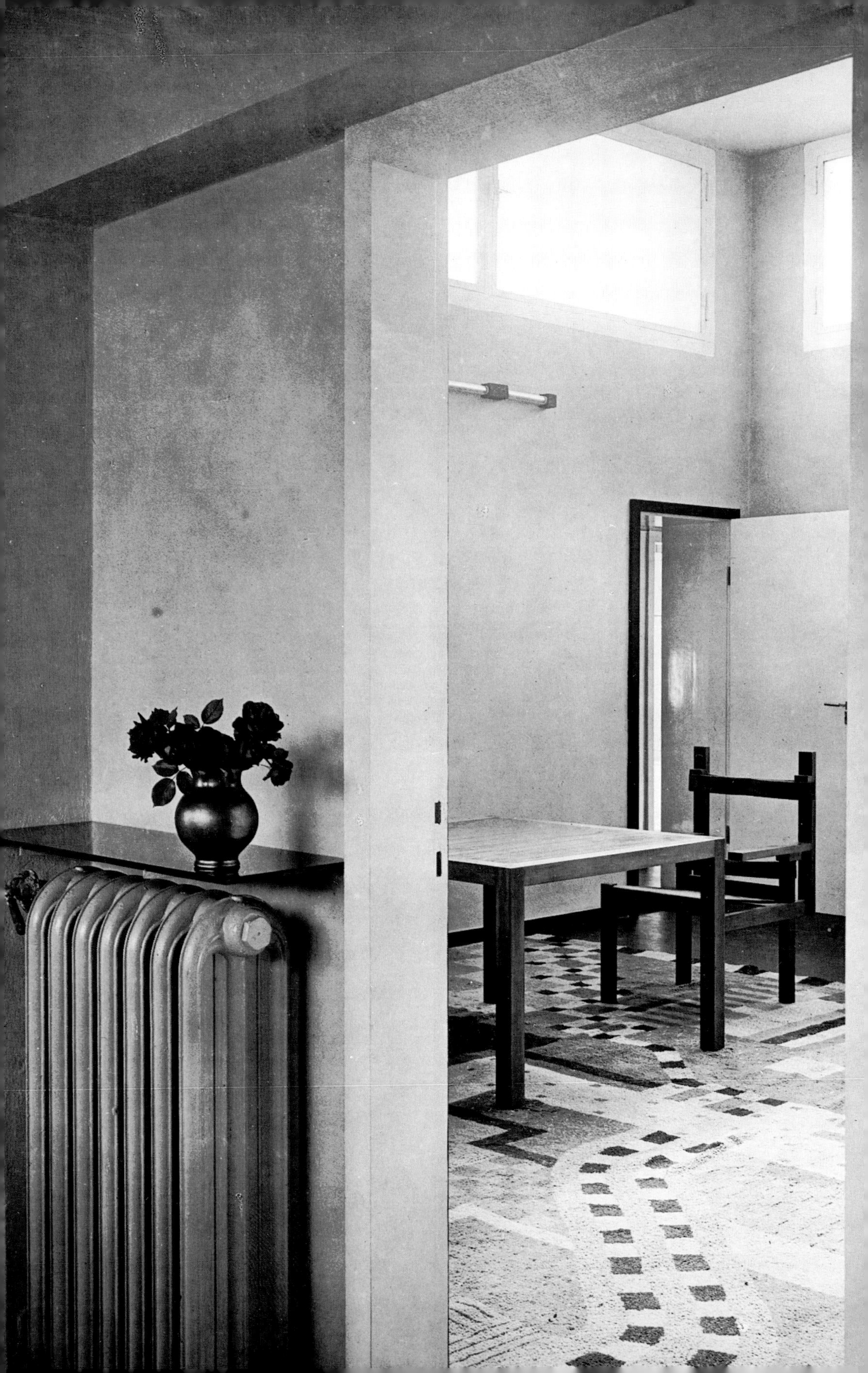

Architektur und Baulehre

Architektur und Baulehre in Weimar, das beinhaltet sowohl die Arbeiten des privaten Baubüros von Walter Gropius und Adolf Meyer als auch die vielfältigen Bemühungen zum Aufbau einer obligatorischen Architektenausbildung als höchster Stufe des Studienganges am Bauhaus. Architektur am Bauhaus schließt zugleich die programmatische Vision vom „Großen Bau" ein, von der Zusammenführung und Wiederbelebung aller künstlerischen Disziplinen unter Führung der Architektur.

Walter Gropius hatte sich mit zwei herausragenden Großaufträgen bereits vor dem Ersten Weltkrieg einen Namen gemacht. Bezeichnenderweise waren dies beides Industriebauten, die Fagus-Schuhleistenfabrik in Alfeld an der Leine ab 1911 und die Musterfabrik auf der Werkbundausstellung in Köln 1914. Gropius löste sich damit bewußt aus der historisierenden Architekturtradition des späten 19. Jahrhunderts. Seine Anregungen empfing er weitgehend aus dem Ingenieur- und Industriebau Englands, Frankreichs und den USA. Es waren die gestalterischen Möglichkeiten neuer Konstruktionsprinzipien und Materialien wie Glas, Stahl und Beton, die ihn faszinierten. Und es war die Ausbildung im Architekturbüro von Peter Behrens 1908–1910, der als Architekt und Chefdesigner der AEG in gleicher Weise Architekten der neuen Generation wie Le Corbusier oder Mies van der Rohe prägte.

72 Georg Muche, Haus Am Horn, Blick vom Speisezimmer in das Wohnzimmer. Möbel von Marcel Breuer, Teppich von Martha Erps, 1923. Historische Aufnahme.

73 Georg Muche, Walter Gropius (Baubüro), Haus Am Horn, Bauzeichnung, 1923. Bauaktenarchiv Weimar.

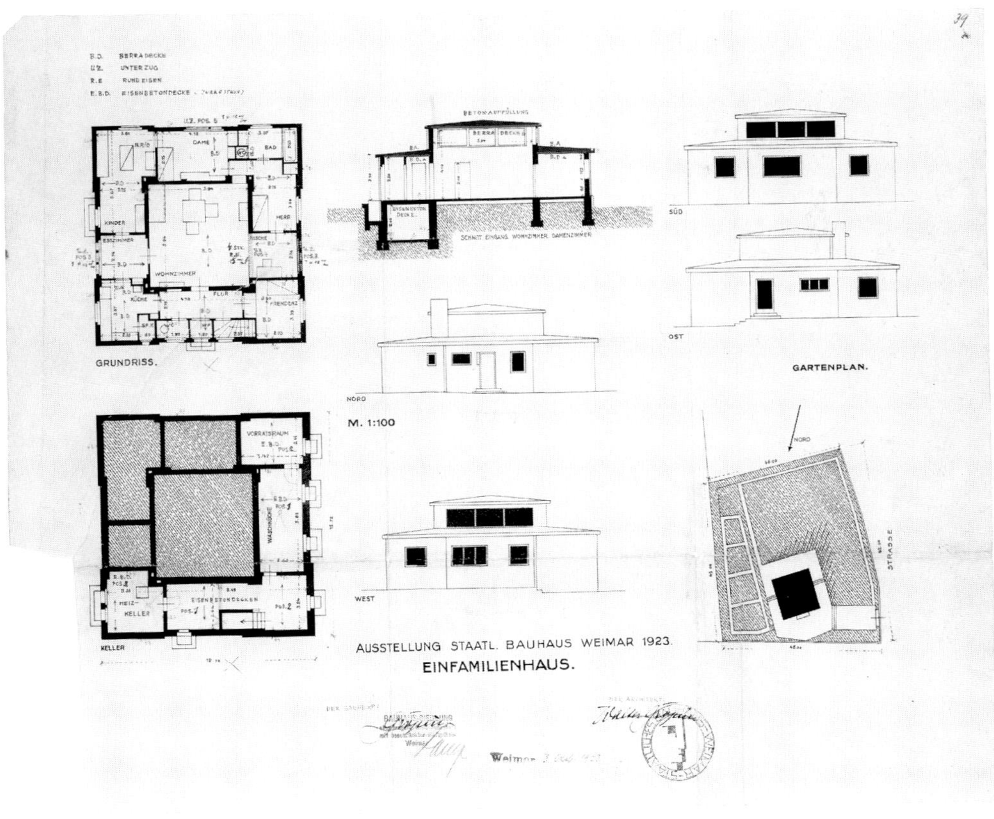

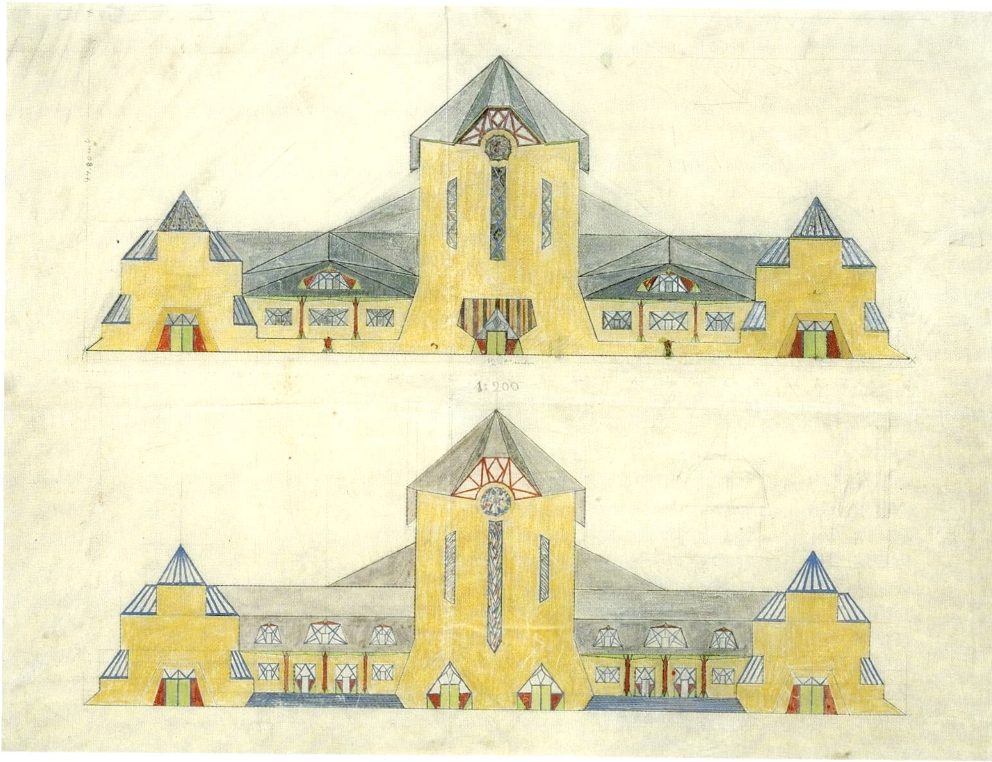

74 Walter Determann, Bauhaus–Siedlung, Hauptgebäude, 2 Ansichten, Aquarell und Tusche über Graphit, 1920. Privatbesitz.

Als Gropius 1919 in Weimar über seinen Anstellungsvertrag als Bauhausdirektor verhandelte, versuchte er vergeblich Architekturaufträge des Landes Thüringen darin festzuschreiben. In der Nachkriegs- und Inflationszeit blieben größere Aufträge jedoch weitgehend aus. Es ist die Zeit der Ideen und Visionen, die oft erst Jahrzehnte später realisiert werden. Schon früh fand Gropius Interesse an den Problemen des sozialen Wohnungsbaus. So studierte er die englische Gartenstadtbewegung und sah in der Industrialisierung des Bauwesens einen Weg, angemessenen Wohnraum für breite Bevölkerungsschichten zu schaffen. Beispiele dafür sind seine Entwürfe für dreißiggeschossige „Wohnberge" (Terrassenhäuser) von 1919, zur Weimarer Bauhaussiedlung 1922/23 mit der Idee von einem „Baukasten im Großen" (variabel kombinierbare Raumzellen) bis hin zur Bauhaus-Siedlung Dessau-Törten aus vorgefertigten Betonelementen ab 1925 und dem Trockenmontagehaus auf der Werkbundausstellung in Stuttgart 1927.

Ein Höhepunkt im Schaffen von Gropius war der Wettbewerbsentwurf zum Hochhaus für die Chicago Tribune 1922, bei dem er zu einer konsequenten modernen Formensprache vorstößt, die er aus dem verwendeten Skelettbau ableitet, ähnlich wie die zeitgleichen Hochhausentwürfe Mies van der Rohes. Gropius engagierte sich auch als Reformer im Theaterbau, angefangen beim Umbau des Stadttheaters in Jena 1921/22 über die Bühne im Bauhausgebäude Dessau 1925/26 bis zum patentierten, aber nicht realisierten Projekt eines „Totaltheaters" für Erwin Piscator in Berlin 1927 mit variablem Bühnen- und Zuschauerraum.

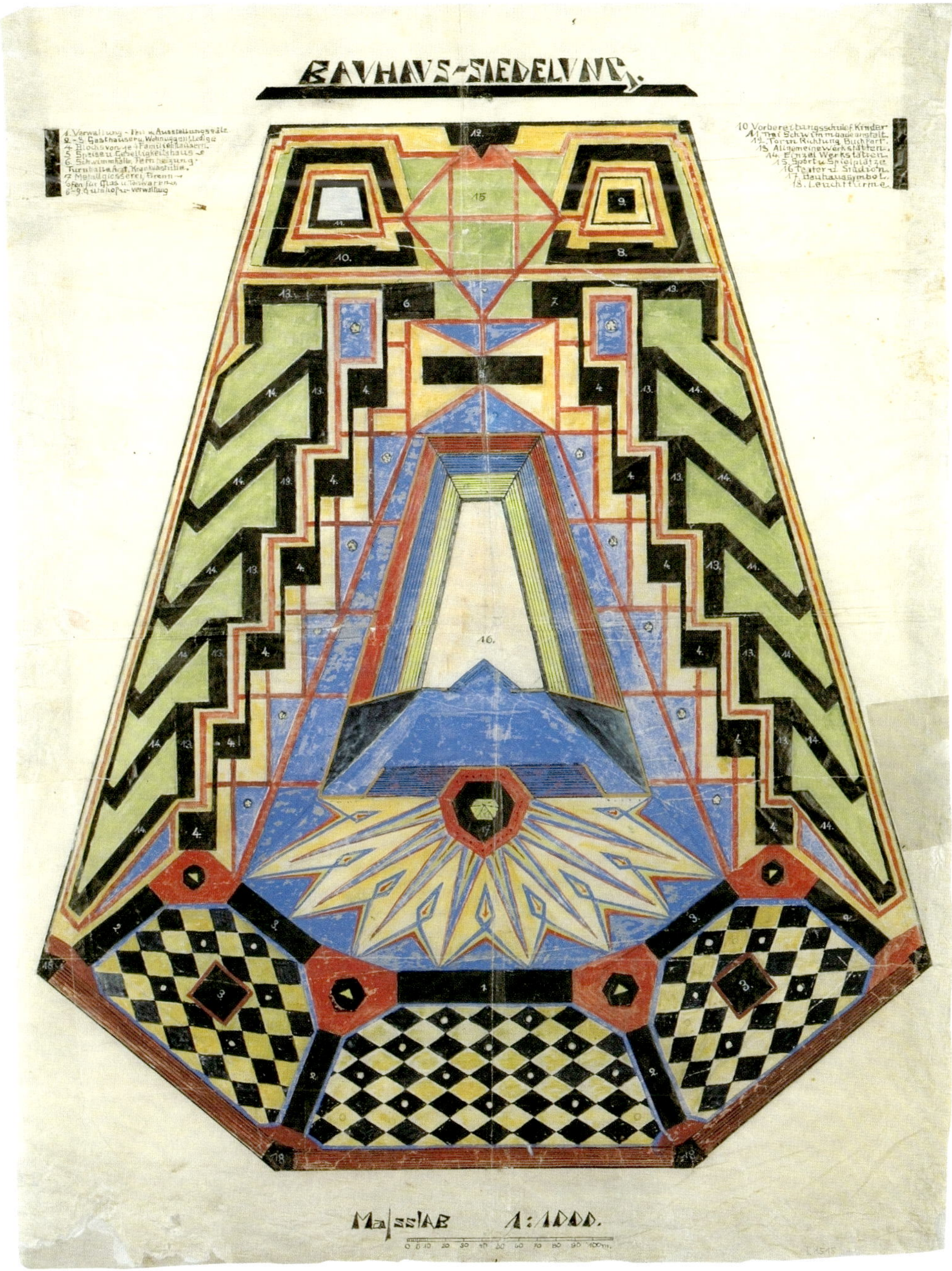
BAUHAUS-SIEDELUNG.
1. Verwaltung
5 Speise u. Geselligkeitshaus
7 Metallgiesserei, Brenn-
ofen für Glas u. Tonwaren
10 Vorbereitungsschule f. Kinder
11. Frei Schwimmbadeanstalt.
13 Allgemeine Werkstätten.
14. Einzel Werkstätten.
15. Sport u. Spielplätze
16 Teater u. Stadion.
17. Bauhaussymbol.
18. Leuchttürme.
MASSTAB 1:1000.

75 Walter Determann, Bauhaus-Siedlung, Lageplan, Deckfarben und schwarze Tusche auf Transparentpapier, 1920. Privatbesitz.

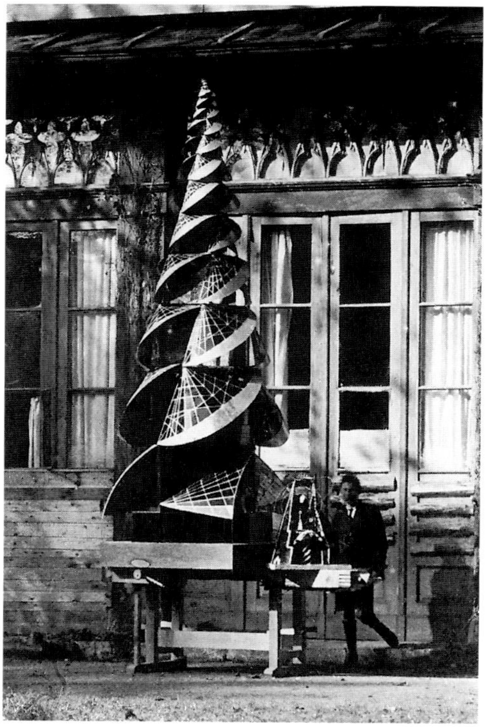

Gropius nutzte jede praktische Bauaufgabe in seinem Büro, um sie mit der Ausbildung in den Bauhauswerkstätten zu verbinden. Exemplarisch organisierte er die Zusammenarbeit am Haus Sommerfeld in Berlin 1920 – 1922, an dem aus dem Baubüro Adolf Meyer, Carl Fieger und Fréd Forbát beteiligt sind, an der künstlerischen Ausgestaltung die Studierenden Joost Schmidt mit Schnitzereien, Josef Albers mit Glasfenstern und Marcel Breuer mit Möbeln.

Eine besondere Qualität erreichte diese künstlerische Gemeinschaftsarbeit beim Musterhaus Am Horn in Weimar, das anläßlich der Bauhausausstellung 1923 nach dem Ent-

76 Johannes Itten, Turm des Feuers, Holz, Zinkblech, Bleiglas, Spiegel u. a., 1920. Historische Aufnahme.

77 Walter Gropius, Adolf Meyer, Haus Sommerfeld, Eingang, 1922. Historische Aufnahme.

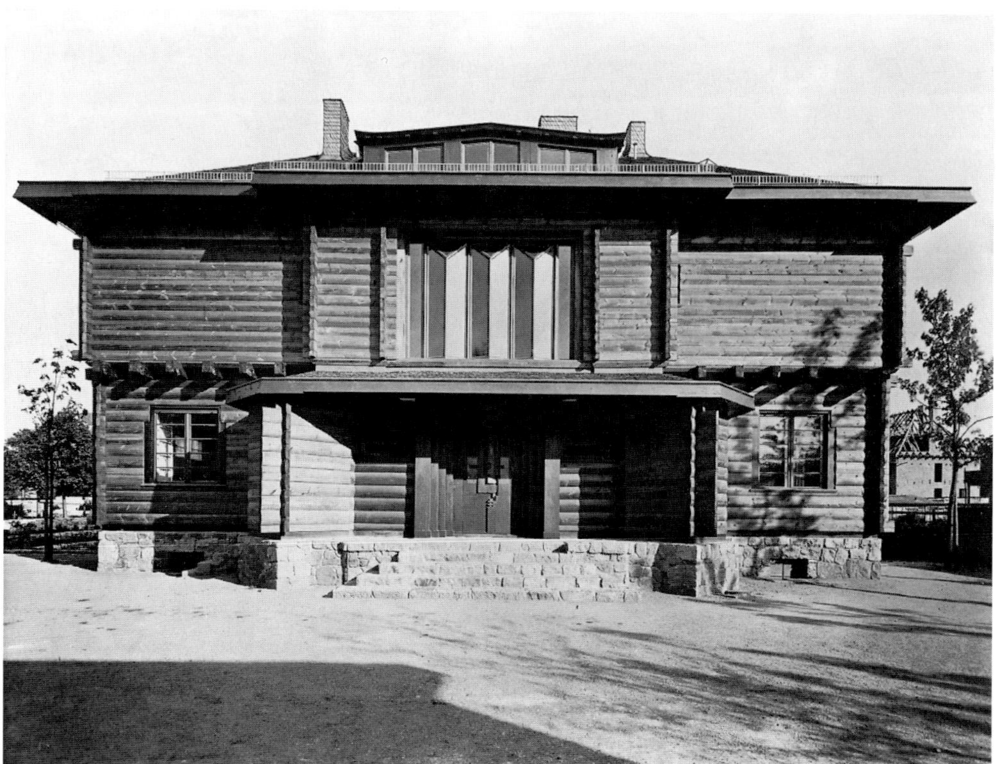

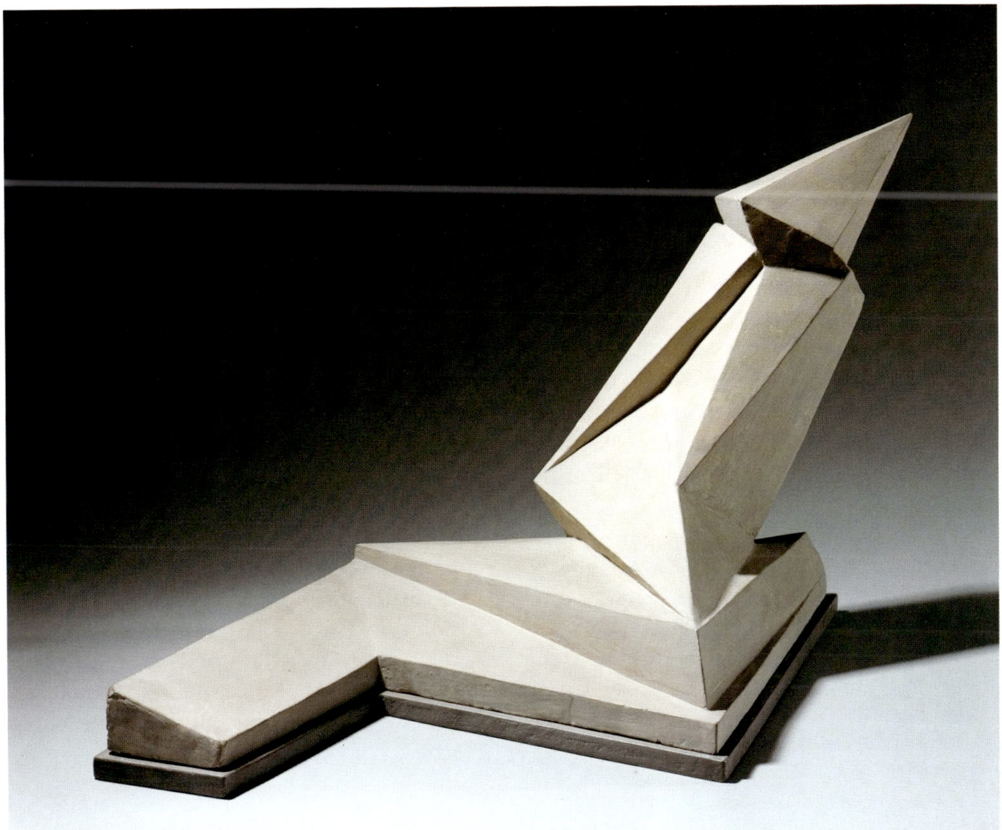

78 Walter Gropius, Arbeitsmodell zum Denkmal der Märzgefallenen auf dem Weimarer Hauptfriedhof, Gips, 1922.

wurf von Georg Muche errichtet wurde. Auf quadratischer Grundfläche von 12 x 12 Metern entwickelte Muche einen symmetrischen Grundriß, bei dem sich um einen erhöhten großen, mittleren Wohnraum schiffskabinenartig die anderen Räume gruppieren. Als Haus für die berufstätige Kleinfamilie ohne Hauspersonal wurde besonderer Wert auf moderne Haus- und Küchentechnik gelegt, auf Pflegeleichtigkeit und kurze Wege.

Experimentiert wurde auch mit großformatigen Betonsteinen und dazwischenliegender Torf-Dämmschicht, die dem Haus eine ausgezeichnete Wärmedämmung gaben. Alle Bauhauswerkstätten waren zur Mitarbeit bei der Ausgestaltung des Baues aufgerufen; die Ausmalung übernahmen Josef Maltan und Alfred Arndt, Marcel Breuer gestaltete die Möbel für das Wohnzimmer und das Zimmer der Dame, Erich Dieckmann die Möbel für das Eßzimmer und das Zimmer des Herrn, Alma Buscher und Erich Brendel die Kinderzimmereinrichtung. Die Arbeitsküche wurde von Benita Otte und Erich Beckmann eingerichtet. Beleuchtungskörper steuerten Alma Buscher, Carl Jakob Jucker und Gyula Pap bei, den Wohnzimmerteppich Martha Erps, Gebrauchskeramik Theodor Bogler und Otto Lindig.

Einen Sonderfall im Schaffen von Gropius stellt das Denkmal der Märzgefallenen dar, ein Mahnmal für die Opfer des Kapp-Putsches 1920, das 1922 auf dem Weimarer

Hauptfriedhof errichtet wurde. Am künstlerischen Wettbewerb beteiligten sich auch Johannes Itten und Gerhard Marcks. An dieser expressiven Großplastik waren Studenten der Bildhauerwerkstatt mit mehreren Gipsmodellen ebenso beteiligt wie Farkas Molnár bei der Festschrift zur Einweihung des Denkmals. Einen ähnlichen Auftrag realisierte Mies van der Rohe in Berlin-Friedrichsfelde 1926.

Zwei typische Villen von Gropius in Jena, Haus Auerbach 1924 und Haus Zuckerkandl 1927, sollen als Beleg dafür erwähnt werden, daß die benachbarte Universitätsstadt den Ideen des Bauhauses aufgeschlossener gegenüberstand als die provinzielle Landeshauptstadt Weimar.

Seit der Gründung des Bauhauses kämpfte Gropius für den Aufbau einer regulären Architektenausbildung. Dieses Ziel wurde erst 1927 in Dessau verwirklicht, als der Schweizer Architekt Hannes Meyer zum Leiter der Baulehre an das Bauhaus berufen wurde. Die stets angespannte Finanzsituation und Widerstände im Kultusministerium behinderten das Ausbildungsprogramm in Weimar ebenso wie die permanente Überlastung von Gropius als Direktor, Formmeister der Tischlerei, Leiter des eigenen Architekturbüros und als Integrationsfigur des Bauhauses.

Gropius wollte sich offensichtlich dieses wichtige Ausbildungsfeld nicht aus der Hand nehmen lassen und schloß frühzeitig eine Vereinbarung mit dem Direktor der Weimarer Baugewerkenschule Paul Klopfer über Architekturkurse. Klopfer hielt eine Vorlesungsreihe „Architekturkritiken" von Mai 1919 bis Frühjahr 1922, anfangs ergänzt durch eine Vortragsreihe des jungen Erfurter Museumsdirektors Edwin Redslob zu kunstgeschichtlichen Themen. Bereits im Sommer 1919 wird von Lehrkräften der Baugewerkenschule ein zehnwöchiger Kurs in Baukonstruktion, Bauzeichnen, Baustoffkunde und Statik mit zwanzig gemeldeten Bauhäuslern abgehalten. Daran anschließend schreiben sich elf Bauhausstudenten als Hospitanten an der Baugewerkenschule ein.

79 Peter Keler, Entwurf zu einem Atelier für László Moholy-Nagy, Blatt 1, Deckfarben, 1924.

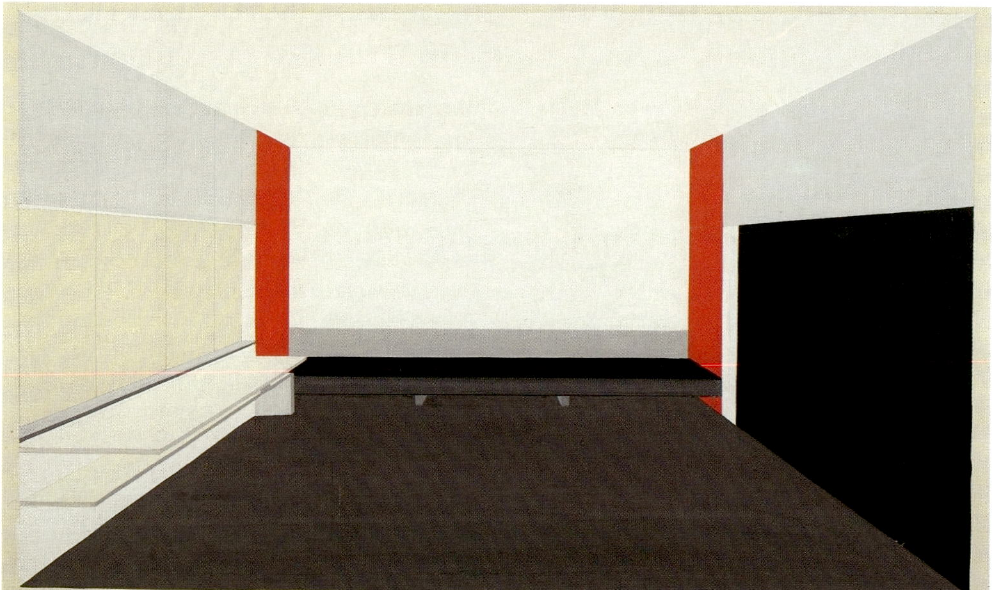

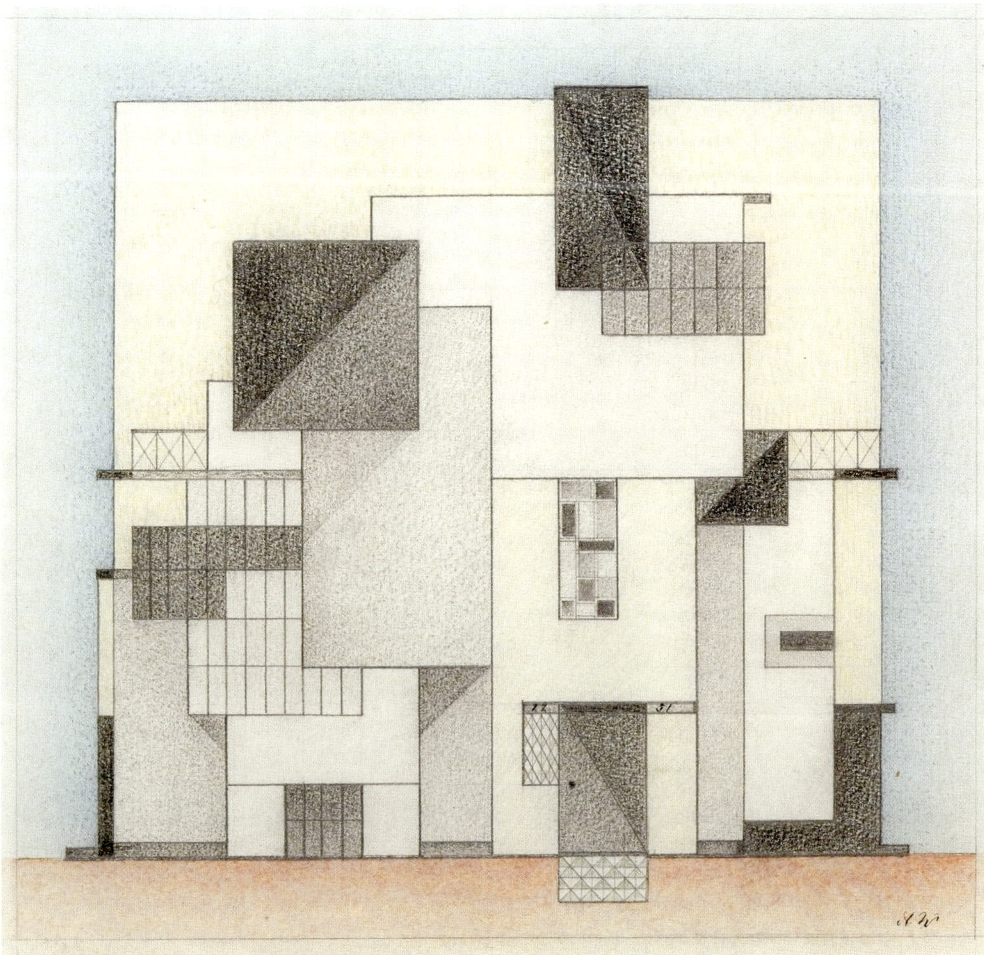

80 Andor Weininger, Haus Stijl Fantasia, Tusche, Graphit und Gouache, 1922/51. Privatbesitz.

Im Oktober 1919 wird Adolf Meyer – Büroleiter und Partner im Architekturatelier Gropius – als Assistent für die Architekturabteilung berufen.

Für das Sommersemester 1920 werden acht Bauhäusler für die Baulehre zugelassen. Gropius übernimmt eine Vorlesungsreihe mit dem Schwerpunkt Proportionslehre, Meyer leitet die vertiefenden Seminare und unterrichtet Werkzeichnen als obligatorische Ergänzung zum Vorkurs. Als Büroleiter übernimmt Meyer auch die praktischen Unterweisungen für alle Studenten, die Teilaufgaben im Architekturbüro ausführen, sowie die Koordinierung mit den Bauhauswerkstätten.

Die Einrichtung eines „Probierplatzes" für technisch-konstruktive und gestalterische Experimente – eine Idee aus dem „Arbeitsrat für Kunst" 1918 – wurde ebenfalls 1919 in Angriff genommen. Alle Anstrengungen bis hin zur Berufung des Leiters der „Bauhütte" Breslau Emil Lange, der bald als Syndikus die Geschäfte des Bauhauses führen mußte, gehen nicht über ein Provisorium hinaus.

Trotz dieses heterogenen Ausbildungsangebots entstanden am Weimarer Bauhaus

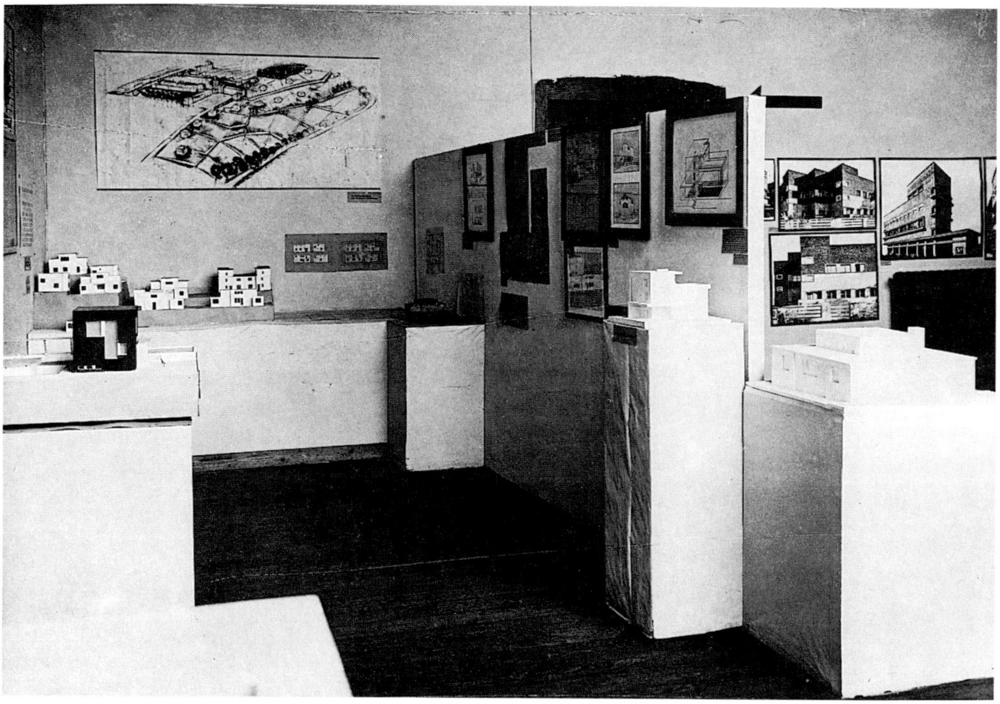

81 Bauhaus-Ausstellung 1923, Internationale Architektur-Ausstellung. Historische Aufnahme.

bedeutende architektonische Leistungen von Studierenden. Bereis 1920 entwirft Walter Determann eine Bauhaussiedlung in ausgeprägt expressionistischer Formensprache, eine Architekturvision zur Arbeits- und Lebensgemeinschaft, wie sie das Bauhausmanifest von 1919 vorgab. Die neue Programmatik des Bauhauses „Kunst und Technik- eine neue Einheit" sowie der Einfluß der holländischen De Stijl-Bewegung spiegeln sich in Typenhausentwürfen (Varianten zum Haus Am Horn) von Marcel Breuer, dem Einfamilienhausentwurf *Der rote Würfel* von Farkas Molnár oder im fahrbaren Haus von Peter Keler ab 1922. Bemerkenswert sind auch die Architekturentwürfe des jüngsten Bauhausmeisters Georg Muche für ein Wohnhochhaus mit Etagengärten und für Stahlhäuser 1924.

Die Internationale Architekturausstellung im Rahmen der großen Bauhauspräsentation 1923 gilt als Standortbestimmung und Höhepunkt der architektonischen Bestrebungen am Weimarer Bauhaus. Erstmals in der Nachkriegsgeschichte kamen im August des Jahres 1923 Vertreter der modernen Architektur aus mehreren Ländern zum Meinungsaustausch zusammen. An der Ausstellung beteiligten sich etwa dreißig Architekten aus Deutschland, den Vereinigten Staaten, aus Frankreich, den Niederlanden, Dänemark, der Tschechoslowakei und Ungarn, unter anderen Bruno Taut, Erich Mendelsohn, Ludwig Mies van der Rohe, Le Corbusier und einer der Wegbereiter der Moderne, Frank Lloyd Wright.

M.S.

Freie Kunst

Die Probleme, denen sich die Maler des Bauhauses als Lehrer gegenübergestellt sahen, waren vielschichtig und überaus schwierig zu lösen. Nach den Vorstellungen von Gropius sollten sie zu einer neuen gesellschaftlichen Utopie beitragen, indem sie das geistige Fundament der Lehre lieferten. Trotz des immer wieder beschworenen Gemeinschaftsideals begriffen sie sich jedoch nicht als Teil eines Kollektivs, sondern als ausgeprägte Individualisten – dies galt ebenso für die Schüler –, so daß das von ihnen erwartete „geistige Fundament" weder fest noch homogen sein konnte.

Während mit Ausnahme von Johannes Itten die in der unmittelbaren Aufbauphase berufenen Künstler ihre Aufgabe vor allem in der persönlichen Vorbildfunktion sahen,

82 Wassily Kandinsky, Komposition, Farblithographie, 1924.

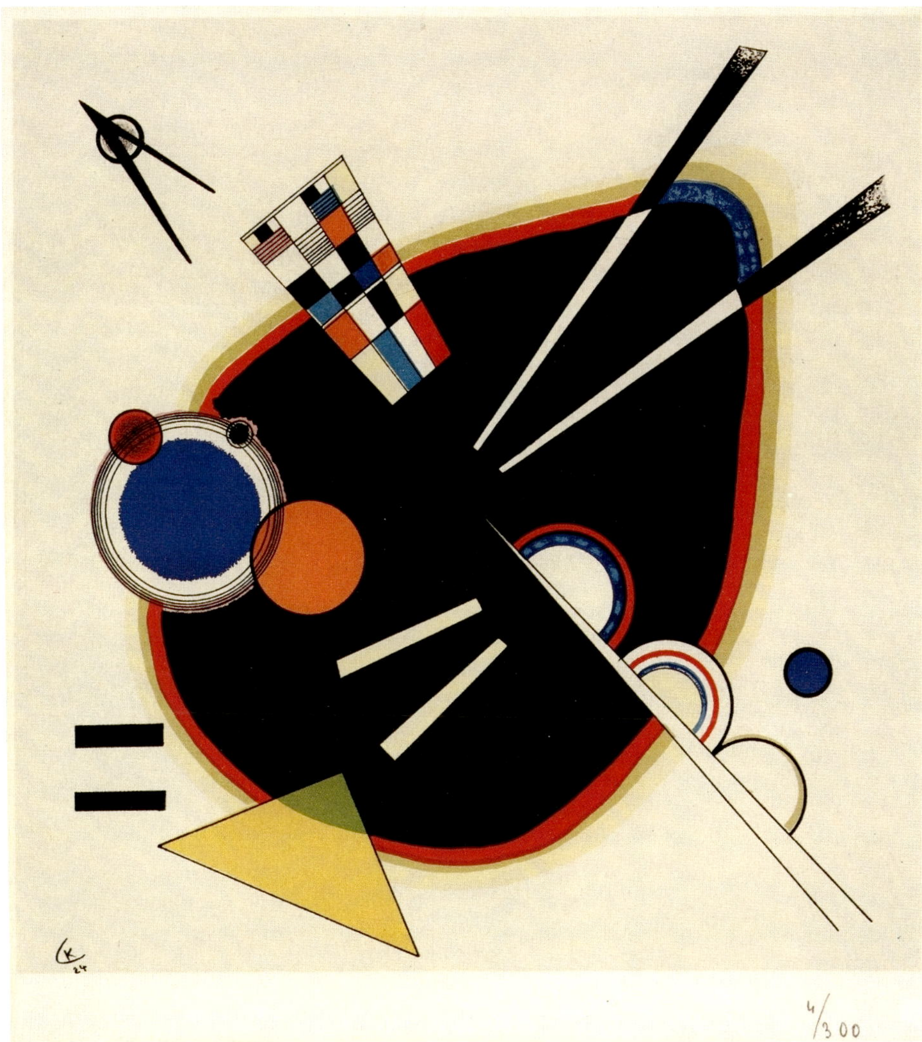

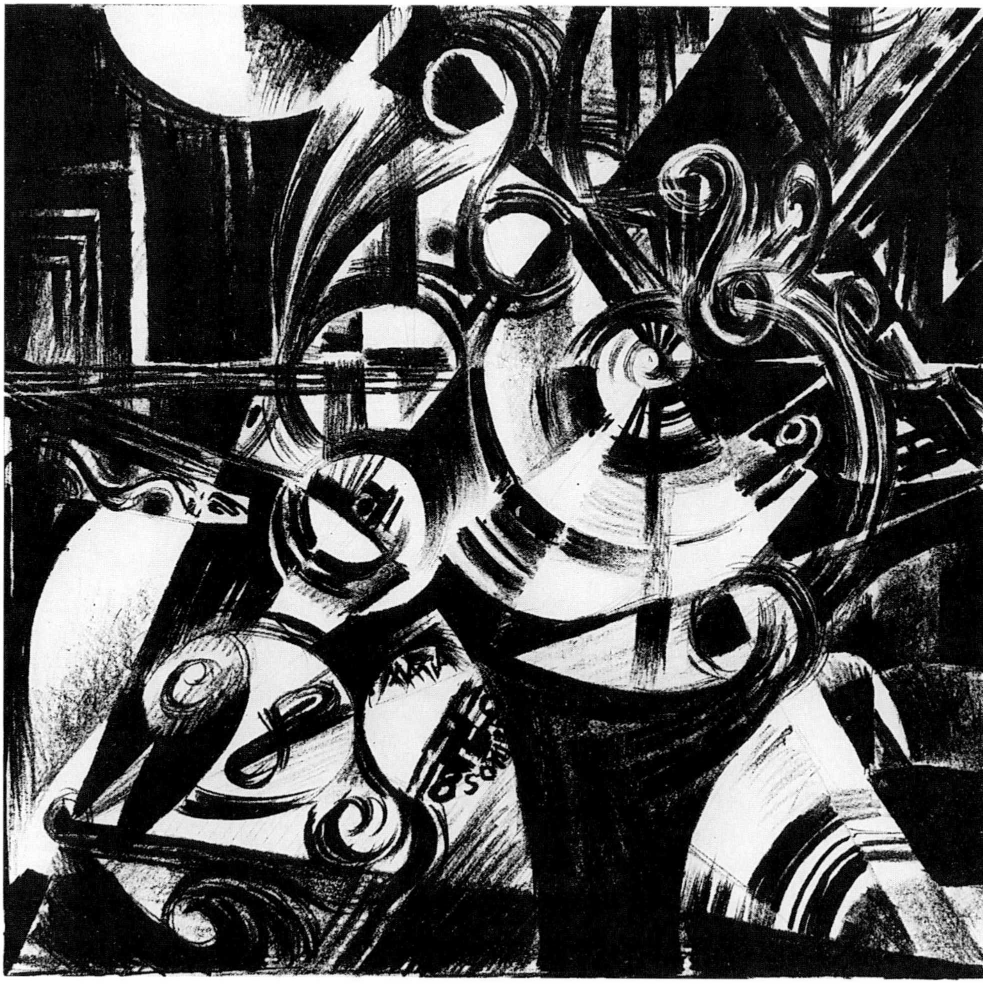

83 Johannes Itten, Komposition, Lithographie, 1919. Ittens Mappe mit 10 Original-Lithographien entstand kurz vor seiner Tätigkeit am Weimarer Bauhaus in Wien. Sechs Blätter des Zyklus zeigen figürlich-gegenständliche Motive, die übrigen vier tragen gegenstandsfreie Darstellungen. Die Arbeiten verweisen auf Ittens pädagogisches Konzept. Intensive Auseinandersetzung und geistige Verarbeitung des Motivs sowie Abstrahierung vom Gegenstand sind für Itten Voraussetzungen im künstlerischen Schaffensprozeß. Ob beim Naturstudium oder bei der Analyse der Werke alter Meister – immer machte Itten die Erforschung bildkünstlerischer Gesetzmäßigkeiten zur Aufgabe. Ähnlich wie Klee schuf Itten in Weimar keine graphischen Serien; beide legten auf die Herausgabe einzelner Blätter größeren Wert.

erkannten die später berufenen Meister wie Klee, Kandinsky und Moholy-Nagy eine zielbewußte, die Künste koordinierende, Form- und Farbgesetze erforschende Lehr- und Arbeitsstätte als Ziel des Bauhauses an – unabhängig von den Parolen, nach denen erst das Handwerk und später die Technik eine neue Einheit mit der Kunst bilden sollten. Zugleich erhoben sie den Anspruch, daß die zu erforschenden Gesetze keinesfalls mit starren akademischen Regeln oder mit Rezepturen für die Herstellung von Kunstwerken zu verwechseln seien, sondern als objektiver Fundus, als allgemeingültiges Erklärungs- und Entwicklungsmuster für die unterschiedlichsten Erscheinungsbilder künstlerischer Formen zu gelten hätten. Vor diesem Hintergrund ist es zu verstehen, daß

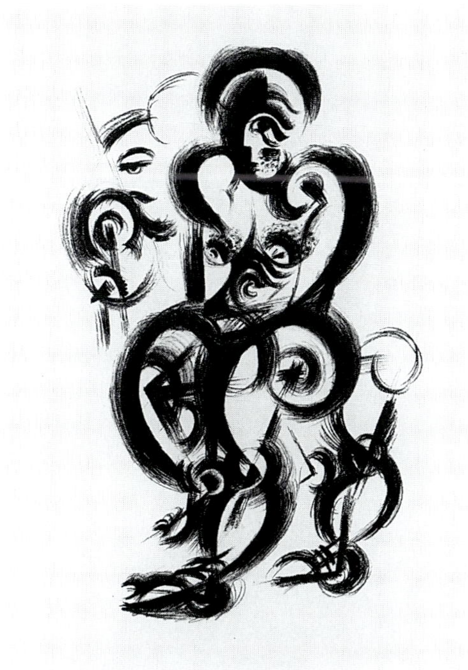

84 Johannes Itten, Junge Frau, Lithographie, 1919.

sich trotz aller Wechselwirkungen zwischen den verschiedenen Unterrichtsstoffen und der freien Kunstausübung keine einheitliche Bauhaus-Malerei entwickeln konnte. Insofern bleibt der Bauhaus-Stil ein Mythos.

Entgegen der im Bauhausmanifest erhobenen Forderung nach der Zusammenführung aller Künste unter dem Primat der Architektur dominierte in den ersten beiden Jahren eindeutig die künstlerische Seite, da Walter Gropius ergänzend zu den von der Kunstschule übernommenen Lehrern Engelmann, Klemm und Thedy mit Feininger, Itten und Marcks vor allem Vertreter der freien Künste berief, denen später Muche, Schreyer, Schlemmer, Klee, Kandinsky und schließlich Moholy-Nagy folgten. Tatsächlich mußte sich das Bauhaus gegen den Vorwurf wehren, eine „Brutstätte" des Expressionismus zu sein. Dieser Eindruck beruhte zum einen auf dem emphatischen Ton des Gründungsmanifestes und dem visionär-ekstatischen Titelholzschnitt Feiningers, zum anderen auf der Tatsache, daß die Mehrheit der Formmeister dem Künstlerkreis der expressionistischen „Sturm"-Galerie Herwarth Waldens angehörten. In Wirklichkeit ergab sich die Bedeutung der Meister gerade aus dem Pluralismus ihrer individualistischen und künstlerischen Standpunkte.

So erscheint Lyonel Feiningers Werk in seiner Faszination für die gotische Architektur, die der Künstler vor allem in den thüringischen Dorfkirchen verkörpert sah, als zwingende bildliche Umsetzung des im Bauhausmanifest entworfenen „kristallinen Sinnbildes eines neuen kommenden Glaubens". Allein zwischen 1919 und 1924 entstanden 44 Gemälde und ein Hauptteil seines Holzschnittœuvres. Mit Hilfe von komplexen Licht- und Schattenbeziehungen entwarf Feininger systematische Konstruktionen von miteinander verspannten, übereinandergelagerten und einander durchdringenden prismatischen Flächen als imaginäre Gegenbilder zur realen Architektur.

85 Oskar Schlemmer, Figuren, Graphit und Rotstift, um 1922.

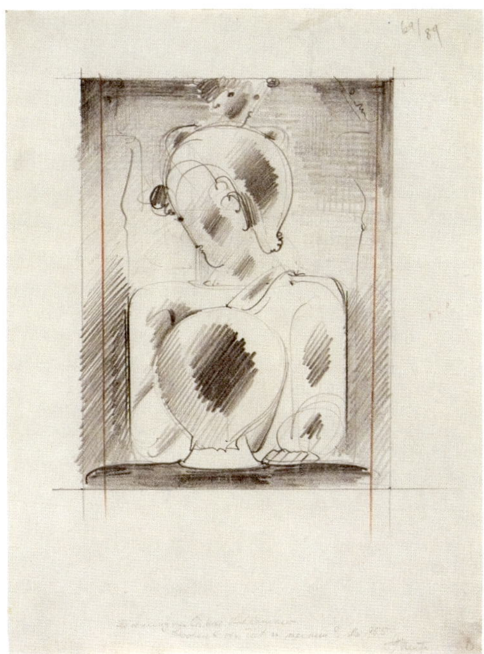

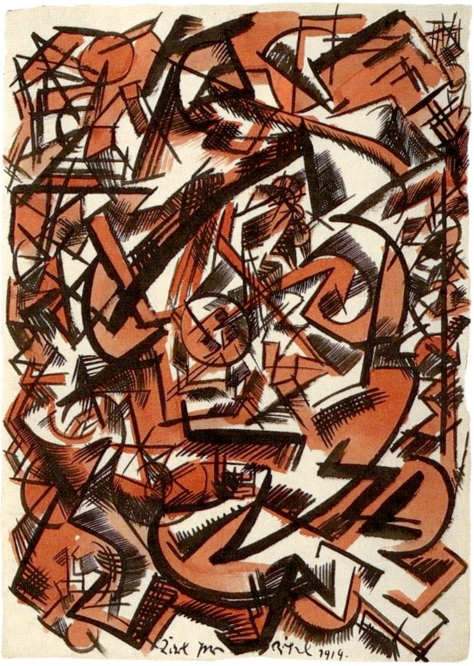

86 *Karl Peter Röhl, Komposition Schwarz/Rot, Aquarell und Tusche, 1919. Privatbesitz. Als ehemaliger Berliner Kunststudent war Röhl bereits zu einem frühen Zeitpunkt durch Herwarth Waldens „Sturm"-Galerie mit avantgardistischen Strömungen in Kontakt gekommen. Auch in Weimar gehörte er einer fortschrittlichen Künstlergruppe um Johannes Molzahn, Ella Bergmann und Robert Michel an. Nach einer ersten expressionistischen Phase traten ab 1919 unter dem Einfluß Molzahns zunehmend futuristische Stilmerkmale in seinem Werk auf. Daß außerdem der Vorkurs von Johannes Itten und dessen Wiener Werke eine Rolle spielten, zeigen aquarellierte Tuschezeichnungen, in deren Zentrum dynamische Kreisbewegungen abstrakter Formelemente stehen. Für den Beginn seiner abstrakt-geometrischen Arbeiten wurde zudem die Begegnung mit Feininger wichtig, dessen Vermittlung des expressionistischen Holzschnitts wie auch das Vorbild seines unverwechselbaren Stils nachhaltig auf Röhl wirkten. Diese Hinwendung zur geometrisierenden Formensprache ließen ihn ab 1922 zu einem überzeugten Anhänger der durch Theo van Doesburg propagierten „Stijl"-Ideen werden. Wie kaum ein anderer Vertreter der Weimarer „De Stijl"-Gruppe adaptierte er Piet Mondrians Diktum von den geraden, rechtwinklig angeordneten Linien und Flächen.*

Auch Itten strebte in seinen Werken eine gegensätzliche Symbiose von streng geometrischen Kompositionsprinzipien und metaphysisch-spekulativen Inhalten an. Aufgrund seiner vielen pädagogischen Verpflichtungen vollendete er in den drei Bauhausjahren bis zu seinem Austritt nur wenige Werke, darunter der *Turm des Feuers* als Höhepunkt seiner plastischen Arbeiten sowie das *Kinderbild* als zentrales malerisches Werk. Die Rezeption mittelalterlicher Formensprache, die vor allem durch Ittens *Analysen alter Meister* ausgelöst wurde und einen neuen Figuralismus einleitete, bestimmte auch die Entwicklung des Holzschnittes und der Plastik von Gerhard Marcks. Parallele Tendenzen lassen sich überdies im Werk Georg Muches feststellen, das nach einer abstrakten Phase in Weimar eine Wendung zur Gegenständlichkeit erfuhr.

Wie kaum ein anderer Meister akzeptierte Paul Klee die problematische Dualität von Lehrer und Künstler. Indem er einzelne Werke gezielt zu Demonstrationszwecken malte, verwirklichte er für seine Person die vielbeschworene Aufhebung der Trennung von freier und angewandter Kunst. Sein Ziel war es, Grundlagen einer rationalen Wissen-

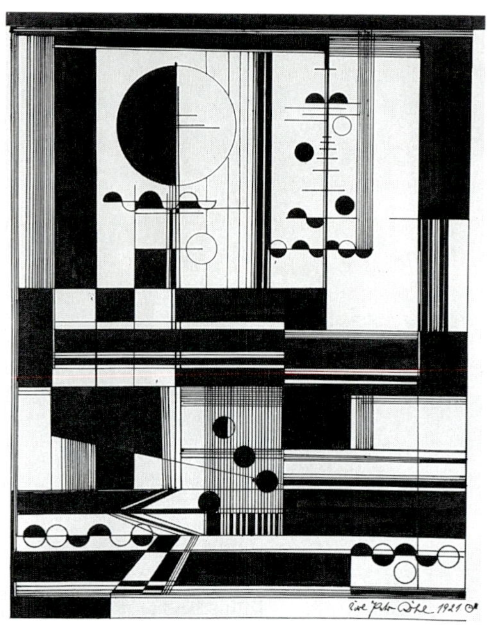

87 *Karl Peter Röhl, Konstruktivistische Komposition, schwarze Tusche, 1921. Privatbesitz.*

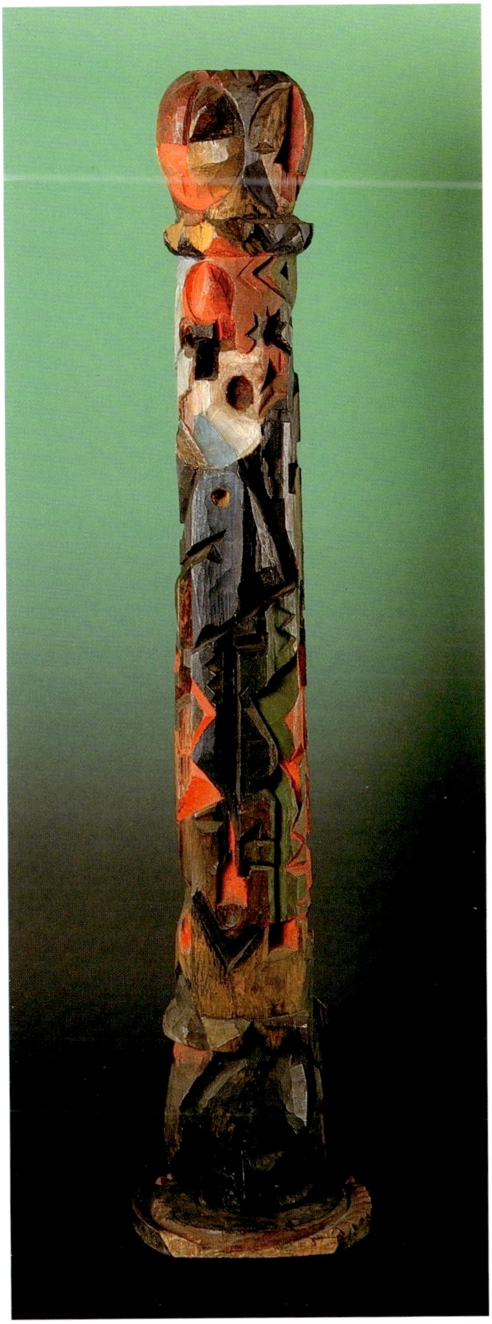

88 Karl-Peter Röhl, Totemartige Rundplastik, Holz, farbig gefaßt, um 1920.

schaft der Malerei zu entwickeln, in der Formenreinheit, spontaner Ausdruck und äußerste technische Verfeinerung zusammenfallen sollten. So sind in der Zeit zwischen 1921 und 1923 die aquarellierten *Farbabstufungen* als eine wichtige Werkgruppe aus der systematischen Beschäftigung mit der Farbenlehre hervorgegangen. Neben abstrakten Quadrat-, Streifen- und Rasterbildern findet sich außerdem eine Fülle von gegenständlichen Bezügen. Aus seiner Phantasie erfand Paul Klee pflanzliches und tierisches Leben, entwarf er aufgrund von Anregungen der Bühnenwerkstatt theaterähnliche Szenerien, groteske Figuren und ließ sich durch den Weimarer Ilmpark zu Stadt- und Traumlandschaften inspirieren, die großen Einfluß auf seine Schüler hatten – wobei eine Reihe von Sujets mit pseudomaschinellen Apparaturen und marionettenähnlichen Figuren offensichtlich als persiflierender Kommentar auf die wachsende Bedeutung der technischen Formgebung am Bauhaus zu deuten ist.

Ausgehend von der Frage nach der Zweckbestimmung der Kunst gelangte auch Oskar Schlemmer in Übereinstimmung mit Klee zu der Überzeugung, daß die freie Kunst ihre Existenz am Bauhaus nur rechtfertigen könne, wenn sie ihre spezifischen Möglichkeiten und Gesetze erkennt und auswertet, um sie in den Dienst eines architektonischen Gesamtkunstwerks zu stellen. Die Lehrtätigkeit entwickelte sich daher für Schlemmer zu einem Kristallisationsfaktor, der ihm zur Klärung seiner eigenen Zielsetzung verhalf. So wandte er sich konsequent wie kein anderer Maler am Bauhaus als Formmeister der Holz- und Steinbildhauerei der plastischen Gestaltung zu und begann erst gegen Ende 1922 erneut zu malen. Auffällig ist in diesen neuen Gemälden eine Abkehr von seinen früheren Abstraktionen und Formanalysen in Richtung einer wirklichkeitsnäheren Gestaltung und Raumdarstellung, wie sie bei Itten und Muche, wenn auch mit vollkommen anderen Ergebnissen, zu bemerken ist. Vergleichbar der erstarrten Bilderwelt der italienischen „Pittura Metafisica" gelang Schlemmer hier der Schritt von

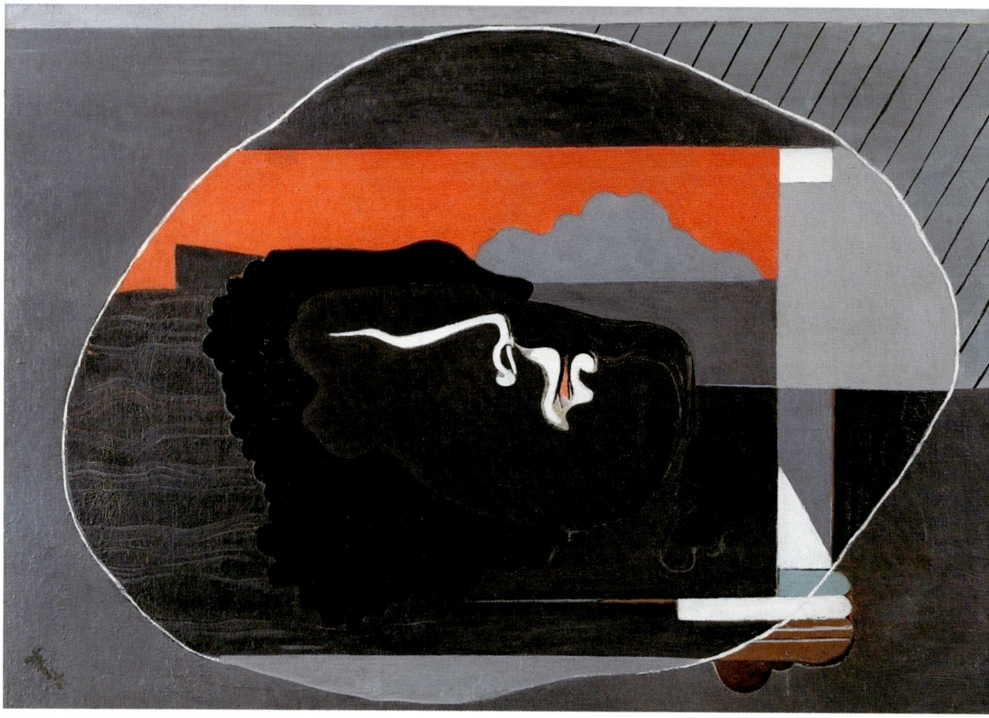

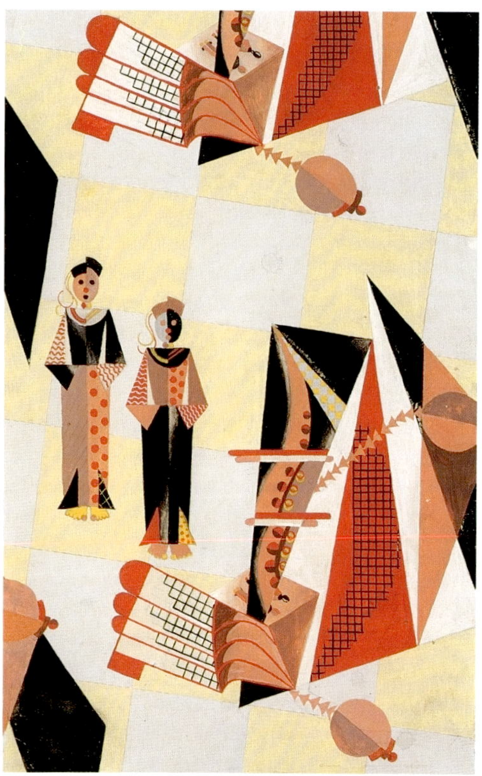

89 Georg Muche, Schwarze Maske, Öl auf Karton, 1922.

90 Lothar Schreyer, Rhythmische ornamentale Gestaltung mit zwei Figurinen, Deckfarben über Graphit, um 1922.

flächigen Figurenplänen zu stereometrischen Figurenräumen voller magischer Suggestionskraft.

Von allen Bauhausmeistern blieb Lothar Schreyer dem Expressionismus am engsten verhaftet. Seine Verbindung zum *Sturm*-Kreis zeigt sich weniger in einem ekstatisch gesteigerten, expressiven Stil als vielmehr in einer streng stilisierten, pathetisch geladenen Bildsprache und der Suche des Künstlers nach idealer Reinheit und innerer Verkündigungskraft. Hatte Schreyer schon 1918 die geometrischen Flächen und Körper als Grundformen, die Farben Schwarz, Blau, Grün, Rot, Gelb und Weiß als Grundfarben definiert, aus denen die bühnenkünstleri-

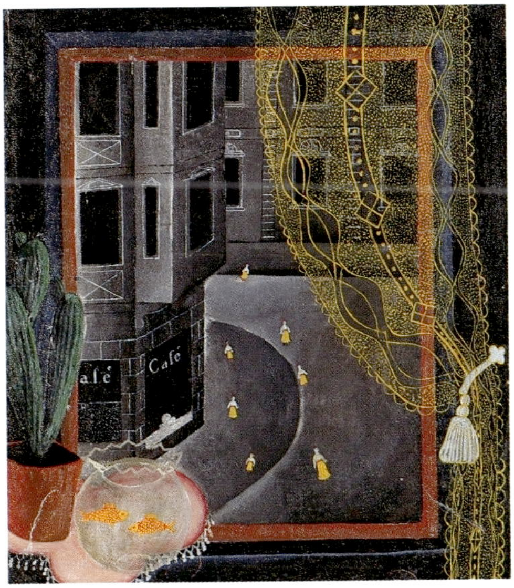

91 Max Peiffer Watenphul, Blick vom Fenster auf ein Café, Öl auf Leinwand, 1919. Privatbesitz. Ein Schlüsselerlebnis vor den Werken Klees hatte den promovierten Juristen Max Peiffer Watenphul dazu bewogen, ein zweites Studium am Bauhaus zu versuchen. Nach erfolgreichem Abschluß des Vorkurses hospitierte er zwar in verschiedenenWerkstätten wie Weberei und Töpferei, gleichwohl nahm die Malerei einen zentralen Platz ein. Allein zwischen 1917 und 1921 entstanden 32 Gemälde, zumeist Landschaften, Interieurs, Stilleben und Bildnisse. Sie zeichnen sich durch eine flächige, naiv- erzählerische Bildsprache aus, die an den französischen Autodidakten Henri Rousseau erinnert.

schen Mittel in Ergänzung zu den Grundbewegungen und Grundtönen gebildet seien, so übertrug er diese Anschauung auch auf seine freie künstlerische Arbeit, ohne jedoch auf einen illustrativen Sinnbildcharakter zu verzichten.

Ähnlich wie Klee begriff Kandinsky Kunst in Analogie zu Schöpfungsprozessen der Natur und strebte eine Synthese aus Intuition und wissenschaftlicher Basis der Malerei an, die als Modell ebenso auf andere Künste übertragbar sein sollte. Seine systematische Erarbeitung eines solchen methodischen Vokabulars, zu dem in erster Linie seine vielzitierte Theorie von der Wesensverwandtschaft der drei Primärfarben und -formen (Rot – Quadrat, Blau – Kreis, Gelb – Dreieck) zählte, hinterließ auch in seinem eigenen künstlerischen Schaffen deutliche Spuren. Das stärkere Hervortreten von geometrischen Elementen wie Schachbrettmuster, kreuzende Linien und Anhäufungen von Kreisen ist charakteristisch für die Werke der ersten Weimarer Zeit. In der wechselnden Kontrastwirkung der Formen und Farben bilden diese Arbeiten der „kühlen Periode", wie Kandinsky sie nannte und die 1924 endete, nicht nur anschauliche Beispiele für seine Gestaltungstheorie, sondern stellen eindrucksvoll sein stetes Plädoyer für Vielfalt, Phantasie und Spontaneität unter Beweis.

Der zuletzt berufene László Moholy-Nagy lehnte hingegen Intuition im künstlerischen Prozeß vollständig ab und räumte der Wissenschaftlichkeit im Studium der optischen Phänomene den Vorrang ein. In dem traditionsreichen Tafelbild, das er der besseren

92 Gerhard Marcks, An der Saale, Holzschnitt, 1923.

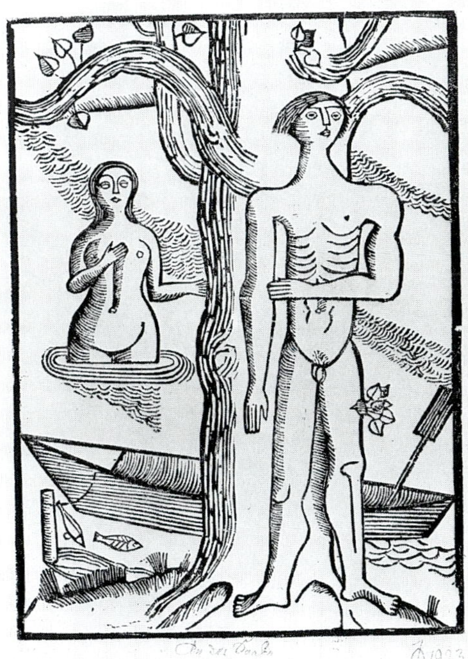

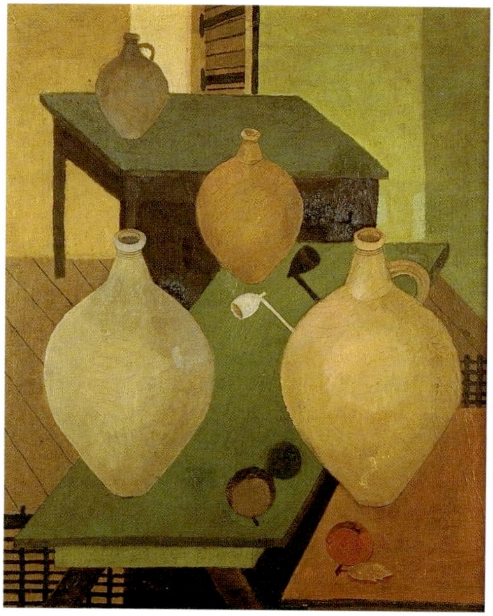

93 *Johannes Driesch, Topfstilleben, Öl auf Leinwand, 1920. Privatbesitz.*

Unterscheidung wegen als Pigmentmalerei bezeichnete, erkannte er nur noch einen transitorischen Übergang zum „reflektorisch geworfenen Lichtspiel" und setzte daher seine Experimente in Weimar mit einem Medium fort, das er als das technisch fortschrittlichere empfand: das Fotogramm.

Der Einfluß der Bauhausmeister auf ihre Schüler beruhte sicherlich in erster Linie auf ihrem Unterricht wie auch auf dem unmittelbaren Vorbild ihrer Kunst, obwohl Malerei als freie Kunstausübung in Weimar im traditionellen Sinne nicht gelehrt wurde. Dennoch haben zahlreiche Studierende, auch wenn sie sich aus finanziellen und zeitlichen Gründen kaum der aufwendigen Ölmalerei zuwenden konnten, in ihrer Freizeit gezeichnet und graphische Techniken erprobt. Neben Atelierbesuchen boten Einzel- und Gruppenaustellungen in Weimar und den benachbarten Städten Jena und Erfurt Gelegenheit, größere Werkgruppen der Meister zu studieren und sich darüberhinaus über aktuelle Tendenzen in der internationalen Kunst zu informieren, zumal in der Bauhausbibliothek Kunstzeitschriften wie *Der Sturm, De Stijl, L'Esprit Nouveau* und *Valori Plastici* als Anschauungsmaterial auslagen. Entsprechend vielfältiger Ausdrucksmittel bedienten sich daher die Studierenden: das stilistische Spektrum reichte hierbei von expressionistisch-futuristischen Visionen über abstrakte Farb-Form-Experimente und streng geometrische Konstruktionen bis zu dadaistisch-surrealen Burlesken und naiv-gegenständlichen Darstellungen. Dieser Richtungsstreit läßt sich nicht

94 *Johannes Driesch, Kind im Korb, Öl auf Leinwand, 1921/22. Privatbesitz.*
Der Richtungsstreit um Expressionismus, Futurismus, Abstraktion und neue Gegenständlichkeit prägte auch die am Bauhaus entstandenen Werke von Johannes Driesch, der im Herbst 1919 zunächst in die Klasse Feiningers eintrat und später mit Gerhard Marcks in die Dornburger Töpferei überwechselte. Nach geometrisch abstrahierenden Arbeiten, die zum Teil auf Ittens Vorkurs zurückzuführen sind, gewannen gegenständliche Bildelemente unter dem Einfluß von Marcks in der Dornburger Periode zunehmend an Bedeutung. Ähnlich wie Peiffer Watenphul, mit dem Driesch ab 1922 den Sonderstatus eines besonders befähigten Schülers teilte, entwickelte er einen eigenwilligen naiv-sachlichen Stil, der der „Neuen Sachlichkeit" der zwanziger Jahre zugerechnet werden kann.

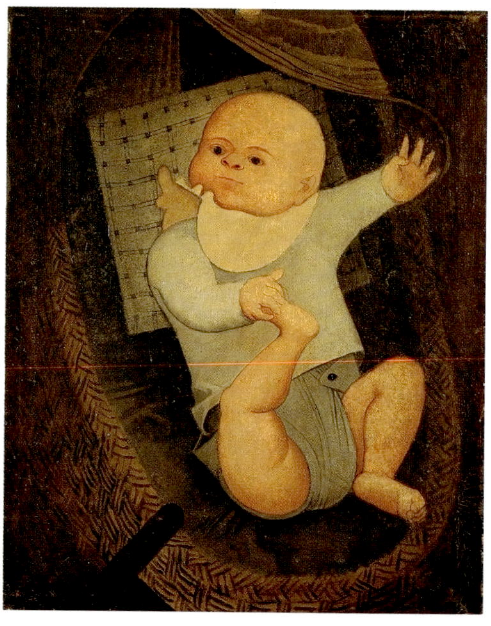

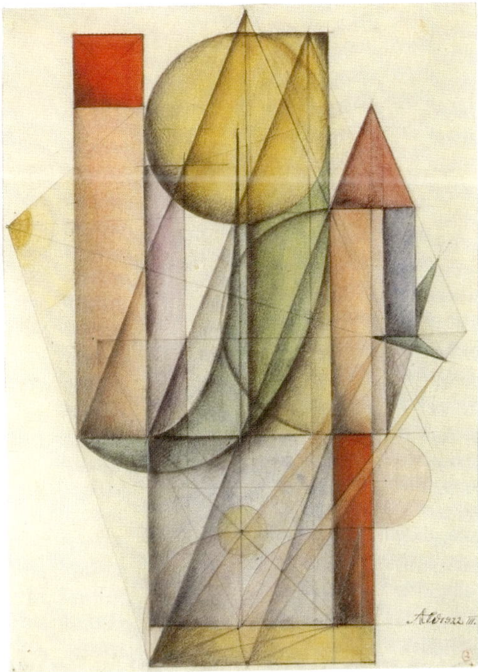

95 Andor Weininger, Kuri 2, Graphit, Farbstift und Aquarell, 1922. Privatbesitz.

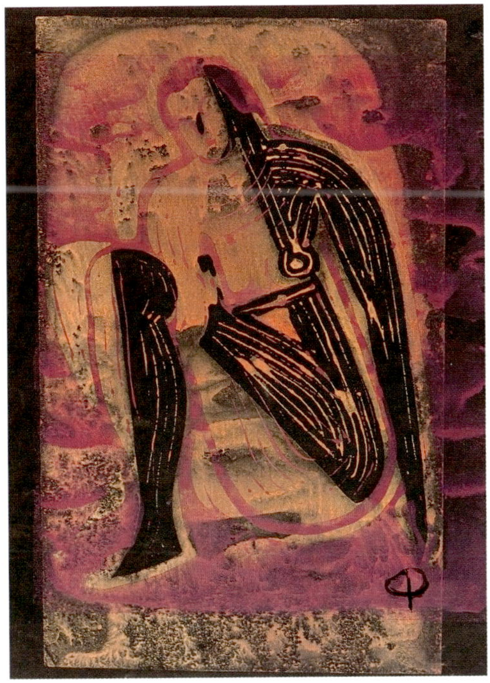

96 Gyula Pap, Lesende, Monotypie, um 1923.

nur auf bestimmte Namen oder Schülergruppen festlegen, sondern tritt ebenso als Phänomen sprunghaft innerhalb der Entwicklung Einzelner auf. Erst mit der Berufung von Kandinsky und Moholy-Nagy setzte sich zunehmend die konstruktivistische Formensprache durch.

G.W.

Theo van Doesburg und das Bauhaus

Rückblickend schrieb der niederländische Künstler Theo van Doesburg enttäuscht über seine Weimarer Zeit: „Heute versucht man die Tatsache zu verheimlichen, aber damals, um 1921 bis 1923, beherrschte der Neo-Plastizismus des Stijl von den zwei Zentren Weimar und Berlin aus das ganze moderne Schaffen. Auf Verlangen vieler junger Künstler wurde 1922 vom Autor der Plan gefaßt, einen Stijl-Kursus zu eröffnen. Dieser Kursus, an dem sich wohl hauptsächlich Bauhausschüler beteiligten, trug nicht wenig dazu bei, die schöpferische Mentalität umzustellen, denn gerade um diese Zeit wandten die jungen deutschen Künstler sich von dem launenhaften Expressionismus ab."

Der Einfluß van Doesburgs auf das Weimarer Bauhaus ist bis heute umstritten, obwohl die Konfrontation mit dem leidenschaftlich engagierten De Stijl-Mitbegründer eine entscheidende Herausforderung darstellte, die wesentlich zum inneren Wandel des Bauhauses in Richtung einer stärkeren Betonung von Funktionalismus und Technologie beitrug. Als verantwortlicher Herausgeber der 1917 in Leiden gegründeten Zeitschrift *De Stijl* hatte van Doesburg von Beginn an eine internationale Zusammenarbeit gleichgesinnter Künstler propagiert. Im Dezember 1920 reiste er nach Berlin, wo er im Hause Bruno Tauts Walter Gropius, Adolf Meyer und Fréd Forbát kennenlernte. Nur wenige Tage später folgte

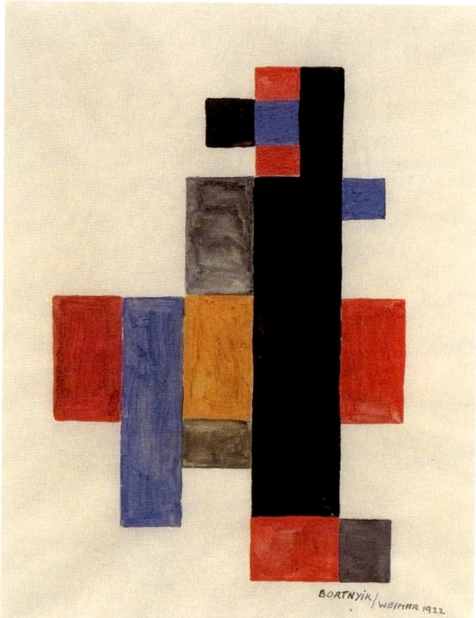

97 Sándor Bortnyik, Rechtecke farbharmonisch zugeordnet, Deckfarben, 1922.

sein erster Besuch in Weimar (21.12.20–3.1.21), der ihm Gelegenheit zu Gesprächen mit den Bauhausmeistern Itten, Feininger und Muche bot. Nach seiner Rückkehr in die Niederlande äußerte er sich enthusiastisch gegenüber seinem Freund Antony Kok, daß er an dieser „berühmten Akademie, die nun die modernsten Lehrer hat [...] alles radikal auf den Kopf gestellt" hätte. Bereits Anfang Februar 1921 kündigte er Feininger und Meyer in einem Schreiben seine Absicht an, sich in Weimar niederzulassen. Anfangs wohl noch in der Erwartung einer Anstellung als Bauhausmeister, verblieb er in Weimar mit Unterbrechungen von April 1921 bis zu seinem definitiven Umzug nach Paris im Mai 1923. Wie er an Antony Kok am 12. September 1921 schrieb, „bombardierte" er fortan das Bauhaus mit „Stijlgeschossen", d.h. er hielt dem Bauhausunterricht eigene Kurse und Vorträge entgegen und verlegte das *De Stijl*-Redaktionsbüro nach Weimar (Heft 5, 1921 bis Heft 5, 1923), wo er im Februar 1922 außerdem das erste Heft der Dada-Zeitschrift *mécano* herausgab.

Sein rigoroses Auftreten und die harsche Kritik an der expressionistisch-handwerklichen Ausrichtung des Bauhauses unter dem Einfluß des Mazdaznan-Mystizismus Johannes Ittens brachte ihm Bewunderung wie Ablehnung ein. Noch bevor er von März bis Juli 1922 seinen ersten offiziellen „De Stijl"-Kursus abhielt, hatte er bereits Befürworter innerhalb und außerhalb des Bauhauses gefunden, darunter Walter Dexel, den Leiter des Kunstvereins in Jena, den Maler Max Burchartz und den Bauhausschüler Karl Peter Röhl, in dessen Atelier der Kursus jeden Mittwochabend stattfand. Es bildete sich eine eigene „Stijl"-Gruppe Weimar um Werner Graeff, Karl Peter Röhl, Max Burchartz, Walter Dexel, Fréd Forbát und Farkas Molnár, die unter diesem Namen auch öffentlich auftrat. Unter den Kursteilnehmern befanden sich mit Weininger, Molnár und Forbát auch Anhänger der konstruktivistischen Bewegung, die in Opposition zu

98 Peter Keler, De Stijl 1, Öl auf Leinwand, 1922.

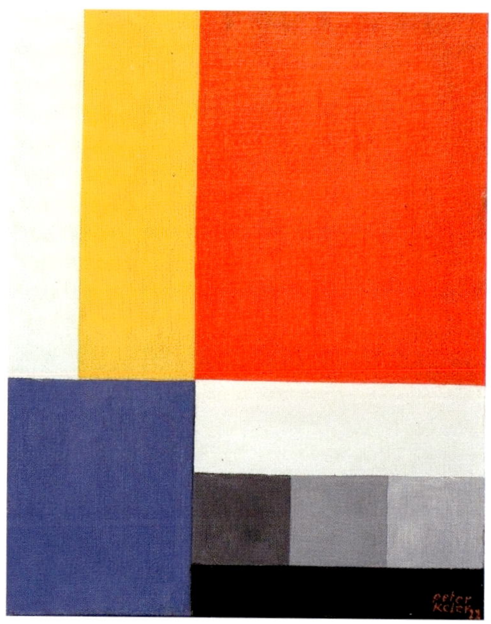

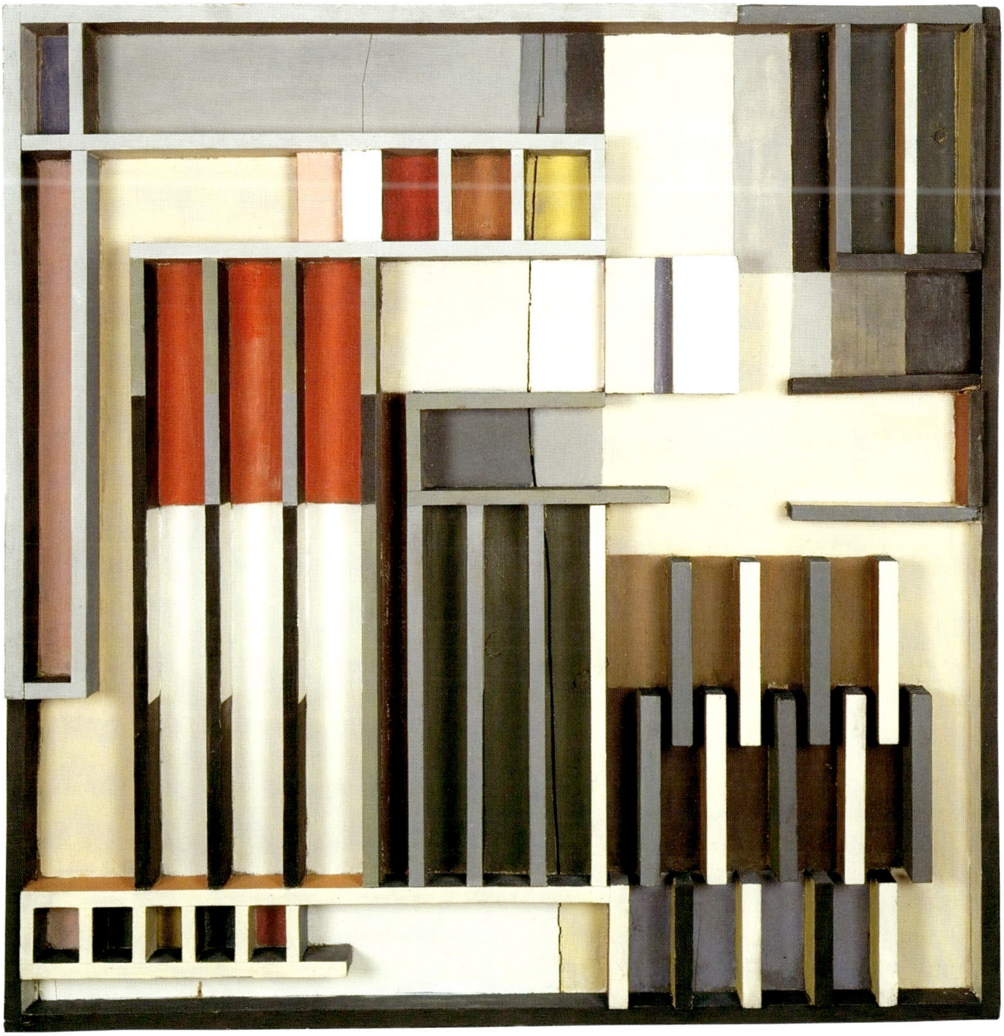

99 Kurt Schmidt, Konstruktives Relief, Holz, farbig gefaßt, 1923. Einen interessanten abstrakt-kinetischen Versuch stellt das Holzrelief „Form- und Farborgel mit bewegten Farbklängen" dar, das Kurt Schmidt, Mitglied der konstruktivistisch orientierten KURI-Gruppe und Teilnehmer an Theo van Doesburgs Gestaltungskursen, für die Bauhaus-Ausstellung von 1923 entwarf. In direkter thematischer Korrespondenz zu seinen eigenen Bühnenexperimenten („Mechanisches Ballett") ist die Abfolge unterschiedlich langer, farbig gefaßter, horizontal und vertikal montierter Holzleisten als Verbindung von Formen und Farben im musikalischen Sinne zu lesen. Je nach Blickwinkel folgt das Auge des Betrachters dem Farbverlauf von der warmen roten Seite des Farbenspektrums zur kalten blau-violetten Seite oder umgekehrt, wobei schwarz-weiße und graue Farben in der mittleren Zone des Reliefs zwischen diesen beiden extremen Farbpolen vermitteln.

Itten gemeinsam mit Kurt Schmidt und Peter Keler die KURI-Gruppe (Konstruktiv Utilitär Rationell International) gründeten. Das von Molnár verfaßte *KURI-Manifest* weist deutliche Einflüsse des russischen Konstruktivismus und der „Stijl"-Bewegung auf, zumal Gruppenmitglieder auch in Kontakt zu der von Lajos Kassák in Wien herausgegebenen ungarischen Exilzeitschrift *Ma* standen, dem wichtigsten publizistischen Organ der ungarischen Konstruktivisten. Umgekehrt widmete van Doesburg 1922 das *De Stijl*-Heft 7 dem ungarischen Konstruktivismus und reproduzierte u. a. ein Werk von László Moholy-Nagy. Im selben Jahr fand im September auf Initiative van Doesburgs der Internationale Konstruktivisten und Dadaisten-Kongreß in Weimar statt, der wichtige avantgardistische Künstler wie Kurt Schwitters, Tristan Tzara, Hans Arp, El Lissitzky, Hans Richter, Hannah Höch, Cornelis van Eesteren, Alfréd Kemény und – nicht zuletzt – Lucia und László Moholy-Nagy in die Ilmstadt lockte.

Während der zwei Weimarer Jahre führte van Doesburg eine heftige Kampagne gegen den durch Itten geförderten Individualismus. Seine Forderung nach einer „universalen kollektivistischen Ausdrucksform, einem Stil" wurde auch von Gropius strikt abgelehnt, der die Propagierung eines einzigen Stils als Rückfall in einen unschöpferischen, stagnierenden Akademismus bezeichnete. Im Rückblick beschreibt Werner Graeff die unterschiedlichen Unterrichtsmethoden van Doesburgs im Vergleich zu Ittens Vorkurs: „Suchte Itten durch wechselnde Aufgaben die individuelle Veranlagung (die ‚impressive', ‚expressive', ‚konstruktive') herauszuspüren und zu fördern, so interessierte sich Doesburg ausschließlich für das Konstruktive. Wenn Itten herausfand, daß jedermann eine individuelle Farbskala bevorzugte, so propagierte Doesburg mit Mondrian eine allgemeingültige Farbskala: Gelb/Rot/Blau und Weiß/Grau/Schwarz; diese bescheidenen Mittel, richtig angewendet, sollten den stärksten Ausdruck ermöglichen [...] Sie waren die größten Gegensätze, persönliche Feinde vielleicht, und dennoch einander verwandt, in ihrem unerbittlichen Starrsinn, ihrer ungewöhnlichen propagandistischen, aber auch pädagogischen Begabung." Der Einfluß der Persönlichkeit und des Werkes van Doesburgs läßt sich an vielen einzelnen Werken und an der im Laufe des Jahres 1922 verstärkt hervortretenden Geometrisierung in vielen Bereichen der Werkstattarbeit und der freien Kunst feststellen, wobei diese zweite Phase des Bauhauses mit der klaren Betonung der Grundformen und Grundfarben gleichwohl auch in Beziehung zur osteuropäischen konstruktivistischen Kunst zu sehen ist.

Als Moholy-Nagy im Frühjahr 1923 als Bauhausmeister berufen wurde, war dies für van Doesburg das Signal, nicht länger auf eine eigene Berufung zu warten. Dennoch brachen die Beziehungen zu Weimar nicht gänzlich ab. Wilhelm Köhler, der Direktor der Weimarer Kunstsammlungen, widmete ihm zum Jahreswechsel 1923/24 eine umfangreiche Retrospektive im Landesmuseum, während seine Schrift *Die Grundbegriffe der neuen gestaltenden Kunst* im darauffolgenden Jahr in der Reihe der Bauhaus-Bücher der Textsammlung Piet Mondrians zur *Neuen Gestaltung* nachfolgte.

G.W.

100 Joost Schmidt, Plakat zur Bauhaus-Ausstellung 1923, Farblithographie. Bereits seit 1922 war das Bauhaus auf der Suche nach einem anderen Erscheinungsbild, wovon das neue Bauhaus-Signet von Oskar Schlemmer ein erstes Beispiel ist. Eine neue Aufmachung beherrschte auch die verschiedensten Werbedrucksachen zur Bauhaus-Ausstellung 1923, die insbesondere von Herbert Bayer und Joost Schmidt entworfen wurden. Beide waren später in Dessau als Jungmeister Leiter der Werkstatt für Reklame und Typographie.

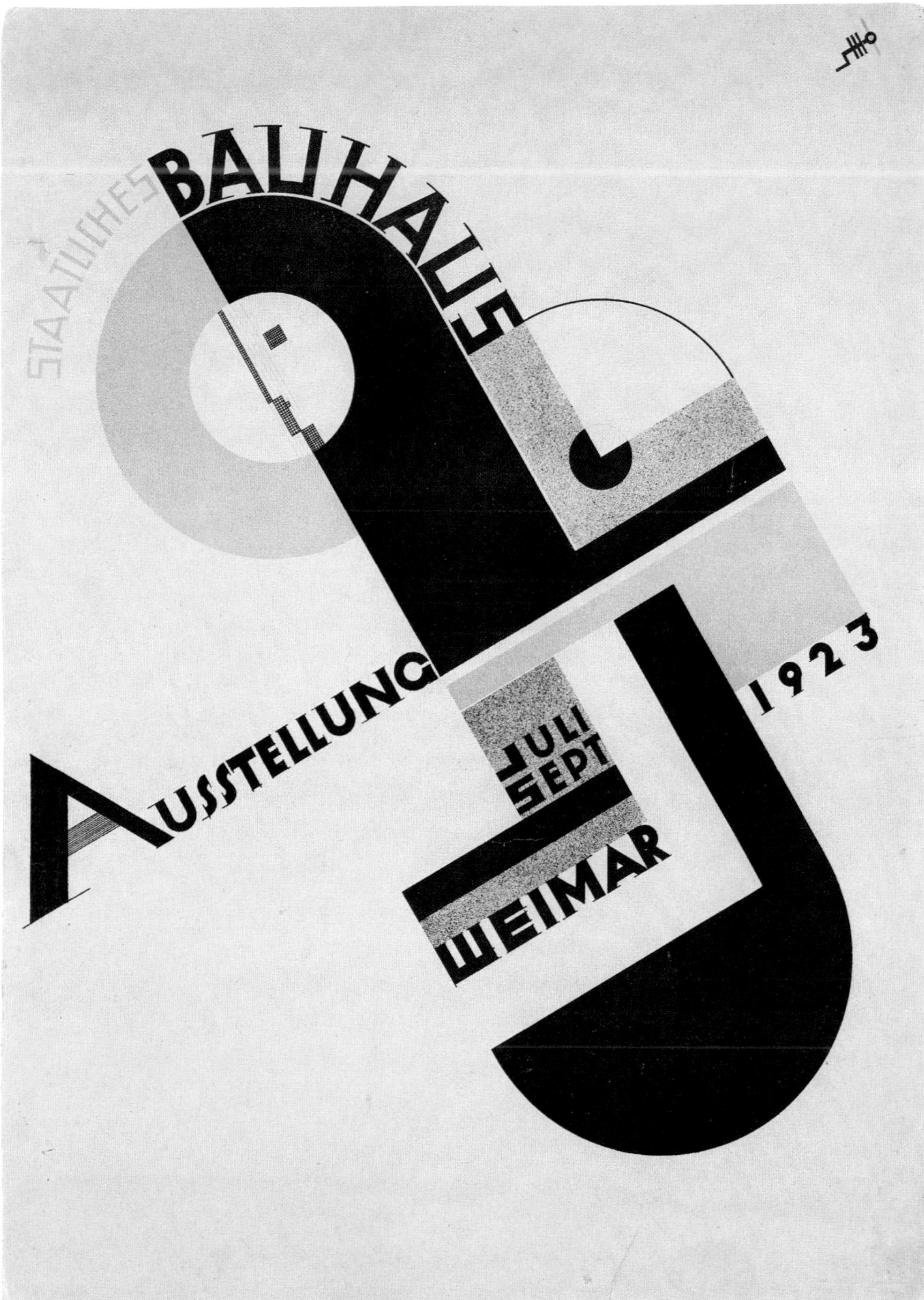
STAATLICHES
BAUHAUS
AUSSTELLUNG
JULI
SEPT
WEIMAR
1923

Bauhaus-Ausstellung 1923

Der äußere Höhepunkt der Weimarer Jahre war zweifellos die große Ausstellung vom Spätsommer 1923. Vom 15. August bis 30. September wurden in den zu Beginn des Jahrhunderts von Henry van de Velde errichteten und nun vom Bauhaus genutzten Gebäuden der Kunsthochschule und der Kunstgewerbeschule Raumgestaltungen – insbesondere von Joost Schmidt, Herbert Bayer, Oskar Schlemmer (Vestibül und Treppenhäuser) und Walter Gropius (Direktorenzimmer) –, Erzeugnisse aller Werkstätten sowie „theoretische" Arbeiten aus der Vorlehre Ittens und der allgemeinen Gestaltungslehre Klees und Kandinskys gezeigt. Dazu gab es einen Verkaufsraum für die Erzeugnisse der Werkstätten. Im Landesmuseum am Bahnhof waren malerische und plastische Einzelwerke der Meister, Gesellen und Lehrlinge zu sehen. Ebenfalls in den Räumen des Bauhauses fand eine Interna-

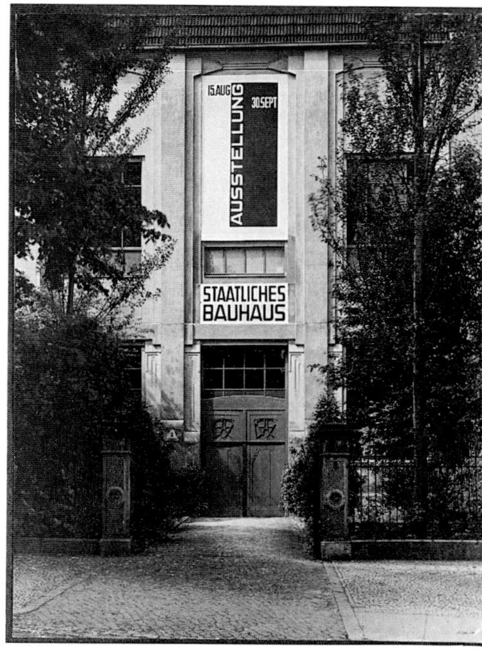

101 Herbert Bayer, Josef Maltan, Werbung am Bauhausgebäude, 1923. Historische Aufnahme.

102 Bauhaus-Ausstellung 1923, Oberlichtsaal des Bauhausgebäudes. Historische Aufnahme.

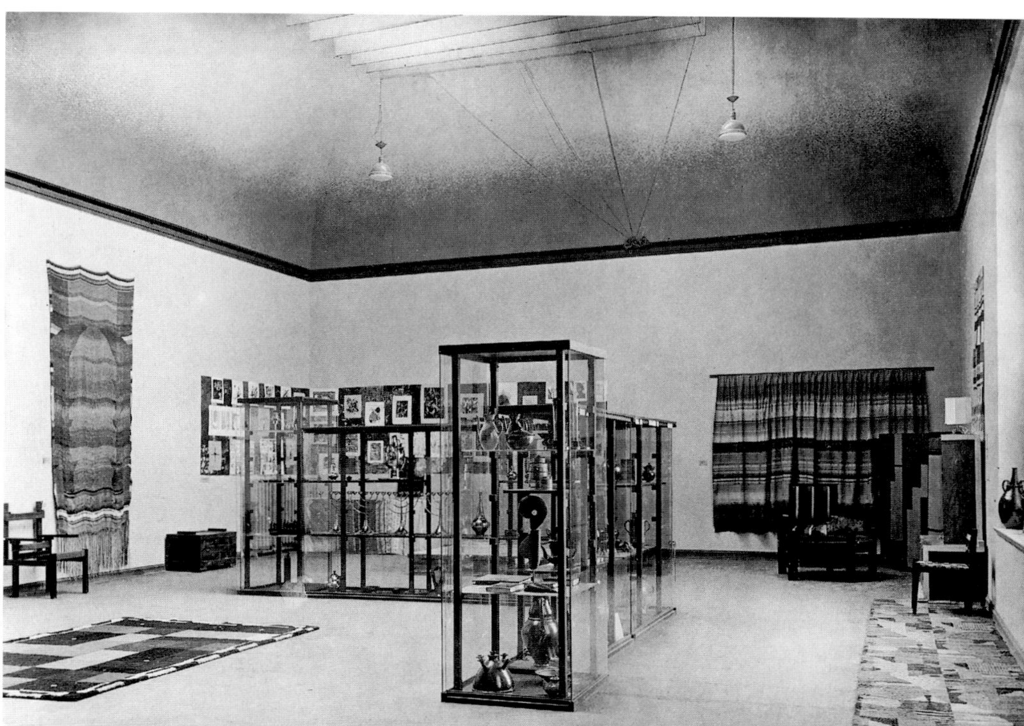

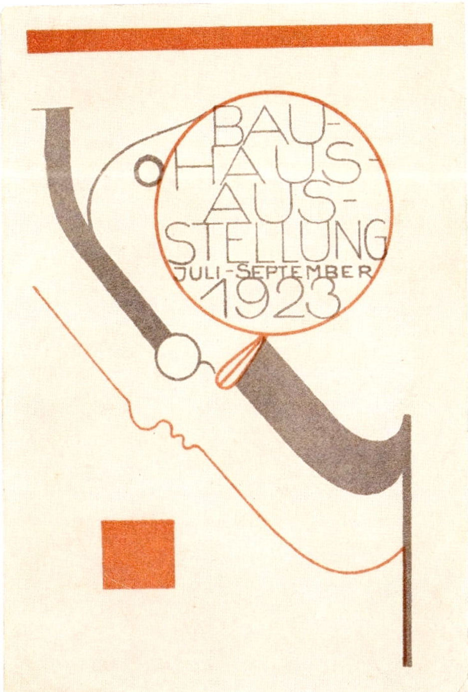

103 Oskar Schlemmer, Postkarte zur Bauhaus-Ausstellung 1923, Farblithographie.

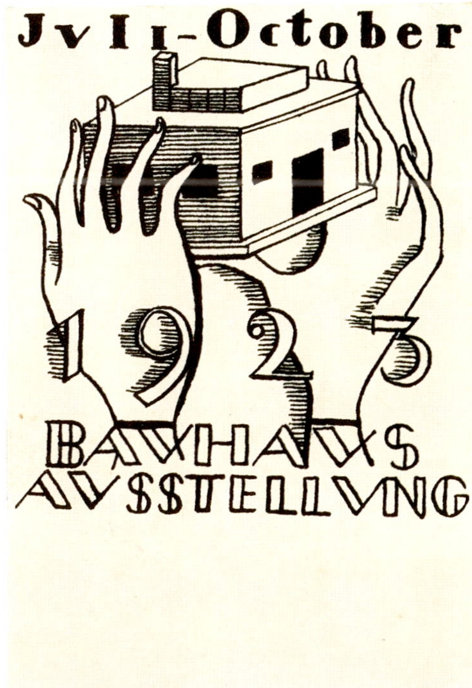

104 Gerhard Marcks, Postkarte zur Bauhaus-Ausstellung 1923, Lithographie.
Die Werbepostkarte von Gerhard Marcks zur Bauhaus-Ausstellung zeigt, von zwei Händen emporgehalten, das von Georg Muche entworfene Musterhaus Am Horn.

tionale Architekturausstellung statt mit Arbeiten so bedeutender Architekten des Neuen Bauens wie Frank Lloyd Wright (USA), Le Corbusier (Frankreich), J. J. P. Oud und Gerrit Rietveld (Niederlande). Deutschland war unter anderem vertreten mit Ludwig Mies van der Rohe, Bruno Taut, Erich Mendelsohn und natürlich mit dem Weimarer Bauhaus selbst (Gropius, Adolf Meyer, Fréd Forbát und Farkas Molnár). Hier konnte im Vergleich anhand von Modellen und Zeichnungen der Standort des Bauhauses innerhalb der internationalen modernen Architekturbewegung festgestellt werden. Konkret in Augenschein zu nehmen war dies im von Georg Muche entworfenen und vom Baubüro Gropius unter Leitung von Adolf Meyer ausgeführten Einfamilienhaus Am Horn oberhalb von Goethes Gartenhaus. Das noch heute bestehende Musterwohnhaus sollte laut einem Werbeblatt der am Bau beteiligten Firmen „neue Wohnprobleme“ und „neue Techniken“ vorstellen, das heißt einen modernen, sachlich-funktionalen Haustyp, der mit neuesten Materialien errichtet worden war (die Wände beispielsweise mit großformatigen Schlackenbetonsteinen). Weit wesentlicher im Zusammenhang mit der Weimarer Ausstellung war aber, daß hier erstmals das im Programm von 1919 formulierte Ziel des Bauhauses – die „Wiedervereinigung aller werkkünstlerischen Disziplinen [...] zu einer neuen Baukunst als deren unablösliche Bestandteile“, das „Einheitskunstwerk“ des „großen Baus“ – einer breiteren Öffentlichkeit vorgeführt werden konnte. Die Innenausstattung wurde von den verschiedenen Bauhauswerkstätten übernommen.

Bereits Ende Juni 1922 hatte die thüringische Landesregierung Gropius gedrängt, in einer repräsentativen Ausstellung einen Leistungsnachweis des staatlich subventionierten Bauhauses zu erbringen. Damit sollten auch Angriffe von deutsch-nationaler Seite

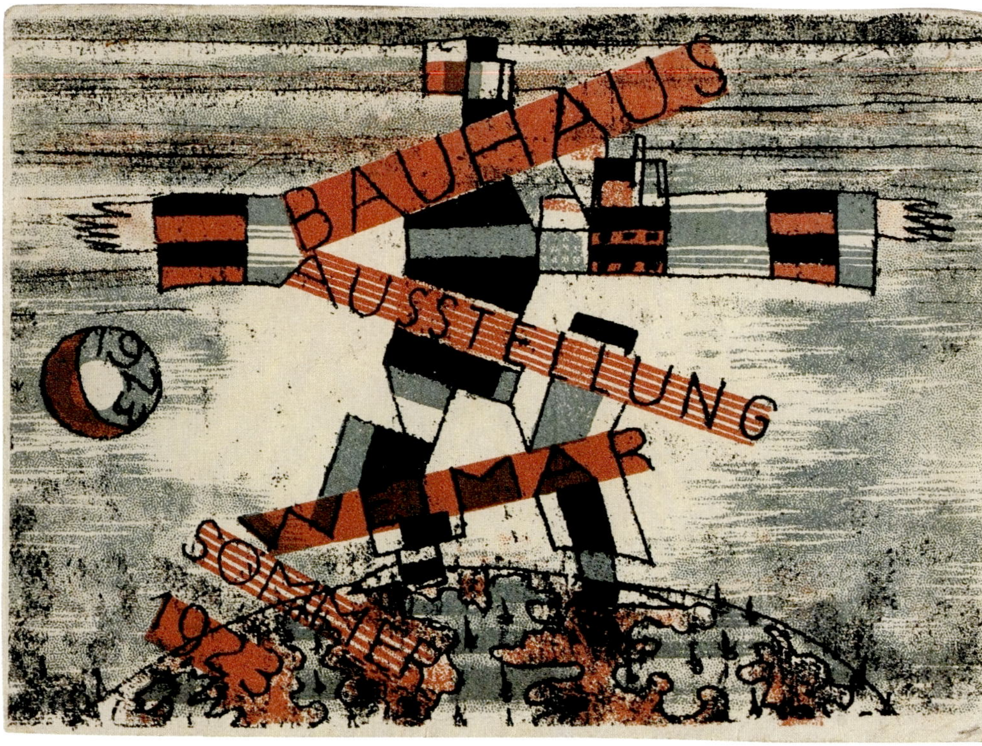

105 Kurt Schmidt, Postkarte zur Bauhaus-Ausstellung 1923, Farblithographie.

aus dem Thüringer Landtag wirkungsvoll abgewehrt werden. Obwohl Gropius und der übrige Lehrkörper den Zeitpunkt einer Leistungsschau als zu verfrüht ansahen, kam der Termin Gropius insofern entgegen, als für ihn dadurch die günstige Gelegenheit bestand, das Bauhaus aus seiner frühen expressiven, individualistischen und handwerksbezogenen Phase endgültig herauszuführen, die besonders mit der Person von Johannes Itten verbunden war. Gropius' Vortrag am Abend des Eröffnungstages mit dem Titel *Kunst und Technik – eine neue Einheit* macht diesen Zusammenhang deutlich. Seit September 1922 konzentrierte Gropius sämtliche Kräfte des Bauhauses auf die Vorbereitung der Ausstellung. Im Sommersemester 1923 wurden aus diesem Grund keine neuen Studenten mehr aufgenommen.

Die Ausstellung wurde in ihren ersten Tagen (15.–19. August) von einer „Bauhauswoche" begleitet mit Vorträgen, Konzerten, Theater- und Filmvorführungen (letztere in Louis Helds Lichtspieltheater). Nach dem Eröffnungstag hielt Kandinsky einen Vortrag *Über synthetische Kunst,* am darauffolgenden Tag stellte J. J. P. Oud mit Lichtbildern *Die Entwicklung der modernen Baukunst in Holland* vor. Im Deutschen Nationaltheater führte Oskar Schlemmer am 16. August gemeinsam mit dem Stuttgarter Tänzerpaar Albert Burger und Elsa Hötsel sein *Triadisches Ballett* auf. Die Bühnenwerkstatt des Bauhauses inszenierte einen Tag danach in mehreren Teilen im Stadttheater Jena Das *Mechanische Kabarett* (darin enthalten das *Mechanische Ballett* von Kurt Schmidt mit der Musik von Hans Heinz Stuckenschmidt). Im Nationaltheater in Weimar kam es wiederum am 18. August zur Uraufführung von Paul Hindemiths *Marienliedern* und von vier (von sechs gespielten) Klavierstücken Ferruccio Busonis. Am abschließenden Sonntag leitete

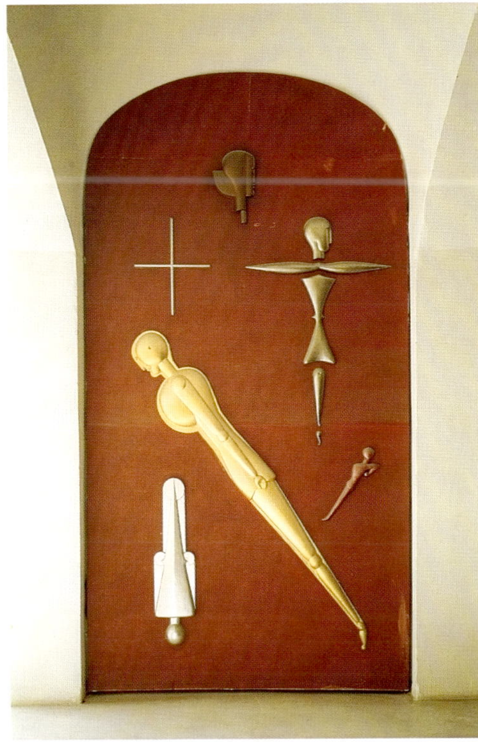

106 Oskar Schlemmer, Wandrelief im Gebäude der ehem. Kunstgewerbeschule, Gips, farbig gefaßt, 1923. Rekonstruktion Hubert Schiefelbein, 1979.

107 Lyonel Feininger, Spielzeughäuser, 9 Schnitzereien, farbig gefaßt, vor 1923.

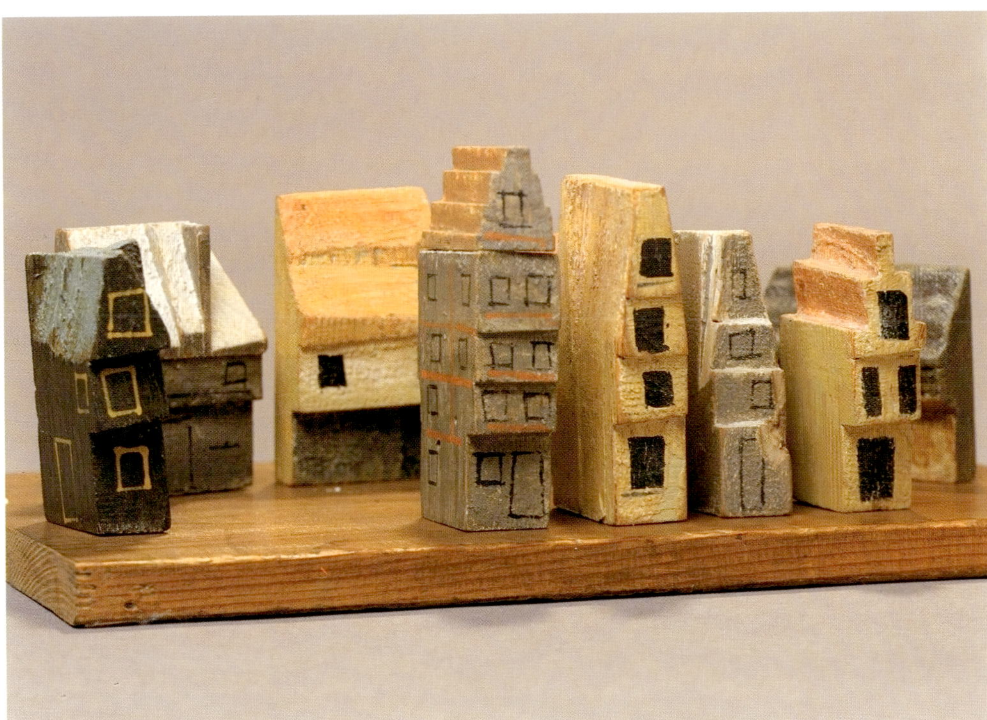

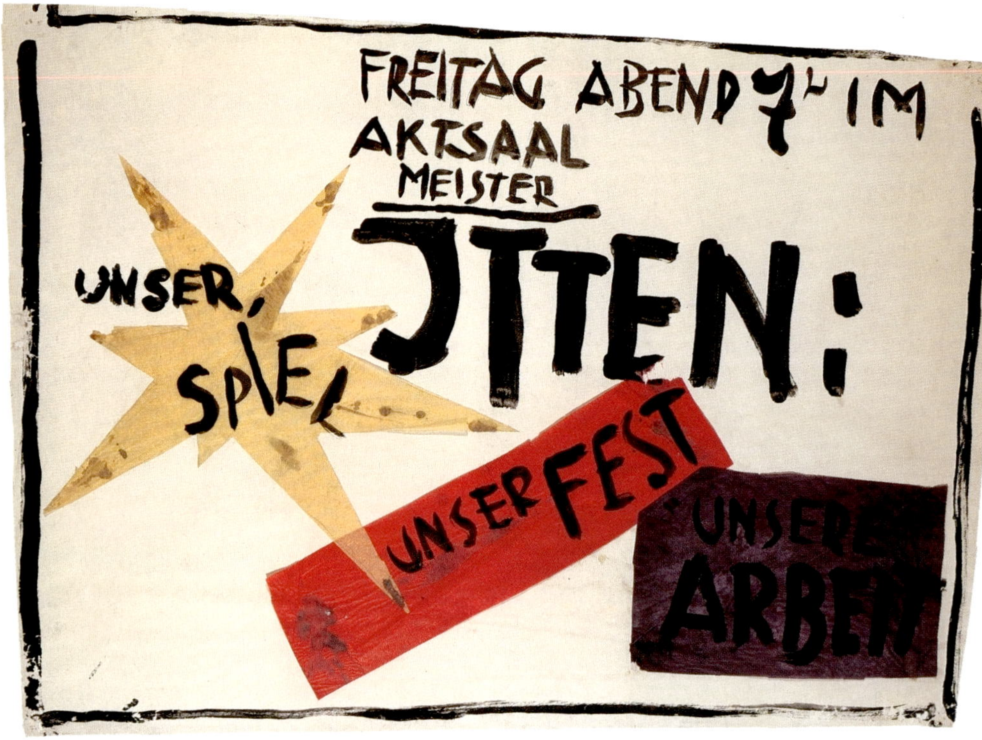

108 Rudolf Lutz, Entwurf für ein Vortragsplakat „Itten: Unser Spiel, unser Fest, unsere Arbeit", schwarze Pinselzeichnung und farbiges Seidenpapier, 1919.

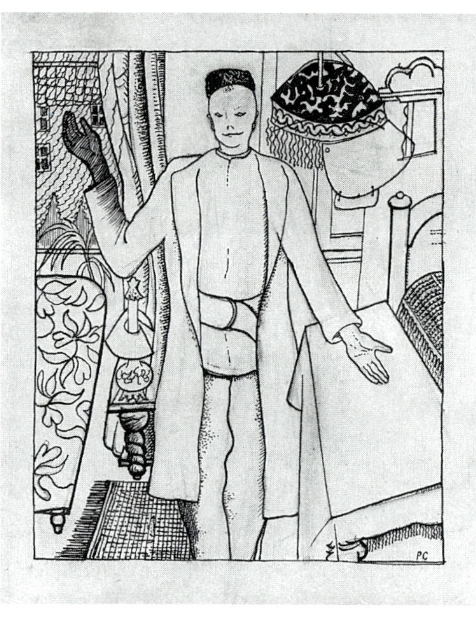

109 Paul Citroen, Georg Muche in Bauhaustracht, Feder über Graphit, 1921.
Georg Muche und besonders Johannes Itten hingen schon vor ihren Weimarer Bauhausjahren der Mazdaznan-Lehre an, einer um 1870 von Otoman Zar-Adusht Hanish in Chicago begründeten, auf das Ganzheitliche des Menschen (Einheit von Körper und Geist) zielenden geistigen Erneuerungsbewegung, die sich aus Quellen vor allem östlicher Religion und Philosophie speiste. Die Jünger der Lehre – auch Muche und Itten – kleideten sich in eine besondere, „mönchisch-priesterliche" Tracht. Auf ihr Bestreben hin wurde in der Weimarer Bauhausküche vegetarische Kost eingeführt.

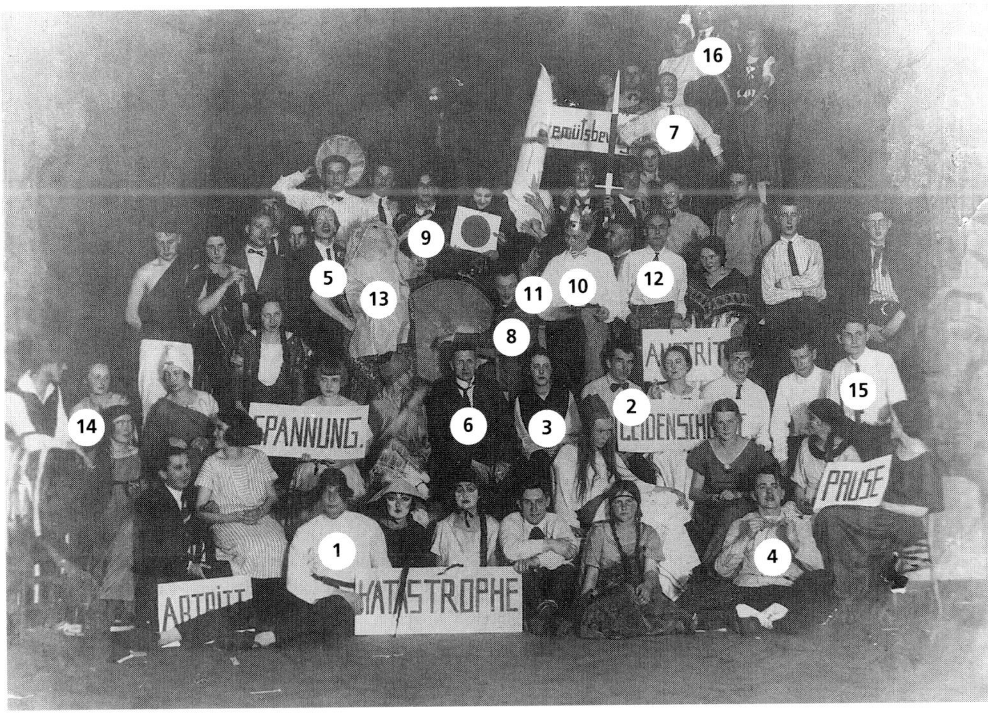

110 Bauhausfest im „Ilmschlößchen" Weimar, Juni 1924. Historische Aufnahme.

1 Theodor Bogler
2 Sándor Bortnyik
3 Alma Buscher
4 Erich Dieckmann
5 Felix Klee
6 Josef Hartwig
7 Farkas Molnár
8 Rudolf Paris
9 Xanti Schawinsky
10 Oskar Schlemmer
11 Tut Schlemmer
12 Kurt Schmidt
13 E. Schrammen
14 Toni Schrammen
15 W. Wagenfeld
16 Andor Weininger

Hermann Scherchen in einer Matinee wieder im Nationaltheater die Weimarische Staatskapelle im Concerto grosso von Ernst Krenek und – als Wiederholung der Frankfurter Erstaufführung – Igor Strawinskys Moritatenstück *Die Geschichte vom Soldaten* (für vier Darsteller und sieben Soloinstrumente). Abends gab es am Liszthaus in der Belvederer Allee ein traditionelles Lampionfest und Feuerwerk sowie die Vorführung von zwei *Reflektorischen Spielen* von Ludwig Hirschfeld-Mack in der „Armbrust" (Schützengasse), wo auch die Bauhauskapelle um Andor Weininger zum Tanz aufspielte.

Auf dem Höhepunkt der Inflation mußte ein wirtschaftlicher Erfolg der Ausstellung ausbleiben. Der Verkauf von Bauhaus-Erzeugnissen erbrachte umgerechnet lediglich 4.500 Goldmark. Die publizistische Resonanz im In- und Ausland war dagegen umso größer. Deutschlands Reichskunstwart Edwin Redslob dankte in einem Brief Walter Gropius (am 25. August 1923): „Ich schied mit dem Eindruck, daß hier in ehrlicher, ernster Arbeit verantwortungsvoll und unerbittlich der Weg in die Zukunft versucht wird." Die faktische Schließung des Weimarer Bauhauses ein ganzes Jahr später infolge der Halbierung des Budgets (von 100.000 Reichsmark auf 50.000 Reichsmark) durch einen neugewählten, von den bürgerlich-konservativen Parteien bestimmten thüringischen Landtag konnten derartige Stellungnahmen freilich nicht verhindern.

H.R.

bauhaus 1

1926

die zeitschrift erscheint vierteljährlich ● bezugspreis: jährlich mk 2.—; einzelnummer 60 pfennig ●
mitglieder des „kreis der freunde des bauhauses“ erhalten die zeitschrift kostenlos ●
schriftleitung: walter gropius und l. moholy-nagy ●
geschäftsstelle: bauhaus dessau ●

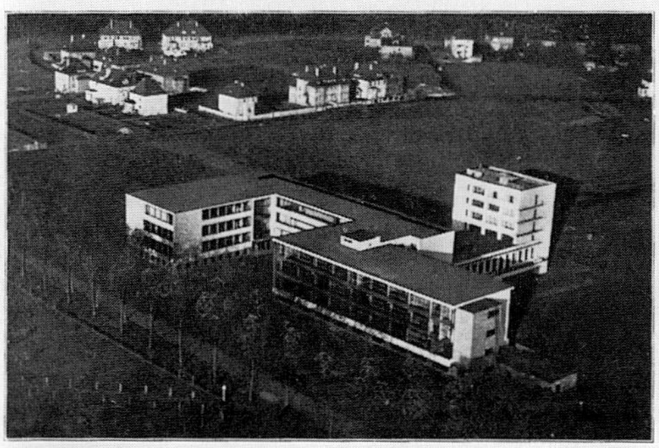

bauhausneubau dessau — junkers luftbild

statt einer vorrede:

walter gropius:
bauhaus-chronik 1925/1926

weihnachten 1924 auflösungserklärung des staatlichen bauhauses weimar durch die meister des bauhauses.

april 1925 die stadt dessau, ein zentrum des mitteldeutschen braunkohlenreviers mit aufsteigender wirtschaftlicher entwicklung, faßt den beschluß, geleitet von dem kulturellen weitblick seiner stadtverwaltung, das bauhaus zu übernehmen.

alle bisherigen meister — feininger, gropius, kandinsky, klee, moholy, muche, schlemmer — verbleiben am bauhaus, mit ausnahme von marcks, der — da die keramische abteilung, die er leitet, aus räumlichen und finanziellen gründen nicht mit übernommen werden kann — eine berufung nach halle annimmt.

5 ehemalige bauhaus-studierende — albers, bayer, breuer, scheper, schmidt — werden als meister an das bauhaus berufen. mit ihrem eintritt erfährt das bauhaus-programm eine wesentliche änderung.

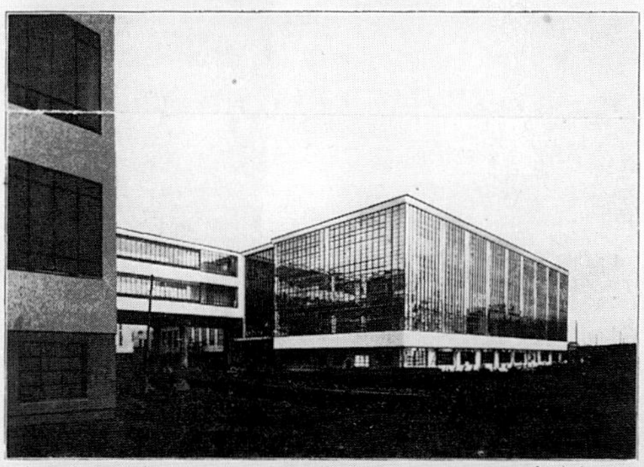

bauhausneubau · westseite — foto lucia moholy

bauhausneubau dessau

architekt w. gropius

der bau wurde ende september vor. js. begonnen, der rohbau wurde am 21. 3. 26 fertiggestellt. das atelierhaus wurde am 1. september, die übrigen räume des bauhauses wurden am 15. oktober bezogen.

der gesamte bau bedeckt rund 2600 qm grundfläche und enthält 32000 cbm umbauten raums. bauherr ist der magistrat der stadt dessau. der preis pro cbm umbauten raums bleibt unter m. 26,-

der gesamte baukomplex besteht aus 3 teilen:

1 das **fachschulgebäude,** enthaltend die berufsschule (lehr- und verwaltungsräume, lehrerzimmer, bibliothek, fysiksaal, modellräume). maße: 18,54 m breit; 7,98 m lang; 13,53 m hoch.

ganz ausgebautes souterrain, hochparterre und zwei obergeschosse. im ersten und zweiten obergeschoß führt eine auf 4 pfeilern über eine fahrstraße gespannte brücke, in der unten die bauhausverwaltung, oben die architekturabteilung untergebracht ist, zu dem bau

2 **laboratoriums-werkstätten** und lehrräume des bauhauses. im souterrain die bühnenwerkstatt, druckerei, färberei, bildhauerei, pack- und lagerräume, hausmannswohnung und heizkeller mit vorgelagertem kohlenbunker.

im hochparterre die tischlerei und die ausstellungsräume, großes vestibül, daran anschließend die aula mit der vorgelagerten, überhöhten bühne.

im 1. obergeschoß die weberei, die räume für die grundlehre, ein großer vortragsraum und die verbindung von bau 1 zu bau 2 durch die brücke.

im 2. obergeschoß die wandmalereiwerkstatt, metallwerkstatt, sowie zwei vortragssäle, die durch klappwand zu einem großen ausstellungssaal verändert werden können. daran anschließend die zweite brückenetage mit den räumen für die architekturabteilung und baubüro gropius.

die aula im erdgeschoß dieses baues führt in einem eingeschossigen trakt zu bau

3 **atelierhaus,** das die wohlfahrtseinrichtungen des instituts enthält. die bühne zwischen aula und speisesaal kann bei vorführungen nach beiden seiten geöffnet werden, so daß die zuschauer auf beiden

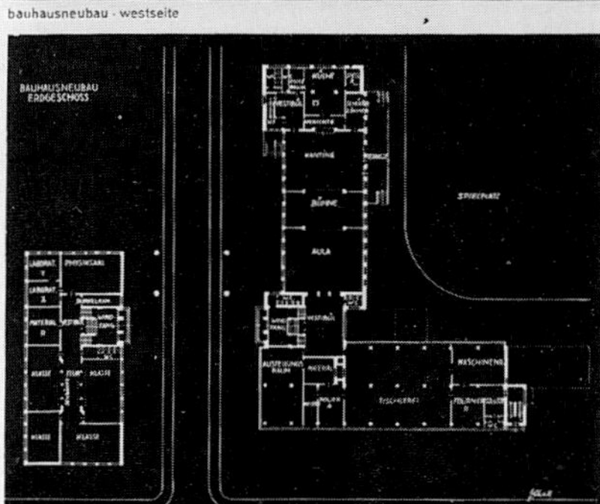

bauhausneubau dessau · grundriß des erdgeschosses

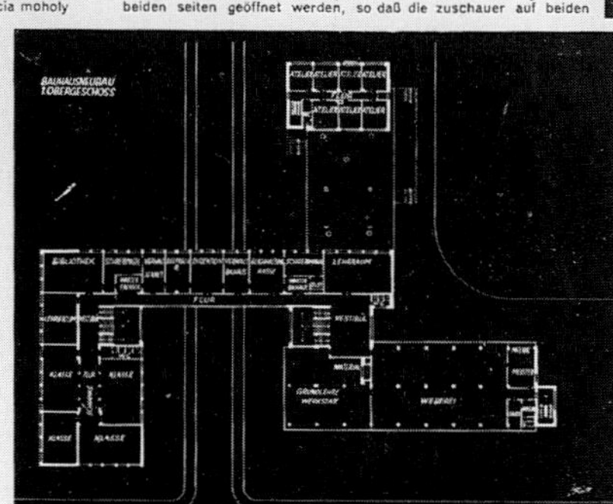

und des 1. obergeschosses

111 *Zeitschrift „bauhaus“ 1/1926, S. 1: „bauhausneubau dessau“.*

Exkurs: Bauhaus Dessau 1925–1932

Das Bauhaus in Dessau (seit 1926 Hochschule für Gestaltung) wird im Weimarer Bauhaus-Museum nur in einem kurzen Überblick vorgestellt. Anhand ausgewählter Exponategruppen werden die Entwicklungstendenzen und neuen Arbeitsschwerpunkte des Bauhauses in den Bereichen Architektur, Design, Typografie/Reklame und Bühne nachvollziehbar.

Am 1.4.1925 nimmt das Bauhaus in Dessau noch in provisorischen Räumen seine Arbeit auf. Mit der Übersiedlung nimmt Gropius eine tiefgreifende Reform der Ausbildungsstruktur vor. Eine Reihe von Werkstätten werden nicht mit nach Dessau übernommen oder in veränderter Form weitergeführt. Die Werkstattausbildung wird inhaltlich gestrafft und effektiver gestaltet, angepaßt an die neuen wirtschaftlichen Rahmenbedingungen Mitte der zwanziger Jahre. Töpferei, Glasmalereiwerkstatt und Bildhauerei werden nicht wieder eingerichtet, die Druckerei geht in veränderter Form in der Werkstatt für Typografie/Reklame auf.

Entscheidender noch ist die schrittweise Übernahme der Lehraufgaben durch die begabtesten Absolventen des Bauhauses als Jungmeister, die künstlerisch und technisch gleichermaßen gebildet die Werkstattleitung übernehmen. Die Trennung der Ausbildung durch Form- und Handwerksmeister wird damit überwunden. So wirken ab 1925 Marcel Breuer in der Tischlerei, Hinnerk Scheper in der Wandmalereiwerkstatt, Herbert Bayer in der Reklamewerkstatt, Joost Schmidt im Kurs Formenlehre/Schrift und bereits seit 1923 Josef Albers im Vorkurs. Es folgen Gunta Stölzl in der Weberei 1927 und Marianne Brandt in der Metallwerkstatt 1928. Schließlich wird am 1. April 1927 die Baulehre unter Leitung von Hannes Meyer offizieller Ausbildungsgang am Bauhaus mit Lehrkräften wie Hans Wittwer, Carl Fieger, Friedrich Koehn und Alcar Rudelt. Ebenfalls 1927 werden Freie Malklassen für Klee und Kandinsky eröffnet, die durch die Jungmeister von ihren Lehraufgaben in den Werkstätten entlastet waren.

Im Vertrag des Bauhauses mit der Stadt Dessau war auch die Errichtung eines eigenen Schulgebäudes sowie von Wohn- und Atelierhäusern für die Bauhausmeister/Professoren festgeschrieben worden. Der Traum von einer Bauhaussiedlung aus Weimarer Tagen nahm nun praktische Gestalt an und wurde zur kollektiven Herausforderung bis zur Eröffnung des Bauhausgebäudes am 4. Dezember 1926 mit mehr als tausend Gästen. Gropius entwickelte einen asymmetrischen dreiflügeligen Bau, bei dem die Funktionsbereiche deutlich voneinander getrennt waren. Der viergeschossige Werkstattflügel mit seiner berühmten Glasvorhangfassade wurde durch eine Brücke als Verwaltungsbereich mit dem Baukörper der angegliederten Handwerkerschule verbunden. Über einen zweiten Verbindungsbau mit Aula, Bühne und Mensa erreichte man ein Atelierhaus, ein Studentenheim mit 28 Wohnateliers. Nur fünf Gehminuten vom Bauhausgebäude entfernt, wurden gleichzeitig die Meisterhäuser, ein Einzelhaus für den Direktor und drei Doppelhäuser für die wichtigsten Lehrkräfte, in einem Fichtenwäldchen errichtet. Damit waren optimale Arbeits- und Lebensbedingungen für die Bauhausangehörigen geschaffen. Darüber hinaus konnte Gropius zwei weitere Projekte unter Einbeziehung der Bauhauswerkstätten verwirklichen. In der Versuchssiedlung Dessau-Törten wurden in drei Bauabschnitten von 1926 bis 1928 insgesamt 316 Einfamilienreihenhäuser und ein viergeschossiges Konsumgebäude als Siedlungszentrum errichtet. Ein herausragendes Beispiel funktionalistischer Architektur war das Dessauer Arbeitsamt 1927/28.

Zu den besten Designleistungen dieser Periode zählen die Stahlrohrmöbel, insbesondere die hinterbeinlosen, freischwingenden Stühle von Marcel Breuer, Mart Stam und Mies van der Rohe ab 1925. Erwähnenswert sind außerdem die Leuchten und Leuchtensysteme für das Bauhausgebäude, Typenmöbel für die Siedlung Dessau-Törten sowie die Herausgabe von acht Bauhaus-

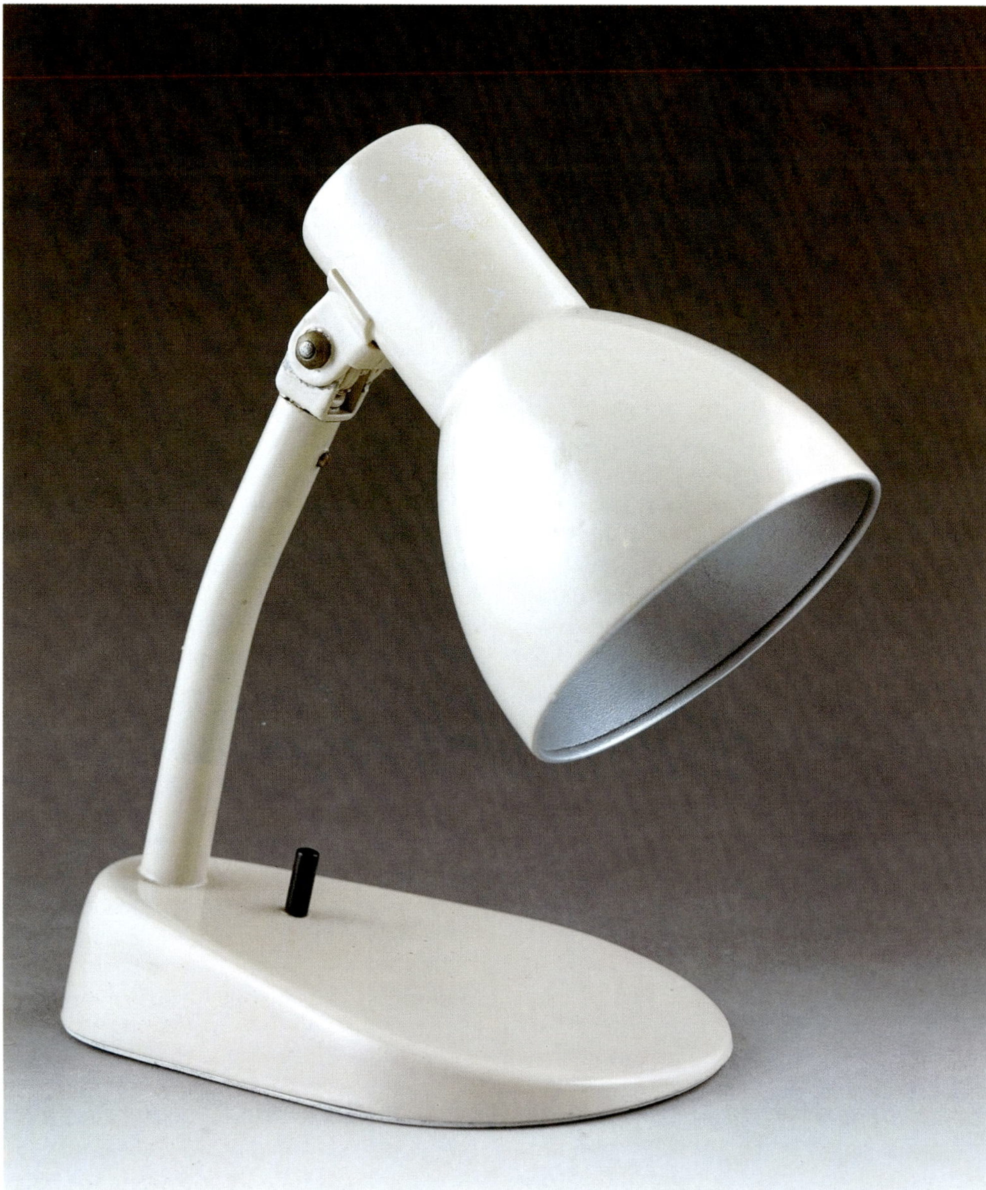

112 Marianne Brandt, Hin Bredendiek, Kandem-Nachttischlampe (Nr. 702), Stahlblech, elfenbeinfarben lackiert, 1928.

büchern 1925 und die eigene Bauhaus-Zeitschrift ab Ende 1926.

Hannes Meyer hatte sich bis zu seiner Berufung an das Bauhaus durch Bauten und Projekte in der Schweiz einen Namen gemacht. Die Genossenschaftsbewegung prägte Meyer ebenso wie der Kreis um die Schweizer Architekturzeitschrift *ABC Beiträge zum Bauen*, in dem Ideen zu einer radikal-funktionalistischen Architektur entwickelt wurden.

Hannes Meyer machte aus seiner kritischen Haltung gegenüber dem Ausbildungsprofil am Bauhaus unter der Leitung von Walter Gropius keinen Hehl und beschrieb seine Reformen rückblickend: „a – Aufbau einer wissenschaftlich begründeten Baulehre (im Gegensatz zum formalen ‚Bauhaus-Stil'); b – Aufbau der Werkstätten auf cooperativer Basis und als Produktiv- und Forschungszellen für Volksbedarf."

Meyer erweiterte die systematische Grundlagenausbildung, straffte die Werkstattausbildung zwischen den Polen Kunst und Wissenschaft und erhöhte die Effektivität im Produktivbetrieb der Werkstätten. Einnahmen aus der Werkstattarbeit wurden stärker an die Studierenden weitergegeben, die damit ihr Studium durch fachgerechte Arbeit finanzieren konnten.

Der Studiengang wurde für die Werkstätten auf sieben Semester, für die Baulehre bis zum Diplom auf neun Semester bemessen. Die verschiedenen Ausbildungsdisziplinen wurden in vier Abteilungen zusammengefaßt, die Weberei mit Färberei und Gobelintechnik, die Reklameabteilung mit Drukkerei, plastischer Werkstatt und Fotografie, die Ausbauabteilung mit Metallwerkstatt, Tischlerei und Wandmalerei sowie die Bauabteilung mit Baulehre und Baubüro, ergänzt durch den Arbeitskreis Bühne/Bauhauskapelle/Sport.

Unter Einbeziehung von Studierenden der Bauabteilung und der Werkstätten realisierte Hannes Meyer mit Hans Wittwer von 1928 bis 1930 sein Hauptwerk, die Bundesschule des ADGB (Allgemeiner Deutscher Gewerkschafts-Bund) bei Bernau im Norden Berlins. In die kiefernbestandene Endmoränenlandschaft mit kleinem See komponierte Meyer ein funktionalistisches Gebäudeensemble zur Schulung von 150 Gewerkschaftern. Meyer und Wittwer gewannen den Architekturwettbewerb, weil sie eine soziale Struktur vorschlagen und konsequent baulich umsetzen, die das Kennenlernen, den Austausch und die Fortbildung bis hin zur sportlichen Betätigung optimal fördert. Vom zentral gelegenen Gemeinschaftsgebäude mit Aula und Mensa erreicht man über einen Glasgang fünf Wohnblöcke und das Unterrichtsgebäude mit Seminarräumen, Bibliothek und Turnhalle. Auf der anderen Seite des Hauptgebäudes schließen sich die Lehrerwohnhäuser an.

Von 1928 bis 1930 arbeitet die Bauabteilung an der städtebaulichen Erweiterung der Siedlung Dessau-Törten mit über tausend Wohneinheiten in Reihenhäusern und dreigeschossigen Wohnblocks sowie der Errichtung von fünf Laubenganghäusern mit je 18 Kleinwohnungen.

Mit seiner These „Volksbedarf statt Luxusbedarf" zielte Meyer auf eine noch stärkere soziale Bindung des Bauhauses. An den Produkten der Ausbauwerkstatt läßt sich diese Neuorientierung am deutlichsten nachvollziehen: an Standardmöbeln für eine „Volkswohnung", Falt- und Klappmöbeln oder dem Montagesessel aus Schichtbugholz von J. Albers. Hervorzuheben sind auch Leuchtenentwürfe für die Firma Kandem von Marianne Brandt sowie die Bauhaustapeten, die ab 1929 für die Firma Rasch entwickelt wurden und bis heute in der Produktion sind.

Die Wanderausstellung *10 Jahre Bauhaus* stellte den aktuellen Entwicklungsstand der Hochschule in Basel, Zürich, Dessau, Essen, Breslau und Mannheim 1929/30 vor. „Die äußerlich repräsentative Haltung des frühen Bauhauses schwand immer mehr zugunsten einer inneren Erstarkung im kollektiven Sinne. Eine gewisse Proletarisierung des heutigen Bauhauses ist unverkennbar", schätzte Meyer 1930 selbst ein.

Als Ludwig Mies van der Rohe im Sommer 1930 die Leitung des Bauhauses in Dessau übernahm, gilt er bereits als einer der überragendsten deutschen Architekten der Mo-

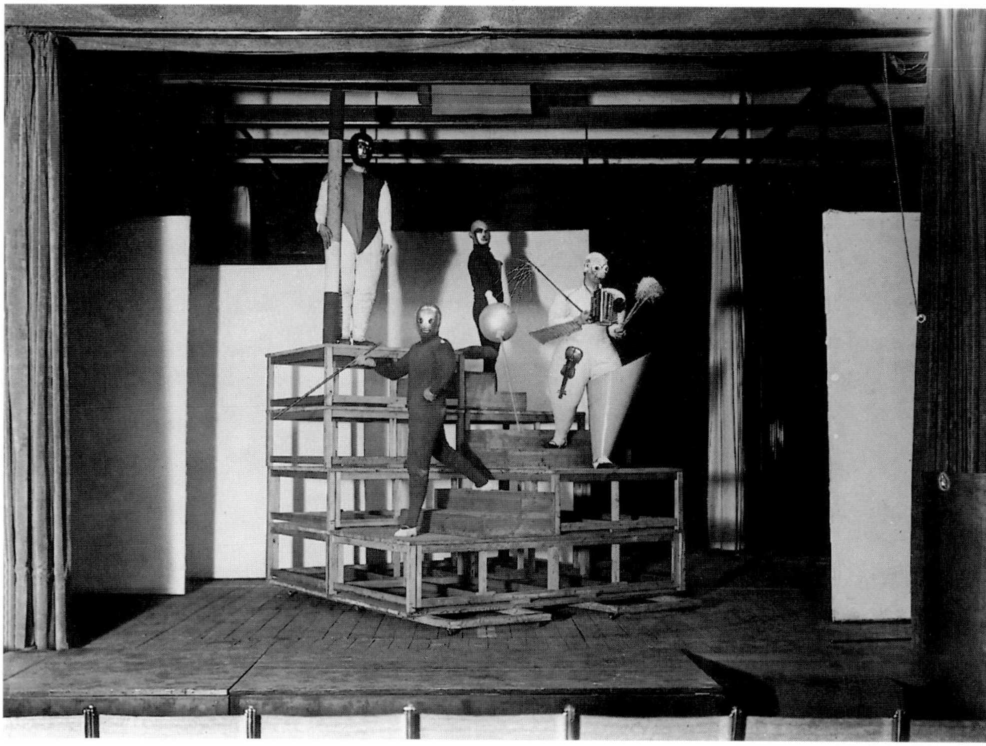

113 Bauhausbühne Dessau, um 1927. Historische Aufnahme.

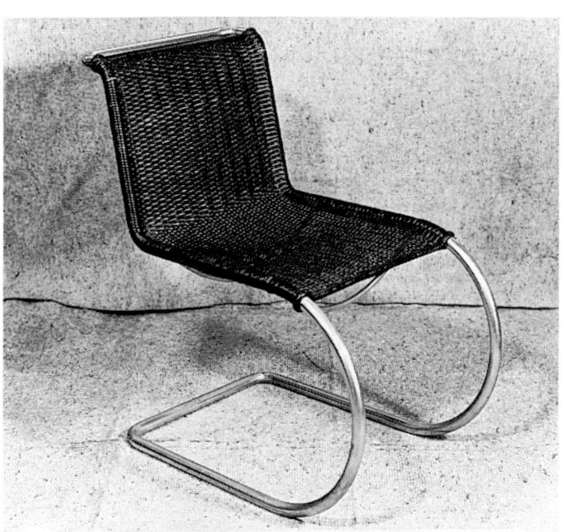

114 Ludwig Mies van der Rohe, Stahlrohrstuhl mit Rohrgeflecht, Stahlrohr vernickelt, Rohrgeflecht schwarz lackiert, 1927. Produktion durch Fa. Thonet.

115 Hannes Meyer, Hans Wittwer, Bundesschule des Allgemeinen Deutschen Gewerkschaftsbundes bei Bernau, 1928–30. Historische Aufnahme.

derne. 1926/27 leitete er die Planung der Werkbundsiedlung auf dem Weißenhof in Stuttgart, an der sich die bedeutendsten Avantgardearchitekten beteiligten. 1929 errichtete er den deutschen Pavillon auf der Weltausstellung in Barcelona als Manifestation seiner Ideen vom fließenden Raum, verbunden mit höchster Materialästhetik.

Mies van der Rohe formte das Bauhaus zu einer Architekturschule um. Die Werkstattarbeit war nicht mehr Voraussetzung für die Architektenausbildung. Der Vorkurs war nur noch bedingt obligatorisch. Die Abschaffung des Produktivbetriebs in den Werkstätten war zugleich ein tiefer sozialer Einschnitt für die Studierenden. Mies van der Rohe schloß das Atelierhaus und ließ es teilweise zu Unterrichtsräumen umbauen.

Er verbot jede politische Betätigung der Studenten und beschnitt die Rechte der Studentenvertretung. Die Lehre wird auf die Gebiete Bau/Ausbau und Reklame/Fotografie konzentriert. Berufstüchtige Spezialisten waren nun das Ziel der Bauhausausbildung, nicht mehr sozial engagierte und kreative Gestalter, die auch disziplinübergreifend arbeiten können.

Nach der Schließung des Bauhauses in Dessau am 30. September 1932 versuchte Mies van der Rohe die Bildungsstätte als Privatinstitut in Berlin weiterzuführen. Die äußeren Rahmenbedigungen erzwangen die weitere Reduzierung des Lehrkörpers und damit des Studienangebots. Neben Mies van der Rohe übersiedelten nur noch sieben Lehrkräfte in das neue Domizil, eine ehemalige Telefonfabrik in Berlin-Steglitz; aus den ersten Lehrergenerationen blieben Wassily Kandinsky und die Jungmeister Hinnerk Scheper und Josef Albers. Das Bauhaus sank auf das Niveau einer kleinen Privathochschule für Architektur. Als das Bauhaus am 11. April 1933 von der Gestapo durchsucht und versiegelt wird, löst dies keine nationalen oder internationalen Proteste mehr aus.

M.S.

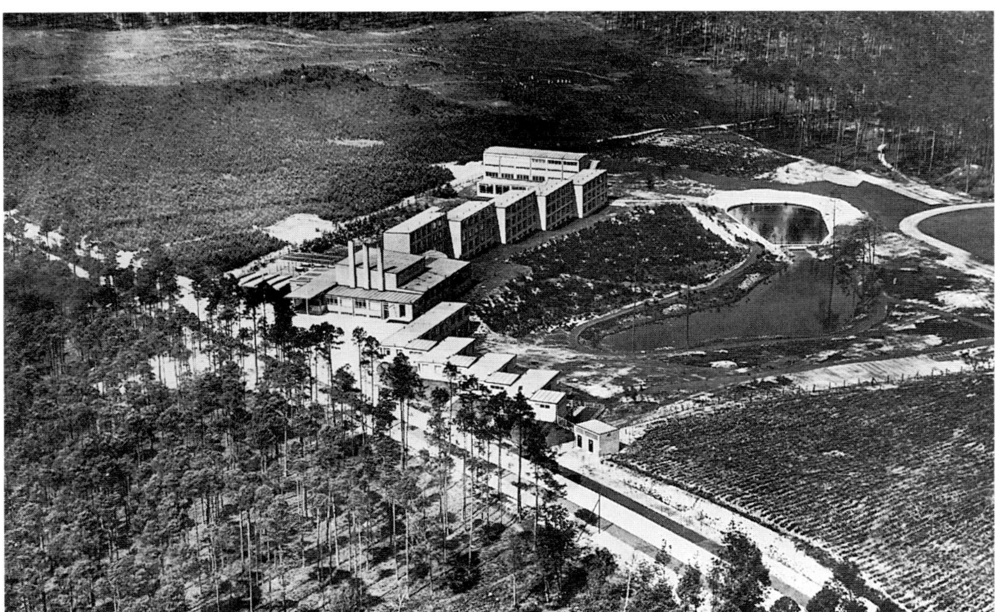

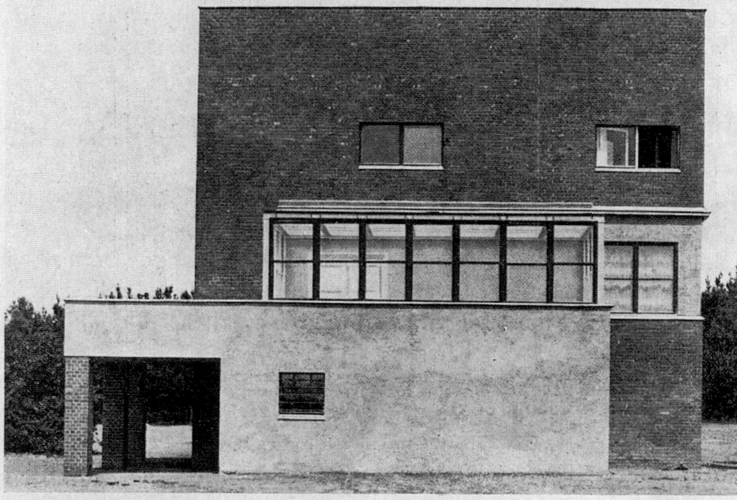

BA 12 KREISKINDERHEIM RUPPIN
1926
Südansicht

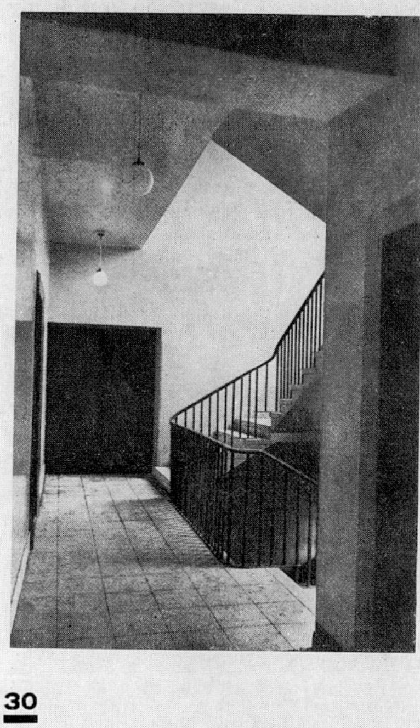

ARCHITEKT OTTO BARTNING
Haupttreppe

30

STAATLICHE BAUHOCHSCHULE WEIMAR DIREKTOR OTTO BARTNING

116 Otto Bartning, Kreiskinderheim Neuruppin, Südansicht und Haupttreppe, 1926. Aus: Staatliche Bauhochschule Weimar, Aufbau und Ziel, Weimar 1927.

Rechte Seite:
117 Signet der Staatlichen Hochschule für Handwerk und Baukunst Weimar, um 1926.

Staatliche Hochschule für Handwerk und Baukunst 1926 – 1930

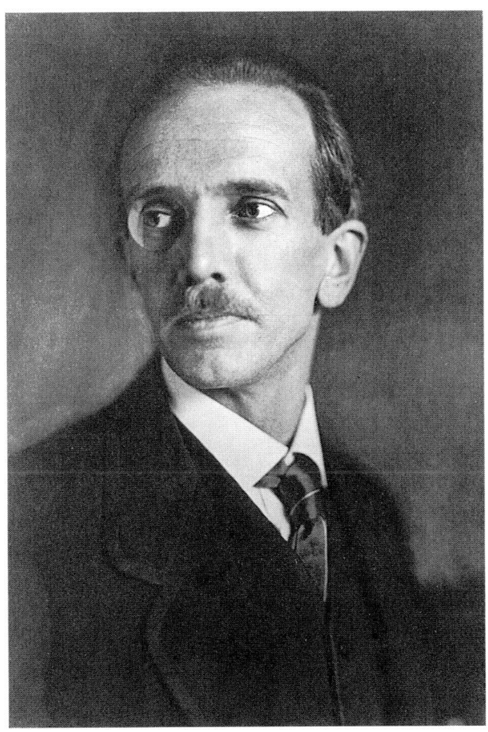

118 Otto Bartning (1883 – 1959). Historische Aufnahme, um 1930.

Um den Scherbenhaufen, der nach der Vertreibung des Bauhauses Anfang 1925 in Weimar zurückgeblieben war, stritten sich ein gutes Jahr noch die, die ihn angerichtet hatten.

Nach den Vorstellungen der Handwerkskammer Weimar sollte es überhaupt keine Hochschule mehr geben; stattdessen propagierte man die von der lokalen Presse weitgehend mitgetragene Idee einer traditionellen Kunstgewerbeschule für Lehrberufe mit regelmäßigen Gesellen- und Meisterkursen für das Handwerk und das produzierende Kleingewerbe sowie gelegentlichen Sonderkursen in Gestaltungsfragen.

Das Professorenkollegium der 1921 wiedergegründeten Staatlichen Hochschule für bildende Kunst erstrebte dagegen die einstige alleinige Vormachtstellung im Hochschulwesen Weimars und befürwortete, unterstützt von einer Mehrheit in der Weimarer Künstlerschaft, die Angliederung einer Kunstgewerbe- oder Gestaltungsschule mit Architekturklasse an die Kunsthochschule.

Angesichts solcher Richtungskämpfe, die über die Parteien und Fraktionen ins Parlament getragen wurden, erscheint es wie ein politisches Märchen, daß dieselbe thüringische Landesregierung, die dem Bauhaus das Überleben in Weimar unmöglich gemacht hatte, nun daran festhielt, dem Land Thüringen eine dem Bauhaus vergleichbare Ausbildungsstätte zu erhalten. Sie fand überdies in dem Berliner Architekten Otto Bartning einen Gründungsdirektor, der dem Grundgedanken des Bauhausmanifestes von 1919 so nahe stand wie kein anderer.

In den über mehrere Monate sich hinziehenden Verhandlungen mit der thüringischen Landesregierung gelang es Bartning, Einvernehmen über die Neugestaltung der Hochschule unter dem „Gedanken einer baubezogenen produktiven Werkgemeinschaft" zu erzielen – wie dies auch Gropius angestrebt hatte, in Weimar aber nicht verwirklichen konnte.

Folgerichtig zielte Bartnings erstes, vom 28.2.1925 datiertes Konzept für einen Weimarer Neubeginn auf eine „BAUAKADEMIE (Bauhaus)", in der die Werkstattidee des Bauhauses aufgenommen und konsequent weiterentwickelt wurde: Auf eine ein- bis zweimonatige Probezeit und eine über drei Jahre sich erstreckende „Vorschule" (mit dem Unterrichtsstoff einer Baugewerkenschule) folgte eine sogenannte „Hohe Schule" als Architekturbüro, in welchem Bauten entworfen, zur Ausführung durchgearbeitet und auf der Baustelle geleitet werden sollten. Die „Hohe Schule" umfaßte die Abteilungen Entwurf, Baukonstruktion, Statik und Bauleitung; erfolgreiche Absolventen erhielten ein den Technischen Hochschulen entsprechendes Abgangsdiplom als Architekt.

Die Werkstätten wurden nach diesem Konzept in zwei Abteilungen zusammengefaßt: „Für die im ‚Bau' zusammengefaßten Gewerbe (Tischlerei, Schmiede, Schlosserei, Steinmetzerei, Holzbildhauerei, Baumalerei, Töpferei, Metalltreiberei) und die anderen, im ‚Buch' und ‚Kleid' zusammenfaßbaren

119 Erich Dieckmann, Schreibtischsessel, Nußbaum poliert, originaler Bezugsstoff, um 1926.

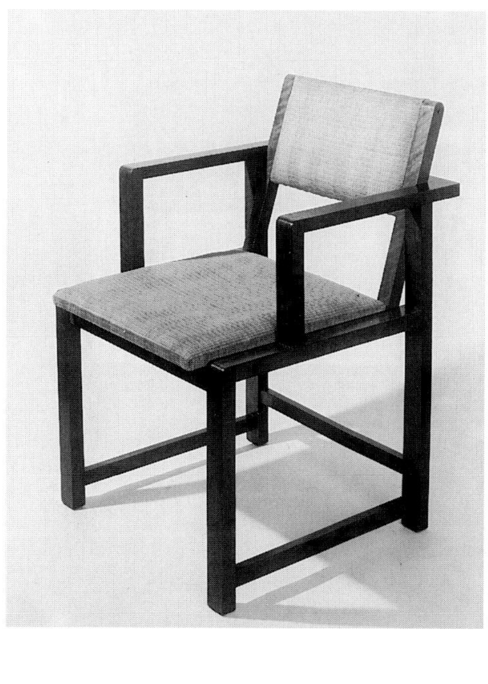

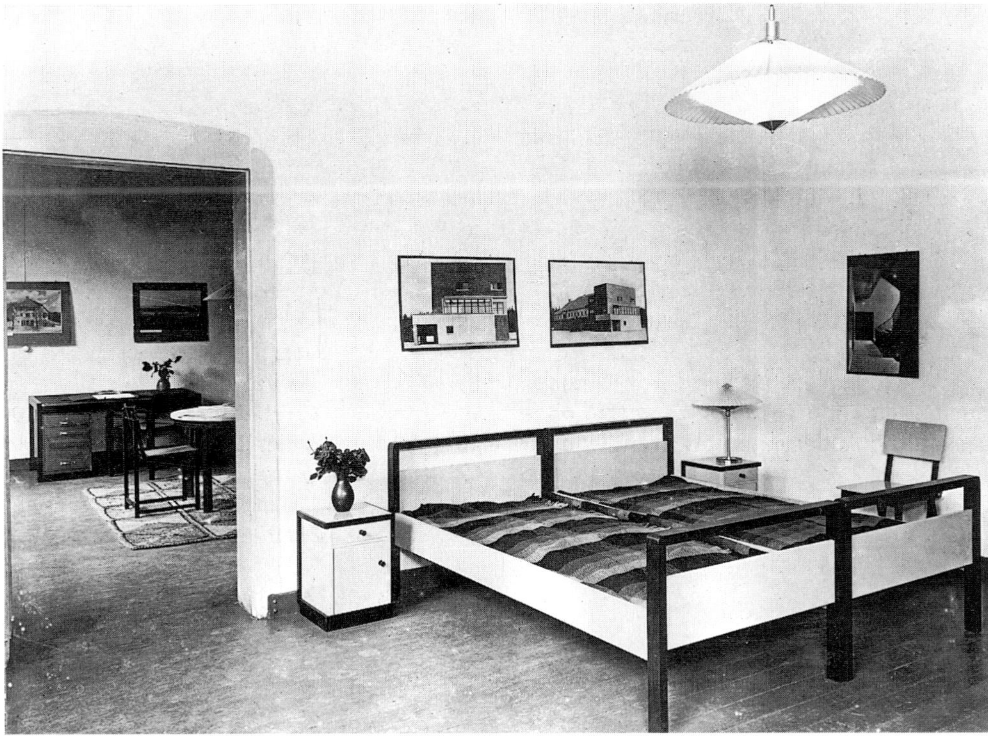

120 Ausstellung der Staatlichen Bauhochschule Weimar, Schlafzimmer mit Blick zum Wohnraum, 1927. Historische Aufnahme.

Gewerbe (Graphik und Reklame, Druckerei, Buchbinderei, Lederarbeit, Weberei, Schneiderei) ist der wünschenswerte Zustand der, daß deren Lehrmeister in der Werkstatt das Handwerk und die Form gleichermaßen meistern."

In einer dritten Abteilung wurden die „Sondergewerbe" und die sie Lehrenden aufgeschlüsselt:

„1 Meister der Farbe, der zugleich Lehrer und Mitarbeiter für Farbaufbau an der hohen Schule und Formmeister für Baumalerei, Theaterkunst, Reklamegraphik, Weberei unter anderem wäre;

1 Meister der plastischen Form, der ebenfalls Lehrer und Mitarbeiter an der Bauschule und Formmeister für verschiedene Gewerbe wäre."

Um den besonderen politischen und ökonomischen Verhältnissen in Thüringen Rechnung zu tragen und eine kulturelle und gesellschaftliche Isolierung der Schule, wie sie dem Bauhaus zum Verhängnis wurde, zu vermeiden, suchte Bartning die „Bauakademie" in einem dichtgeknüpften Netz regionaler Beziehungen und organisatorischer Forderungen abzusichern. Bartning sah voraus, „daß die ganze Schule nicht neben oder gar entgegen dem Lande stehen darf, sondern nur in lebendiger Wechselwirkung zum Lande bestehen kann, indem der Baugedanke als kultureller Sammelbegriff das ganze Land durchdringt".

Das Projekt einer solchen „Bauakademie" war kaum durchzusetzen, vor allem nicht gegen den Widerstand der thüringischen Architektenschaft und Gewerke. Ebensowenig wollte sich die Landesregierung dazu bewegen lassen, der Schule ein bestimmtes Bearbeitungskontingent aus dem Auftragsvolumen der Landesbauplanungen zu garantieren, weil dafür ein fester Finanzetat hätte bereitgestellt werden müssen. Überdies erwies sich die bis in die Namensgebung enge Anlehnung an das Bauhaus als problematisch, zumal Gropius bei Verhandlungen in Weimar im Dezember 1925 den Namen „Bauhaus" allein für das Dessauer Nachfolgeinstitut reklamieren konnte.

Ein daraufhin umgearbeitetes, detailliertes Konzept für die inzwischen „Staatliche Hochschule für Handwerk und Baukunst" genannte Anstalt, in das Bartning gleichwohl wesentliche Elemente des ursprünglichen Akademieprogramms einschreiben konnte, lag Ende 1925 vor. Es wurde ohne wesentliche Änderungen als Grundlage für den am 22. März 1926 unterzeichneten Gründungsvertrag der Hochschule akzeptiert. Am 1. April konnte daraufhin der Lehrbetrieb in den einzelnen Bereichen beginnen.

Die Hochschule gliederte sich in zwei miteinander verbundene Abteilungen: die Bauabteilung mit dem Bauatelier und der Modell- und Versuchswerkstatt sowie die Werkstätten, denen als dritter Ausbildungsbereich ein für alle Studierenden verbindliches Kurssystem zugeordnet war.

Zu einem ersten Probesemester zugelassen wurden Studierende, die die Abschlußprüfung einer Baugewerkenschule oder die Vorprüfung einer Technischen Hochschule abgelegt hatten. Die beiden ersten Semester des viersemestrigen Studiums dienten der theoretischen Vorbereitung auf die Baupraxis, die beiden letzten Semester der Bearbeitung wirklicher Bauaufgaben unter der Leitung von Bartning selbst und Ernst Neufert, dem Leiter der Bauabteilung.

Auf der Idee der praktischen Werklehre fußend, bildete das „Aktive Bauatelier", das nach dem Muster eines modernen Architekturbüros organisiert war, den Mittelpunkt der Schule. Hier konnten die Studierenden

121 Erich Dieckmann, Typenküche der Staatlichen Bauhochschule Weimar, 1927. Historische Aufnahme.

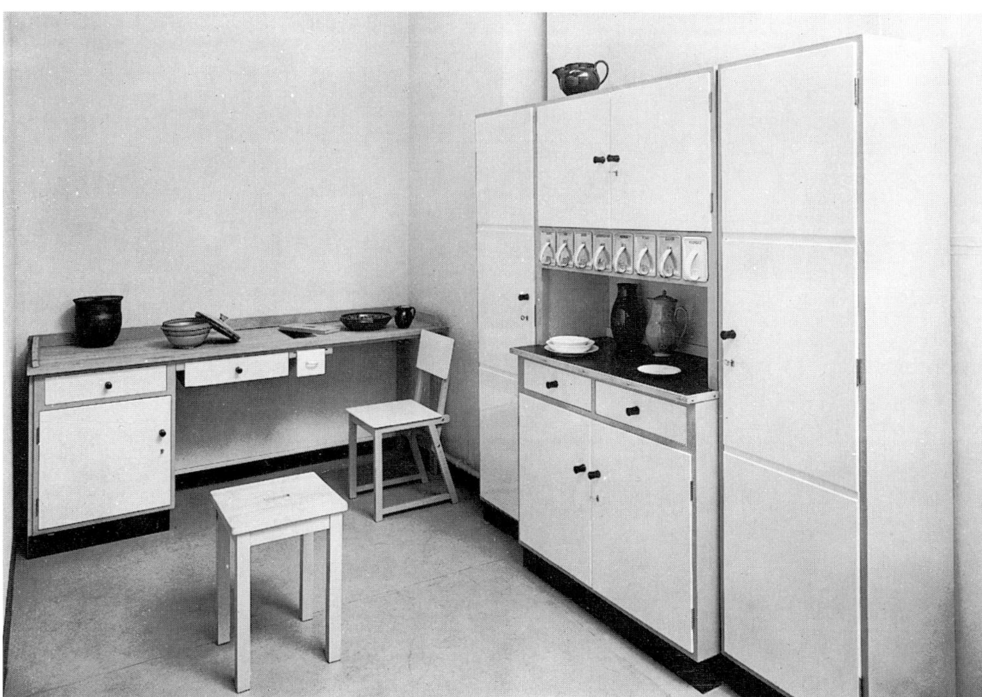

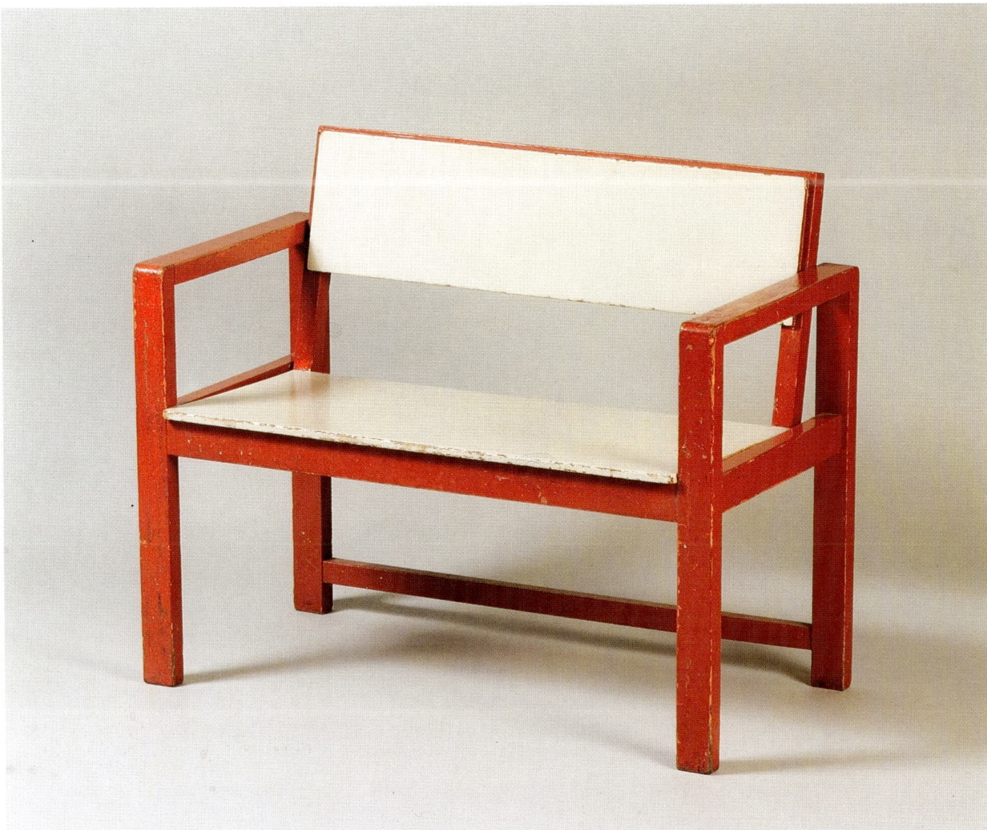

122 Erich Dieckmann, Kinderbank, Holzgestell, Sitz und Lehne Sperrholz, farbig lackiert, 1926/28.

unmittelbare Praxiserfahrung von der Entwurfsbearbeitung über die Bauleitung bis zur Kostenabrechnung erwerben. Das praxisnahe Studium im Bauatelier fand in Verbindung mit anderen Aufgaben statt, die aus den privaten Baubüros Bartnings in Berlin und Neuferts in Weimar kamen. Im Atelier von Neufert zum Beispiel waren Studierende an der Planung, Durcharbeitung und Ausführung zweier Landesbauvorhaben für die Universität Jena beteiligt: das Studentenhaus (Mensa) und das Mathematisch-Physikalische Institut (sog. Abbeanum).

Nach Möglichkeit wurde die Werkstattarbeit zur Gestaltung und Ausstattung der Hochschulprojekte herangezogen, was Bartning – entsprechend der programmatisch verkündeten Zusammenführung der verschiedenen handwerklichen Disziplinen am Bau – als das eigentliche Ziel der Schule gefördert wissen wollte.

Im Unterschied zu dem auf Rationalität und Effizienz hin durchorganisierten Unterricht im „Aktiven Bauatelier" waren die übrigen sechs Werkstätten, mit denen die Hochschule nach der halbjährigen Anlaufphase zu Beginn 1927 ihre erstmals vollständige Lehr- und Ausbildungskapazität vorstellte, zum überwiegenden Teil klassische Handwerksbetriebe, in denen „begabte Gesellen zu selbständig gestaltenden Werkmeistern für die Praxis, zu Gliedern gemeinsamer Arbeit am Bau" herangebildet werden sollten. In der keramischen Werkstatt und der Weberei wurden darüber hinaus Lehrstellen zur Gesellenausbildung angebo-

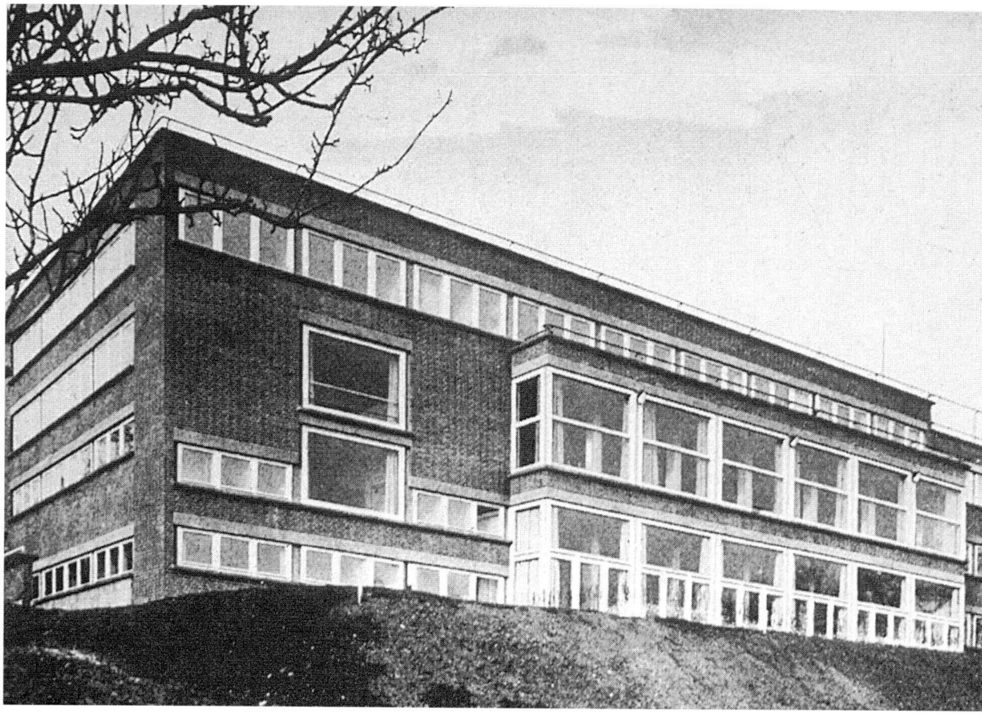

123 Ernst Neufert, Studentenhaus (Mensa) der Universität Jena, 1930. Historische Aufnahme.

ten. Die meisten dieser Werkstätten, wie die Töpferei in Dornburg, die Weberei, die Tischlerei und die Metallwerkstatt, hatten schon in den Jahren des Bauhauses gearbeitet. Bartning schien überdies durch die Berufung von ehemaligen Bauhaus-Absolventen zu Professoren und Werkstattleitern bestrebt, die Ausbildung und Produktivität der Bauhochschule in eine Kontinuität zum Weimarer Bauhaus stellen zu wollen.

Dies gilt besonders für die keramischen Werkstätten in Dornburg, die Otto Lindig nach dem Tod von Max Krehan 1925 weiterführte. Da die Urheberrechte von einigen erfolgreichen Modellen aus den Bauhausjahren (z.B. von Theodor Bogler) bei den Dornburger Werkstätten blieben, konnte die Produktivität durch Lizenzvergabe und die Zusammenarbeit mit größeren Betrieben, beispielsweise der Karlsruher Manufaktur, erheblich gesteigert werden.

Die Metallwerkstatt, später Metall- und elektrotechnische Werkstatt genannt, unterstand von April 1926 bis März 1928 der Leitung von Richard Winkelmayer, von Oktober 1928 bis zur Auflösung der Hochschule Wilhelm Wagenfeld. Beide waren am Bauhaus geschult und maßgeblich an der Entwicklung des „Bauhaus-Designs" beteiligt. Im Vordergrund der Werkstatt stand die Entwurfsarbeit für verkaufsfähige Lampenmodelle. Allerdings gelang Wagenfeld keine Wiederholung eines so eindringlichen Modells wie der gemeinsam mit Carl Jakob Jucker entwickelten *Bauhausleuchte* von 1923/24.

Andere Wege als die vom Bauhaus vorgezeichneten ging auch die Tischlerei, obwohl deren Leiter Erich Dieckmann ebenfalls durch Lehr- und Gesellenjahre am Bauhaus geprägt war. Bartning hatte schon im Juni 1927 in einem Schreiben an das thüringische Volksbildungsministerum betont, daß „die Tischlerei die am stärksten beanspruchte Werkstatt unter den Schulwerkstätten" sei. Später bescheinigte er Dieckmann, mit seinen Entwürfen „solider, preiswerter Serienmodelle den Ruf der Weimarer Bauhochschulwerkstätten mit gegründet zu haben". Der durchschlagende Erfolg von Typenmöbeln auf Ausstellungen und Fachmessen als Angebot für komplette Wohnungsausstattungen beruhte vor allem auf der unbegrenzten und vielfältigen Kombinations- und Erweiterungsfähigkeit der Bauteile und Einzelelemente. Dieckmanns Hauptinteresse galt dem Bau von Kindermöbeln und der zweckmäßigen Kücheneinrichtung normierter Kleinwohnungen im sozialen Wohnungsbau. Im Juni 1928 postulierte Dieckmann unter dem Titel *Grundsätzliches zur Gestaltung moderner Kücheneinrichtungen* das Credo der Bauhochschule zur Frage der Inneneinrichtung: „Eine moderne Küche für Kleinwohnungen ist keine Form- oder Stilangelegenheit. Für eine moderne Küche ist das oberste Gesetz, was es zu erfüllen gilt: Zeit- und raumsparende Zweckmäßigkeit. [...] Wie Geschirr und Haushaltungsgegenstände, so müssen auch die Möbelstücke für gleiche Grundrißtypen in Serien hergestellt werden, um sie zu erschwinglichen Preisen vertreiben zu können." Ein Charakteristikum des Dieckmannschen Möbelprogramms ist die gedämpfte Zweifarbigkeit: Wohn-Eßzimmer sind in der Regel naturholzfarben belassen und zweifarbig gebeizt; in Schlafzimmern erscheinen die Rahmen und Stollen in dunkel abgesetzten Naturholztönen (Gaboon oder Buche) gegenüber den meist in einem Elfenbeinton lackierten Flächen und Füllungen. Für Küchen und Kinderzimmer ist die hygienische, weil abwaschbare, zweifarbige Lackierung rot/elfenbein, blau/elfenbein, grün/elfenbein usw. die Regel.

Die Weberei-Werkstatt galt zu Bauhaus-Zeiten als eine der bestausgerüstetsten Handwebereien in Deutschland, der es, entsprechend einem Wirtschaftsgutachten des Bauhaus-Syndikus Necker 1924, bei einer gewissen Investitionsbereitschaft in die tech-

124 Ernst Neufert, Mathematisches Institut der Universität Jena (Abbeanum), 1930. Historische Aufnahme.

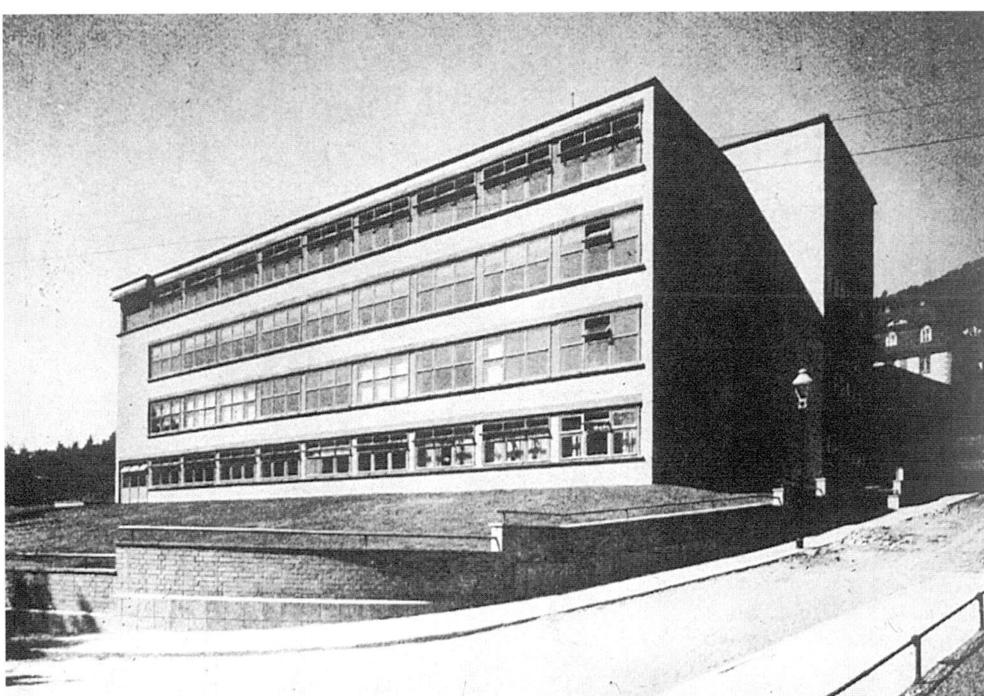

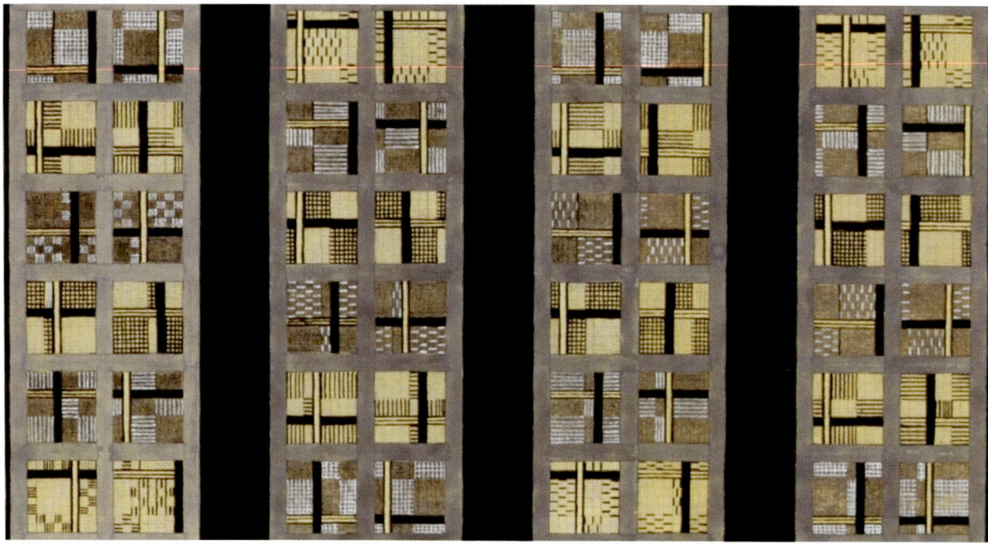

125 Ewald Dülberg, Glasfensterentwürfe für den Sitzungssaal des Berliner Rundfunkhauses (Architekt: Hans Poelzig), Bleistift, Tusche und Deckfarben, 1930. Privatbesitz.

nisch-maschinelle Ausrüstung hätte möglich sein können, auch große Aufträge für Deko-, Spann- und Möbelstoffe zu übernehmen. Allerdings war der bemerkenswerte technische Bestand der Weberei – es gab eine eigene Färberei, in der Werkstatt standen Kontermarschstühle, Tretwebstühle, Schaftmaschinen, Jacquardmaschinen und ein Teppichknüpfstuhl – eher auf Experimentierbetrieb denn auf Meterproduktion eingestellt. Die Mehrzahl der etwa vierzig 1925 noch benutzten Webstühle blieb beim Umzug des Bauhauses nach Dessau als privates Eigentum der Werkmeisterin Helene Börner in Weimar zurück. Mit ihrer „Weimarischen Handweberei" wurde deshalb von seiten der Bauhochschule am 23. August 1926 ein Nutzungsvertrag geschlossen, um Interessentinnen den Studienanfang oder Lehrbeginn zu garantieren. Ewald Dülberg gelang es schließlich im Verlauf des Jahres 1927, den Maschinenbestand der seit 1922 von ihm an der Kasseler Kunstakademie aufgebauten Webwerkstätten nach Weimar zu holen.

Im Gegensatz zum Bauhaus, wo schon unter Itten mit Materialien wie Bändern, Cellophan und Pelzresten experimentiert und Gewebe aus Eisengarnstoff und Cellophan hergestellt worden waren, lehnte die „Dülberg-Schule" die Verwendung von künstlichen Farben und Geweben strikt ab. In einem Beitrag für die vom Deutschen Werkbund herausgegebene Zeitschrift *Die Form* charakterisierte Dülberg 1926 die Aufgabe der Handweberei gegenüber der industriellen Massenproduktion dahingehend, „unbeeinflußt von Zeitströmungen bleibende Werte zu schaffen und sich ganz den Spezialaufgaben zu widmen, bei denen es nicht auf Menge, nicht auf raschen Absatz während der zeitlich begrenzten Herrschaft einer Mode ankommt, dafür aber auf Gestaltung aus schöpferischem Geist".

Die Zusammenarbeit von Bartning und Dülberg bei den für das öffentliche Prestige der Hochschule wichtigen Bauprojekten von 1926/27 – dem Verwaltungsgebäude für das Deutsche Rote Kreuz in Berlin, dem Messepavillon in Mailand, dem Kinderheim in

Neuruppin sowie der Taufkapelle auf der Berliner juryfreien Kunstausstellung – stand von Anfang an unter ungünstigen Vorzeichen. Dülberg sah sich von Bartning hintergangen, der ihm offenbar weitaus umfangreichere Kompetenzen hinsichtlich seiner Stellung als stellvertretender Direktor, als Gesamtleiter der Werkstätten und als Mitgestalter beim Aufbau der Hochschule zugesichert hatte. Bereits 1927 nahm Dülberg eine Berufung Otto Klemperers an die Berliner Staatsoper am Platz der Republik (Krolloper) als Ausstattungsleiter und Regisseur an und schied zum 30. April 1928 von der Weimarer Hochschule.

Die Leitung der Weberei und Färberei übernahm Grete Visino. Die zunächst vakant gebliebene Stelle für Farbtheorie wurde im April 1929 an Ludwig Hirschfeld-Mack vergeben, der schon Ende 1928 eine erste Vorlesung im Bereich Farben- und Formenlehre (und am Bauhaus 1922/23 als

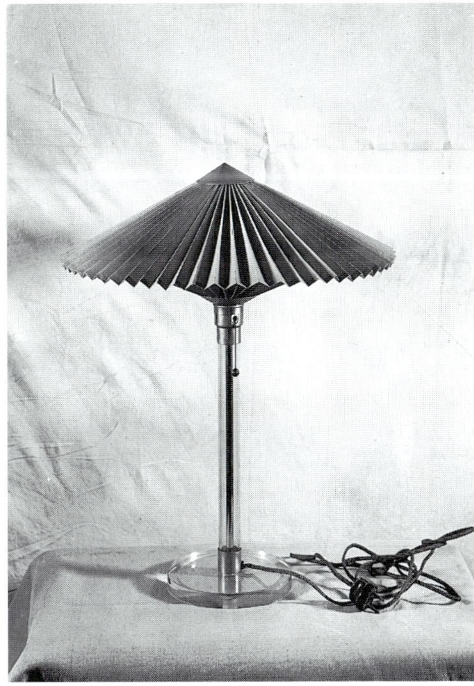

126 Richard Winkelmayer, Wilhelm Wagenfeld, Tischlampe mit Faltschirm, Glasfuß, Metallteile vernickelt, zwei Papierfaltschirme, 1927.

127 Wilhelm Wagenfeld, Teeservice aus Jenaer Glas, um 1930. Stiftung Bauhaus Dessau.

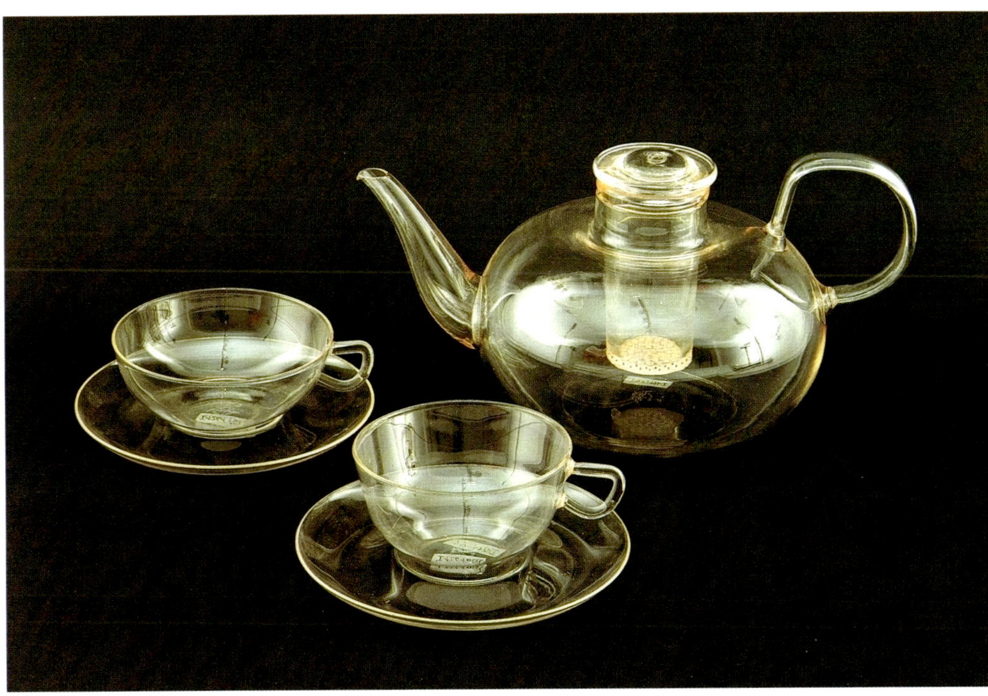

Geselle ein Farbenseminar) gehalten hatte. Später übernahm Hirschfeld-Mack auch den Lehrkurs für Baumalerei.

Die Staatliche Hochschule für Handwerk und Baukunst Weimar war zu dieser Zeit längst kein Experiment mehr. Erfahrungen und Lehren, die aus der Versuchsarbeit des Bauhauses zu ziehen waren, hatte Bartning sich zu eigen gemacht und mit der Bauhochschule einen Schultypus geschaffen, der Vorbildcharakter für das diffuse Feld der früheren Kunstgewerbeschulen hätte haben können. Diese Entwicklung wurde abrupt unterbrochen, als in Thüringen zu Beginn des Jahres 1930 eine Regierungsneubildung stattfand und der auf vier Jahre abgeschlossene Vertrag mit Otto Bartning zum 31. März 1930 auslief. Der nationalsozialistische Volksbildungsminister Dr. Wilhelm Frick löste die Bauhochschule Bartnings kurzerhand auf, entließ die Lehrerschaft und berief Paul Schultze-Naumburg, Inhaber und Leiter der Saalecker Werkstätten und führender Vertreter einer rechtskonservativen Bau- und Kulturideologie, zum Direktor der neugegründeten „Vereinigten Kunstlehranstalten Weimar".

B.V.

Chronologie

Kunstgewerbeschule

1896
Elisabeth Förster-Nietzsche übersiedelt mit ihrem Bruder von Naumburg nach Weimar. Angezogen durch den regen Wissenschaftsbetrieb um das neu errichtete Goethe-Schiller-Archiv und den Ruf Weimars als Stadt der Künste, bezieht sie die Villa Silberblick, Luisenstraße 36 (heute Humboldtstraße 36).

1897
Elisabeth Förster-Nietzsche veranlaßt die Verlegung des Nietzsche-Archivs nach Weimar, das unter ihrer Leitung sukzessive zum geistig-kulturellen Zentrum eines „Neuen Weimar" wird.
In der Folgezeit gruppiert sich eine Vielzahl kulturell einflußreicher Persönlichkeiten um die Schwester des Philosophen, unter anderen Harry Graf Kessler, Henry und Maria van de Velde, Ludwig und Eleonore von Hofmann, Hans Olde, Edvard Munch, Alfred und Helene von Nostitz-Wallwitz.
Das Ziel der Bestrebungen war, Weimar wie in klassischer Zeit erneut zu einem stilbildenden Zentrum für Kunst, Literatur und Theater zu erheben.
Herbst: Henry van de Veldes Arbeiten auf der *Internationalen Kunst-Ausstellung* in Dresden machen den Künstler in Deutschland schlagartig berühmt. Die Freundschafts- und vor allem die Geschäftskontakte nach Deutschland nehmen an Umfang dergestalt zu, daß ab 1897/98 erste Gedanken zu einer Übersiedlung nach Deutschland auftauchen.

1900
Am 25. August stirbt Friedrich Nietzsche in Weimar. Die Schwester verstärkt ihre Bemühungen um die Erschließung, Sammlung und Ordnung des handschriftlichen Nachlasses; in rascher Folge erscheinen Werkausgaben, Briefbände und eine Biographie des Philosophen, dessen Popularität nicht zuletzt durch das Engagement von Elisabeth Förster-Nietzsche stetig zunimmt.
Henry van de Velde arbeitet fast ausschließlich für deutsche Kunden; der Transfer seiner Ende 1898 gegründeten Firma nach Berlin endet mit dem Verlust fast sämtlicher Einlagen und einem Nervenzusammenbruch des Künstlers.
6. September: Die Berliner Freunde schließen einen Exklusivvertrag für Henry van de Velde ab, der ihn an den Kunsthändler Hermann Hirschwald bindet, den Inhaber des Hohenzollern-Kunstgewerbehauses in Berlin.
Henry van de Velde zieht im Oktober gegen seinen Willen endgültig nach Berlin um. Zahlreiche Vorträge in den Berliner Salons; Bekanntschaft mit der kulturellen Elite der Reichshauptstadt.
Ausstellungsbeteiligung in Krefeld; Vortrag über die Reform der Frauenkleidung; Gestaltung der Ausstellungsbroschüre.

1901
Am 7. Januar 1901 tritt der vierundzwanzigjährige Wilhelm Ernst die Nachfolge seines Großvaters als Großherzog von Sachsen-Weimar-Eisenach an.
Weimar hat 28.489 Einwohner.

Mai: Das Buch *Die Renaissance im modernen Kunstgewerbe*, eine Zusammenfassung der neuesten Vorträge van de Veldes, erscheint in Berlin; Ausstattung des Friseursalons von François Haby in Berlin; Umbau und Neueinrichtung des Hohenzollern-Kunstgewerbehauses; eine große van de Velde-Ausstellung folgt. Zahlreiche Privataufträge in Berlin. Vortragsreisen in Verbindung mit Ausstellungen in Leipzig, Wien, Dresden und Krefeld. Zunehmende Differenzen zwischen Hirschwald und van de Velde, der erneut einen Nervenzusammenbruch erleidet, führen dann zur Auflösung des Vertrages.

August: Elisabeth Förster-Nietzsche schlägt Henry van de Velde als Direktor der Weimarer Kunstschule vor. Harry Graf Kessler knüpft ebenfalls erste Kontakte mit dem Großherzog.
21. Dezember: Van de Velde wird vom Großherzog als künstlerischer Berater für die Förderung des Kunsthandwerks und der kunstgewerblichen Kleinindustrie berufen.

1902
15. Januar: Van de Velde schließt in Weimar seinen Vertrag mit Dienstantritt am 1. April ab; Jahresgehalt: 6.000 Mark.
März: Er bezieht mit seiner Familie eine Wohnung in der Cranachstraße 11, desgleichen sein langjähriger Mitarbeiter, der schwedische Kunsttischler Hugo Westberg; weitere Mitarbeiter aus Berlin und einige Schüler folgen wenig später.
1. April: Hans Olde wird Direktor der Weimarer Kunstschule. Van de Velde tritt die Nachfolge einer 1881 gegründeten „Zentralstelle für Kunstgewerbe" an, die unter der Leitung des Architekten Bruno Eelbo rund zehn Jahre existiert hatte; er sieht sich gezwungen, sein Aufgabengebiet völlig neu zu erschließen.
19. Juli: Eröffnung des Folkwang-Museums in Hagen, van de Veldes bislang umfangreichster Auftrag.
Ab Juli: Graf Kessler verhandelt nach langen Vorgesprächen über die ehrenamtliche Leitung des Museums für Kunst und Kunstgewerbe. Die frühere *Permanente Kunstausstellung* am Karlsplatz (heute Goetheplatz) wird für diesen Zweck in Staatsbesitz überführt.
15. Oktober: Offizielle Eröffnung des Kunstgewerblichen Seminars in fünf Atelierräumen des Prellerhauses an der Belvederer Allee in unmittelbarer Nachbarschaft zur Kunstschule sowie im Martersteigschen Haus. Van de Velde hatte die Einrichtung zunächst vorwiegend aus eigenen Mitteln bestritten und sah sein neues Aufgabengebiet als zentrale Arbeits- und Beratungsstelle zur Ausbildung und Anleitung von Kunsthandwerkern und kleineren Industriellen. Eine wichtige Grundlage für den kontinuierlichen Erfolg war die enge, vorwiegend privatwirtschaftlich organisierte Zusammenarbeit mit der Weimarer Möbeltischlerei Scheidemantel sowie dem Hofjuwelier Müller, die auch nach seinem Weggang bis Anfang der zwanziger Jahre Bestand hatte. Allein an Aufträgen für seinen privaten Kundenkreis vergab van de Velde in den Jahren von 1902 bis 1914 ein Volumen von über zwei Millionen Mark.
Die *Kunstgewerblichen Laienpredigten* (Leipzig/Berlin 1902) fassen van de Veldes theoretische Ansätze zur Herausbildung eines neuen Stils zusammen. Daneben breite publizistische Tätigkeit vor allem für die einflußreiche Zeitschrift *Innen-Dekoration*.
Bau und Einrichtung der Villa Esche in Chemnitz.

1903
Februar bis April: Van de Velde reist mit seinen Berliner Freunden Curt und Sophie Herrmann auf Einladung des HAPAG-Direktors Albert Ballin nach Süditalien, Griechenland, Ägypten und in die Türkei und empfängt tiefe Eindrücke der klassisch-antiken Kunst, die seinen Stil nachhaltig beeinflussen. In Weimar findet der Künstler nach den stürmischen, spektakulären Anfängen seiner internationalen Karriere zu ruhigen, harmonischen Formen ohne Pathos.
24. März: Kessler wird ehrenamtlicher Leiter des Museums für Kunst und Kunstgewerbe und sieht diese Position als greifbare Chance, seine eigenen Bestrebungen zur Befruchtung der modernen Kunstentwicklung Deutschlands durchzusetzen.
3. April: Van de Velde wird an seinem 40. Geburtstag zum Professor ernannt. Als ersten Auftrag des Landes entwirft er das Tafelsilber für die bevorstehende Hochzeit des großherzoglichen Paares (30. 4. 1903).
Die Schauspielerin Louise Dumont plant in Weimar den Bau eines Festspieltheaters, Kessler die Erweiterung und den Umbau des Museums. Die von van de Velde eingereichten Entwürfe für beide Projekte scheitern an der Ignoranz der zuständigen Stellen.

Juni: Mit einer großen Retrospektiv-Ausstellung zum Werk von Max Klinger eröffnet Kessler den Reigen einer großen Zahl beispielgebender Ausstellungen, die einen radikalen Bruch mit der bisherigen, eher konservativ-beschaulichen Praxis des Museums darstellen. Im August folgt die Ausstellung *Deutsche Impressionisten und Neoimpressionisten*.

15. Oktober: Einweihung des Nietzsche-Archivs nach kostspieligen Umbauarbeiten und der teilweisen Neueinrichtung der Beletage nach Entwürfen van de Veldes, der auch das neuerworbene Haus Kesslers in der Cranachstraße 15 einrichtet.

Die Bestrebungen des „Neuen Weimar" um Kessler, van de Velde und Nietzsches Schwester zeigen erste Erfolge, wenn auch weitgehend in der privaten Isolation. Gerhart Hauptmann, Rainer Maria Rilke, Hugo von Hofmannsthal, André Gide, Léon Werth, Henry Thode und eine Vielzahl bedeutender Europäer der kulturellen Avantgarde, wie die Künstler Théo van Rysselberghe, Auguste Rodin, Edvard Munch oder Aristide Maillol und viele andere, kommen in den nächsten Jahren nach Weimar.

15./16. Dezember: Gründungssitzung des Deutschen Künstlerbundes, der sich als kämpferische Vereinigung aller fortschrittlich gesinnten Sezessionsgruppen versteht. Auf Initiative Kesslers findet die Gründung im Museum für Kunst und Kunstgewerbe statt, das bis 1906 auch als Geschäftsstelle fungiert.

1904

März: Kessler organisiert eine anspruchsvolle Ausstellung französischer Impressionisten mit Werken von Manet, Renoir, Cézanne und Monet, die er mit neuen Möbeln van de Veldes arrangiert.

Van de Velde wird mit dem schrittweisen Neubau der Kunstschule beauftragt; der erste Abschnitt wird von Juli bis Oktober erstellt. Zugleich wird das dringende Bedürfnis nach einer Kunstgewerbeschule mit regulärem Schulbetrieb artikuliert.

20. Juni: Einreichung der Pläne für den Neubau einer Kunstgewerbeschule gegenüber der Kunstschule mit integriertem Atelier für Bildhauerei.

27. Juni: Der Großherzog genehmigt die Planung van de Veldes und stellt 50.000 Mark für den Bau in Aussicht. Die Errichtung erfolgt in zwei Etappen 1905/06, nachdem van de Veldes Pläne am 28. April 1905 bestätigt wurden.

Juli/August: Auguste Rodin stellt erstmals in Weimar aus.

1905

Februar/März: Auf der Weimarer Kunstgewerbe- und Industrie-Ausstellung werden erstmals Arbeiten der Schüler van de Veldes gezeigt, die der Künstler seit 1902 neben der Arbeit im Kunstgewerblichen Seminar und seiner anwachsenden privaten Bau- und Entwurfstätigkeit unterrichtet.

6. März: Memorandum des Staatsministeriums über den Aufbau des gewerblichen Unterrichts. Die künftige Kunstgewerbeschule soll als höchste Institution der kunstgewerblichen Ausbildung des Landes fungieren und durch die Förderung der individuellen Fähigkeiten der Massenproduktion entgegenwirken.

8. März: Dritte Neoimpressionisten-Ausstellung mit Werken von Paul Signac, Théo van Rysselberghe, Henri Edmond Cross, Maximilian Luce und Maurice Denis im Museum für Kunst und Kunstgewerbe.

Mai: Die Begegnung van de Veldes mit dem englischen Theaterreformer Edward Gordon Craig anläßlich seiner Ausstellung neuer Dekorationen und Kostüme in Weimar vermittelt ihm eine radikal gewandelte Sichtweise des Theaterbaus.

5. Mai: Für die zu gründende Kunstgewerbeschule werden Satzung und Verwaltungsordnung verabschiedet.

April/Mai: Ausstellung von Werken der modernen Druck- und Schreibkunst im Museum für Kunst und Kunstgewerbe. Daneben bereitet Kessler die *Großherzog Wilhelm Ernst Ausgabe Deutscher Klassiker* vor. Er gewinnt den gemeinsamen Freund Alfred Walter Heymel, den Mitbegründer und damaligen Besitzer des Insel-Verlages, zur Herausgabe der anspruchsvollen Reihe.

Den Reinerlös bzw. einen Vorschuß Heymels kann Kessler als Ankaufsmittel im Zuge der „Heymel-Stiftung“ für den Ankauf herausragender Werke der Moderne verwenden: Die von Kessler erworbenen Gemälde von Monet, Rysselberghe, von Hofmann, Trübner und Beckmann haben sich bis heute in den Kunstsammlungen erhalten.
Van de Velde-Ausstellung von Silberarbeiten bei Druet in Paris, hergestellt beim Weimarer Hofjuwelier Theodor Müller.

1906
Mai: Van de Velde beteiligt sich mit großem Engagement an der *Dritten Deutschen Kunstgewerbeausstellung* in Dresden mit verschiedenen Wohnräumen und der „Museumshalle“, die in enger Zusammenarbeit mit Ludwig von Hofmann für einen künftigen Museumsneubau konzipiert wurde. Der später in Weimar eingelagerte Raum verrottete ohne konkreten Nutzungszweck. Der zugehörige Gemäldezyklus, den Ludwig von Hofmann geschaffen hatte, wird im Rahmen der „Heymel-Stiftung“ erworben, harrt aber nach wie vor einer Restaurierung und vollständigen Präsentation.
Anschließend gestaltet van de Velde eine Ausstellung des Deutschen Künstlerbundes in London, die Kessler als deutschen Beitrag zur Völkerverständigung initiiert hatte.
3. Juli: Kessler legt sein Amt als Leiter des Museums für Kunst und Kunstgewerbe im Zusammenhang des sog. „Rodin-Skandals“ nieder. Kessler hatte Rodin in Deutschland erstmals umfassend 1904 in seinem Museum ausgestellt und präsentierte seine Arbeiten 1906 erneut in Weimar. Die Universität Jena verlieh Rodin im gleichen Jahr die Ehrendoktorwürde. Rodin hatte aus Dankbarkeit dem Großherzog eine von Kessler ausgewählte Suite von Zeichnungen geschenkt, die ob ihrer „Obszönität“ für Furore in Weimar sorgte und den Anlaß für eine infam geführte Intrige gegen Kessler abgab.
Mit der Demission Kesslers verlieren sich die Ziele des „Neuen Weimar“ endgültig in die Privatheit.
1. September: Van de Velde kann die ersten Räume der nach seinen Plänen neu errichteten Kunstgewerbeschule beziehen. Er entwirft die Grundlagen der künftigen Ausbildung und erhofft sich eine Übernahme der Schule durch den Staat, was ihm jedoch nur für das Kunstgewerbliche Seminar gelingt; daneben Entwürfe für den Bau des Tennisclubs in Chemnitz und die Villa Hohenhof für Karl Ernst Osthaus in Hagen.

1907
Wanderausstellung mit repräsentativen Arbeiten van de Veldes in Stuttgart, Bremen, Zürich, Oslo, Kopenhagen und Trondheim.
In Weimar Ausstellung der Schülerarbeiten im Museum für Kunst und Kunstgewerbe; anschließend stellen van de Velde und seine Mitarbeiter neueste Arbeiten aus.
Mai/Juni: Für die Schnitzer und das Kleingewerbe in der Rhön wird ein allmählicher Übergang zur Kleinmöbel- und Spielzeugproduktion empfohlen. In den folgenden Jahren Ankäufe von Spielzeugentwürfen und Wettbewerbe in der Kunstgewerbeschule.
6. Oktober: Gründung des Deutschen Werkbundes in München als Zusammenschluß von Künstlern, Kunsthandwerkern und Industriellen zur Qualitätsförderung gewerblicher Arbeit. Van de Velde wird wenig später zum Vertreter für Thüringen ernannt.
7. Oktober: Die Kunstgewerbeschule nimmt ihren Lehrbetrieb auf. Der Jahresetat von rund 30.000 Mark erlaubt weder die Berufung namhafter Professoren noch die Einrichtung sämtlicher Werkstätten. Van de Velde ist deshalb sowohl auf die Eigeninitiative seiner Mitarbeiter angewiesen, die die Einrichtung einiger Werkstätten privat finanzieren, als auch auf Spendengelder und andere Zuwendungen. Auf ein Programm der Schule wird zunächst verzichtet. Die Vermittlung künstlerischer Praktiken und das Heranführen an eine „vernunftgemäße Gestaltung“, dem Credo der Lehre van de Veldes, stehen im Mittelpunkt. Die Entwurfs- und Gestaltungslehre bildet die Grundlage der Ausbildung. Wegen fehlender Mittel muß sich van de Velde not-

gedrungen seiner früheren Schüler und Mitarbeiter als Lehrkräfte bedienen. Es entstehen sukzessive die Werkstätten für Buchbinderei und Keramik, für Teppichknüpferei, Weberei und Stickerei, für Metallarbeiten sowie für Goldschmiedekunst und Emaillebrennerei.

11. Oktober: Van de Velde reicht seine Pläne für den Umbau und die Neueinrichtung des Großherzoglichen Museums ein (später Landesmuseum); die Ausführung kommt ebensowenig zustande wie van de Veldes Planung für den Neubau des Weimarer Hoftheaters, für das er einen Bauplatz am heutigen „Gauforum" vorgeschlagen hatte aus Pietät dem alten Goetheschen Hoftheater gegenüber, das schließlich dem durchschnittlichen Entwurf der Münchner Architektenfirma Heilmann & Littmann nach dem Brand weichen mußte.

Bau des Hohenhofes in Hagen (1908 vollendet), den er für Karl Ernst Osthaus auch in sämtlichen Einrichtungsdetails über das Mobiliar, die Beleuchtungskörper, das Geschirr und Besteck komplett als Gesamtkunstwerk entworfen hatte.

Umbau und Ausstattung des Landhauses von Arnold Esche in Lauterbach bei Gera. Baubeginn der eigenen Villa in Weimar. Im Leipziger Insel-Verlag erscheint das Buch *Vom neuen Stil*, der zweite Teil der *Laienpredigten.*

Die Schule hat 1907 zunächst 16 meist weibliche Schülerinnen.

1908

März: Van de Velde zieht mit seiner Familie schrittweise in das neuerbaute Haus Hohe Pappeln in der Belvederer Allee 58, im Weimarer Vorort Ehringsdorf.

Der Großherzog bestätigt van de Velde als Direktor der Kunstgewerbeschule.

1. April: Offizielle Eröffnung der Kunstgewerbeschule. Van de Velde unterzeichnet zunächst einen Vertrag über zwei Jahre. Als Voraussetzung für die Aufnahme steht die zeichnerische Begabung der Schüler im Vordergrund; daneben wird lediglich der Volksschulabschluß verlangt. Die Ausbildung dauerte je nach Fachrichtung zwischen zwei und fünf Jahren und schließt mit einem Abgangszeugnis bzw. einem Diplom ab. Die Vorbereitung auf die Gesellen- und Meisterprüfung vor der zuständigen Handwerkskammer erfolgt in den Werkstätten.

Eine Abordnung der Arbeiterschaft der Carl Zeiss-Werke in Jena beauftragt van de Velde mit der Planung eines Denkmals für Ernst Abbe. Das 1911 vollendete Monument mit Reliefs von Constantin Meunier und einer Marmorstele von Max Klinger im Inneren des offenen, oktogonalen Tempels stellt eines der seltenen Denkmäler im Deutschen Kaiserreich dar, das ohne falsches Pathos in vollendeter Gestaltung seiner Funktion des Erinnerns an den Sozialreformer Abbe nachkommt.

September: Henry van de Velde referiert auf der 2. Tagung des Deutschen Werkbundes in Frankfurt über Kunst und Industrie (1910 in den *Süddeutschen Monatsheften* publiziert).

Dezember: Die privat geführten Werkstätten der Kunstgewerbeschule regen öffentliche Verkaufsausstellungen an. In einer ersten Ausstellung im Museum für Kunst und Kunstgewerbe werden in der Weihnachtszeit Arbeiten der Schule gezeigt, die bei der Bevölkerung auf reges Interesse stoßen.

Die Luxusausgabe von Friedrich Nietzsches *Also sprach Zarathustra* erscheint im Leipziger Insel-Verlag mit der Typographie und Buchgestaltung van de Veldes. Der Künstler hatte an diesem Projekt mit Unterbrechungen rund zehn Jahre gearbeitet. Über die Vermittlung des Auftrages war van de Velde zum einen mit Elisabeth Förster-Nietzsche in engeren Kontakt gekommen, zum anderen datiert aus der gemeinsamen Arbeit am *Zarathustra* die lebenslange Freundschaft zwischen Kessler und van de Velde.

Im Schuljahr 1907/08 unterrichtet die Kunstgewerbeschule 27 Schülerinnen und Schüler.

1909

Van de Velde stellt vermehrt Kontakte zu den Gewerbetreibenden der Stadt her, die den Schülern die Möglichkeit eröffnen, ihre Fähigkeiten in der produktiven Fertigung zu erweitern.

Van de Velde stellt einige Arbeiten in Helsinki aus.
28. März: Große Sonderausstellung deutscher Kunstgewerbeschulen, unter anderem auch Weimar, im neuen Großkaufhaus Wertheim in Berlin.
März: Endgültige Entscheidung über den Auftrag des Jenaer Abbe-Denkmals an van de Velde trotz heftiger Pressekritiken auch gegen die Arbeit Meuniers.
19. Dezember: Ausstellung von Schülerarbeiten im Museum für Kunst und Kunstgewerbe am Karlsplatz.
Planung der Villa Rudolf Springmann in Hagen, die in Nachbarschaft zum Hohenhof von Karl Ernst Osthaus dem vorgesehenen Ensemble eingefügt wird (Fertigstellung 1911).
Die erste deutsche Luxusausgabe von *Amo* erscheint im Leipziger Insel-Verlag mit einer Auflage von 150 Exemplaren. Typographie, Gestaltung und Text stammen von Henry van de Velde.
Im Schuljahr 1908/09 unterrichtet van de Velde an der Kunstgewerbeschule 30 Schülerinnen und Schüler.

1910
Henry van de Velde durchlebt ein schweres Krisenjahr und spielt erstmals seit seinem Umzug nach Deutschland ernsthaft mit dem Gedanken, in seine Heimat zurückzukehren. Der Künstler sieht sich mitsamt seiner Familie zunehmend isoliert und als feindlicher Ausländer verfemt.
Auf der Weltausstellung in Brüssel findet die kunstgewerbliche Produktion Deutschlands Bewunderung und hohe Anerkennung, die auf den Einfluß der Tätigkeit van de Veldes zurückgeführt wird. Van de Velde erhält vom belgischen König Albert I. einen hohen Orden.
In Bürgel richtet der Künstler eine museale Schausammlung mit mustergültigen Beispielen der regionalen Töpferei ein.
Juni: Die wiederholten Beschwerden der Weimarer Buchbinderinnung wegen der Konkurrenz durch die Kunstgewerbeschule werden in einer Sitzung im Juli dahingehend ausgeräumt, daß die Buchbinder selbst künftig an Fortbildungskursen teilnehmen können.
Ab Juli/August ist die Schule auf mehreren Ausstellungen vertreten; zunächst in den eigenen Räumen. Im Anschluß folgt eine Schmuckausstellung im Kunstgewerbemuseum in Essen sowie im Herbst eine große Sonderausstellung im Leipziger Kunstgewerbemuseum.
3. Dezember: Van de Velde unterzeichnet in Paris einen Vertrag zum Bau eines großen Theaters. Den Auftrag hatte sein Freund Maurice Denis vermittelt, den er deshalb im Mai in Paris besucht hatte. Ständige Querelen mit der privaten Bauträgergesellschaft, mit Partnern und den Baufirmen führen jedoch im Juli 1911 dazu, daß sich van de Velde verbittert zurückzieht.
Die *Essays* erscheinen im Insel-Verlag, Leipzig.
Im Schuljahr 1909/10 hat sich die Zahl der Schüler mit 39 nur unwesentlich erhöht.

1911
13. Januar: Van de Velde regt beim Staatsministerium die notwendige Einrichtung einer Architekturklasse an, die am 28. März erfolgt. Widrige Umstände und fehlende Budgetmittel reduzieren den Unterricht jedoch auf die Innenraumgestaltung. Daneben erhalten einige Schüler Unterricht in der Baugewerkenschule, die seit 1910 (1859 gegr.) unter ihrem neuen Direktor Paul Klopfer eng mit van de Velde kooperiert. Ein Schüleraustausch findet auch mit der Hochschule für bildende Kunst statt.
Juli bis November: Der zweite Bauabschnitt für die Hochschule für bildende Kunst (seit 1910 verstaatlicht) wird nach van de Veldes Plänen fertiggestellt.
November: Im Hagener Folkwang-Museum des Freundes Karl Ernst Osthaus findet eine Ausstellung mit Schülerarbeiten statt; desgleichen von Arbeiten der Buchbinderei in Brüssel, die sich in der Zwischenzeit zur profitabelsten Werkstatt entwickelt hatte.
Im selben Jahr setzt van de Veldes intensive Beschäftigung mit einem Monument für den Philosophen Friedrich Nietzsche ein. Die Pläne entstehen in enger Zusammenarbeit

mit Kessler, dem eigentlichen Initiator des Projekts, der auch die ersten Geldmittel für den Ankauf des Geländes hinter dem Weimarer Nietzsche-Archiv beschaffen kann. Es entsteht eine Entwurfsreihe, die schließlich ein megalomanisches Monument inmitten einer Arena mit Tribünen und Sportstätten vorsieht. Finanzierungsprobleme für diese gewaltige Anlage und letztlich die Krisenstimmung in den Jahren vor 1914 verhindern die Ausführung des Projekts.
Im Schuljahr 1910/11 sind 54 Schülerinnen und Schüler eingeschrieben.

1912
3. Februar: In einer Denkschrift über die künftige Einrichtung der Kunstgewerbeschule fordert van de Velde die völlige Reorganisation des Lehrprogramms, stößt jedoch beim Großherzog auf völliges Desinteresse.
Februar: Im Museum für Kunst und Kunstgewerbe findet eine beachtete Ausstellung mit Photographien der letzten Bauten van de Veldes statt sowie von Gebäuden der Architekten Peter Behrens, Richard Riemerschmid, Hermann Muthesius und Alfred Messel.
3. Juni: Van de Velde engagiert sich auf der Dritten Werkbundsitzung in Wien für die Durchsetzung seiner künstlerischen Ideen.
Nachdem er mit Hilfe belgischer Freunde vergeblich wieder nach einer neuen Stellung in seiner Heimat gesucht hatte, ist van de Veldes seelischer Zustand in der zunehmend chauvinistischen Atmosphäre der Thüringer Provinz erneut an einem Tiefpunkt angelangt. Er begibt sich zum wiederholten Male zur Kur in das Privatsanatorium des befreundeten Arztes Dr. Ludwig Binswanger in Kreuzlingen am Bodensee.
Die Schülerzahl hat sich 1911/12 auf 66 gesteigert.

1913
Van de Velde plant ständige Ausstellungs- und Verkaufsräume im Schulgebäude, um die stets knappe Haushaltslage zu verbessern. Der Weimarer Kunsthistoriker und neue Erfurter Museumsdirektor Edwin Redslob beauftragt van de Velde im Namen der Stadt Erfurt mit der Planung eines großen Museumsneubaus, der jedoch kriegsbedingt nicht zur Ausführung gelangte.
1. April: Zum fünfzigsten Geburtstag des Künstlers erscheinen zahlreiche Artikel in der deutschen und europäischen Presse, unter anderem von Theodor Heuss. Die feindliche Stimmung gegen den unerwünschten Ausländer nimmt dagegen weiter zu.
3. April: Im Nietzsche-Archiv wird der Geburtstag mit einer großen Zahl der Freunde van de Veldes begangen. Georg Kolbe hatte eine Porträtbüste des Jubilars geschaffen.
Trotz zahlreicher Rückschläge gehören die beiden Vorkriegsjahre zur produktivsten Zeit des Künstlers: Er baut die Villen Henneberg und Dürckheim in Weimar, die Villa Körner in Chemnitz, die Villa Schulenburg in Gera und betreut für den Berliner Bankier, Sammler und Freund Julius Stern den Umbau seines Landhauses in Geltow bei Potsdam.
Daneben hält er Vorträge und kann Professor Botho Graef aus Jena, den väterlichen Freund Ernst Ludwig Kirchners, für eine Vorlesung in Weimar von Januar bis Mai über die griechische Kunst gewinnen.
Intrigante Kreise und verstärkt auch die Behörden in Weimar betreiben nunmehr systematisch die Absetzung und Vertreibung van de Veldes.
Schülerarbeiten werden im Kaiser-Wilhelm-Museum in Krefeld sowie im Städtischen Museum in Erfurt gezeigt.
Die Schülerzahl hat sich 1912/13 auf 76 gesteigert.

1914
1. August: Verkündigung der Mobilmachung im Deutschen Reich. Beginn des Ersten Weltkrieges.

Februar: Van de Velde wird mit dem Bau des Werkbundtheaters in Köln betraut; als Eröffnungstermin steht der 18. Juni bereits fest.
Die Buchbinderwerkstatt erhält auf der Leipziger Buchmesse den Großen Preis.

März: Ohne Resonanz richtet van de Velde erneut eine Denkschrift über die Lage der Kunstgewerbeschule an den Großherzog, der im Verein mit dem Direktor der Hochschule für bildende Kunst bereits einen Nachfolger sucht. Fritz Mackensen schlägt einen erklärten Gegner van de Veldes, den Maler und Architekten Paul Schultze-Naumburg, vor.
2. bis 6. Juli: Auf der Tagung des Deutschen Werkbundes kommt es zu einem erbitterten Streit van de Veldes mit Hermann Muthesius, der im Gegensatz zu van de Veldes individualistischem Ansatz der Stilbildung eine industriegerechte Typisierung fordert.
25. Juli: Van de Velde legt dem Großherzog sein Entlassungsgesuch vor; sein Vertrag wird bis zum Ablauf des Schuljahres am 1. Oktober 1915 verlängert.
Der Ausbruch des Krieges bringt für van de Velde und seine Familie – als deutsche Staatsbürger belgischer Nationalität – eine Fülle weiterer Demütigungen. Maria van de Velde und die Kinder des Ehepaares finden Unterstützung bei Freunden; van de Velde selbst wohnt lange Zeit allein in Weimar, findet kurzfristig Unterschlupf in der Nervenklinik des Psychiaters Dr. Kohnstamm in Königstein im Taunus und ist mehr denn je auf ideelle und finanzielle Hilfe angewiesen.

Erst 1917 kann van de Velde in die Schweiz ausreisen, nachdem es die Berliner Freunde erreicht hatten, daß ihm wieder ein Paß ausgestellt wurde. In der Zwischenzeit schikanieren ihn die Behörden mit täglicher Meldepflicht und der teilweisen Konfiskation seines Bankguthabens, die auch nach Kriegsende nicht aufgehoben wird. Als van de Velde Anfang der zwanziger Jahre gezwungen war, sein Weimarer Haus zu verkaufen, erhielt er 1923 auf dem Höhepunkt der Inflation den Gegenwert einer Briefmarke für die stattliche Liegenschaft.

Staatliches Bauhaus Weimar

1915

Henry van de Velde empfiehlt dem Großherzoglich Sächsischen Staatsministerium Walter Gropius, Hermann Obrist und August Endell als Kandidaten für seine Nachfolge im Amt des Direktors der Kunstgewerbeschule.
8. Juli: Van de Velde unterrichtet Gropius davon, daß der Großherzog die Auflösung der Schule zum 1.Oktober 1915 verfügt hat. Das Gebäude wird während des Krieges als Reservelazarett verwendet, nur zwei Werkstätten (Buchbinderei und Weberei) werden privat weitergeführt. Sie werden 1919 dem Bauhaus angegliedert.
Oktober: Reger Briefwechsel zwischen Fritz Mackensen, Direktor der Großherzoglich Sächsischen Hochschule für bildende Kunst in Weimar, und Gropius über eine der Kunsthochschule anzugliedernde Abteilung für Architektur und angewandte Kunst, zu deren Leitung Gropius nach Weimar berufen werden soll.
Dezember: Gropius weilt zu einer persönlichen Aussprache in Weimar. Audienz beim Großherzog.

1916

25. Januar: Gropius übersendet nach Aufforderung des Weimarer Staatsministeriums zur Ergänzung und Vertiefung seiner mündlichen Darlegungen hinsichtlich des Architekturunterrichts an der Hochschule für bildende Kunst *Vorschläge zur Gründung einer Lehranstalt als künstlerische Beratungsstelle für Industrie, Gewerbe und Handwerk* nach Weimar. Gegenüber der zurückhaltenden Stellungnahme des Vorsitzenden der Handwerkskammer für das Großherzogtum Sachsen-Weimar, Alander, verteidigt Gropius die Vorschläge seiner Denkschrift.

1917

3. Oktober: Eingabe des Lehrerkollegiums der Hochschule für bildende Kunst an das Weimarer Staatsministerium, Reformvorschläge betreffend. Die Professoren Hagen (Malerei), Klemm (Graphik), Engelmann

(Bildhauerei) und Mackensen als Direktor fordern u. a. die Anstellung von Technikern, die handwerkliche Kenntnisse vermitteln und bei der Ausführung von Auftragsarbeiten herangezogen werden sollen, die Angliederung einer Abteilung für Architektur und Kunstgewerbe sowie eine Ausweitung der Aufgabengebiete der vakanten Professuren für Kunstgewerbe und Architektur auf Theaterkunst und Glasmalerei.

1918
3. November: Beginn der Novemberrevolution in Deutschland.
8. November: Revolution in Weimar.
9. November: Ausrufung der Republik. Abdankung Kaiser Wilhelms II.
9./12. November: Abdankung des Großherzogs Wilhelm Ernst II. von Sachsen-Weimar-Eisenach. Bildung eines Arbeiter- und Soldatenrates unter dem Sozialdemokraten August Baudert.

3. Dezember: Erste Sitzung der Novembergruppe in Berlin.

1919
2. Januar: Wert 1 Dollar = 7,97 Mark.
19. Januar: Allgemeine Wahlen zur Nationalversammlung: Sozialdemokraten (SPD) ca. 38%, Unabhängige Sozialdemokraten (USPD) 8%, Deutsche Demokraten (DDP) über 18%, Zentrum fast 20%, Deutsche Volkspartei (DVP) und Deutschnationale (DNVP) zusammen 15%. Das Parlament tagt wegen der anhaltenden Kämpfe in Berlin während 83 Sitzungen in Weimar im Hoftheater (später Deutsches Nationaltheater), Arbeitsräume für Regierung und Fraktionen werden im Schloß bereitgestellt.
6. Februar: Feierliche Eröffnung der Nationalversammlung.
11. Februar: Wahl des Sozialdemokraten Friedrich Ebert zum Reichspräsidenten.
9. März: Wahlen zum Landtag des neugegründeten Freistaats Sachsen-Weimar-Eisenach. Bildung einer republikanischen provisorischen Koalitionsregierung zwischen Sozialdemokraten und Deutschen Demokraten.
28. Juni: Unterzeichnung des Friedensvertrages von Versailles, der Deutschland und seinen Verbündeten die alleinige Kriegsschuld zuspricht und für alle Kriegsschäden haftbar macht (Reparationsforderungen).
31. Juli: Verabschiedung der „Weimarer Verfassung".
11. August: Unterzeichnung der Verfassung durch den Reichspräsidenten.

31. Januar: Gropius erinnert in einem Schreiben an den Oberhofmarschall Freiherr von Fritsch in Weimar an seine früheren Berufungsverhandlungen und bietet erneut seine Dienste an.
Februar/März: Gropius reist zu Verhandlungen zwecks Gründung einer neuen Hochschule einige Male nach Weimar. Die Professoren der Kunsthochschule unterstützen seine Berufung als Direktor.
20. März: Professor Max Thedy stellt als amtierender Direktor der Kunsthochschule auf Veranlassung von Gropius bei der republikanisch-provisorischen Regierung in Weimar den Antrag auf Namensänderung der vereinigten Hochschule für bildende Kunst und der Kunstgewerbeschule Henry van de Veldes in „Staatliches Bauhaus in Weimar".
1. April: Vertrag mit dem Hofmarschallamt in Weimar, wonach Gropius die Leitung der Hochschule für bildende Kunst einschließlich der ehemaligen Kunstgewerbeschule übernimmt.
12. April: Das Hofmarschallamt, dem die Kunstschulen formell noch immer unterstehen, stimmt der unerwünschten Umbenennung in „Staatliches Bauhaus" zu, weil der Antrag von der republikanischen Regierung bereits genehmigt worden war.
Gropius veröffentlicht als vierseitiges Flugblatt das *Manifest und Programm des Staatlichen Bauhauses in Weimar* mit dem berühmten Titelholzschnitt von Lyonel Feininger (*Kathedrale der Zukunft*). Darin finden sich die programmatischen Sätze: „Das Endziel aller bildnerischen Tätigkeit ist der Bau!" und „Architekten, Bildhauer, Maler, wir alle müssen zum Handwerk zurück! [...] Der Künstler ist eine Steigerung des Handwerkers."

Beginn der Arbeit des Bauhauses in Weimar ohne formelle Eröffnung. Gropius verlegt sein Baubüro nach Weimar.

Mai: Karl Peter Röhl entwirft das erste Bauhaus-Signet.

1. Juni: Erste Meisterratssitzung mit Johannes Itten, Lyonel Feininger, Gerhard Marcks und den ehemaligen Kunsthochschulprofessoren Max Thedy, Walther Klemm, Otto Fröhlich und Richard Engelmann.

Ende Juni: Erste Ausstellung von Schülerarbeiten mit einer die eingereichten Arbeiten höchst kritisch beurteilenden Eröffnungsrede von Gropius. Die Preisvergabe führt zum Konflikt mit Professor Thedy, zu ersten Abmeldungen und Forderungen nach Gropius' Rücktritt.

12. Dezember: Versammlung der „Freien Vereinigung für städtische Interessen" in der „Erholung", in der der Referent Dr. Kreubel den „spartakistisch-bolschewistischen" Einfluß am Bauhaus anprangert. Affäre Groß: Auf dieser Veranstaltung klagt der Maler Hans Groß, Meisterschüler am Bauhaus, das Fehlen einer deutsch-national gesinnten Führerpersönlichkeit am Bauhaus ein.

19. Dezember: Eine rechtskonservativ orientierte Gruppe von 49 Weimarer Bürgern und Künstlern reicht bei der Regierung eine Beschwerde gegen die Direktion und die Schülerschaft des Bauhauses ein. Das Bauhaus empfängt Sympathiekundgebungen; Gropius mobilisiert gegen die politischen Angriffe Freunde aus dem Kreis des Deutschen Werkbundes, des Berliner Arbeitsrates für Kunst und der Novembergruppe.

Das Bauhaus hat mit 101 weiblichen und 106 männlichen Studierenden im Wintersemester 1919/20 den höchsten in Weimar erreichten Schülerstand.

1920

2. Januar: Wert 1 Dollar = 49,80 Mark.

13. März: Kapp-Lüttwitz-Putsch der militanten Rechten gegen die Reichsregierung.

15. März: Nach dem Ausrufen des Generalstreiks durch die Gewerkschaften bricht der Putsch nach wenigen Tagen zusammen. In Weimar wird eine Demonstration vor dem Volkshaus durch anrückendes Militär blutig auseinandergeschlagen: Es bleiben 8 Tote und 35 teils Schwerverletzte zurück.

18. März: Beisetzung der „Märzgefallenen" auf dem Weimarer Hauptfriedhof, Teilnahme von Bauhäuslern. Gropius bleibt, getreu seiner Maxime, das Bauhaus aus der Politik herauszuhalten, dem Demonstrationszug fern.

30. April/1. Mai: Zusammenschluß der acht bisherigen thüringischen Freistaaten zum Land Thüringen mit der Hauptstadt Weimar.

6. Juni: Nach Neuwahlen tritt der erste Reichstag der Weimarer Republik zusammen.

20. Juni: In Thüringen finden die ersten Landtagswahlen statt, aus denen eine Regierungskoalition zwischen SPD, USPD und DDP unter August Frölich hervorgeht. Das Bauhaus wird später dem Ministerium für Volksbildung, Kultus und Justiz unterstellt.

9. Januar: Max Thedy wirft Gropius in einem Schreiben vor, durch sein Experiment „ein künstlerisches Proletariat zu züchten", und kündigt dem für verfehlt gehaltenen Bauhaus-Programm die Gefolgschaft auf.

22. Januar: Versammlung verschiedener „Bürgerausschüsse" im „Armbrustsaal"; Entschließung zur Publikation einer gegen das Bauhaus gerichteten Kampfschrift. Der Verfasser Dr. Emil Herfurth, Vorstand des völkisch-nationalen „Bürgerausschusses" in Weimar, greift, unter Berufung auf Thedy und Fröhlich, die angeblich „einseitige und intolerante Herrschaft des extremen Expressionismus" am Bauhaus an. Gropius bemüht sich in einer hektographierten Broschüre um Richtigstellung gröbster Verdächtigungen; in einer Beilage dazu liefert das Kultusministerium eine bemerkenswert sachliche Entgegnung auf die Angriffe der völkisch-nationalen Seite. Thedy und Fröhlich betreiben mit einer Sezession der Malereiklassen vom Bauhaus die Wiedereinrichtung der traditionellen Kunsthochschule; die institutionelle Trennung der beiden Hochschulen, die räumlich benachbart, im gleichen Gebäude untergebracht bleiben, erfolgt am 20. September.

April/Juli: Erste Reihe der „Bauhaus-Abende" (14. April: 1. Bauhaus-Abend: Else Lasker-Schüler liest eigene Dichtungen; 5. Mai: 4. Bauhaus-Abend: Vortrag von Bruno Taut).
9. Juli: Ansprache von Walter Gropius vor dem Thüringischen Landtag in Weimar. Gropius nahm an der Haushaltsberatung im Landtag als ein von der Regierung delegierter Sachverständiger teil; er nutzte die Gelegenheit, die historische Entwicklung des Kunsthochschulgedankens bis zum Bauhaus darzulegen, politische Angriffe zurückzuweisen und eine Erweiterung des völlig unzureichenden Budgets des Bauhauses zu beantragen.
Oktober: Mit dem Ausscheiden der ehemaligen Kunsthochschulprofessoren Richard Engelmann und Walther Klemm zu Beginn des Wintersemesters 1920/21 wird die Berufung neuer Meister notwendig. Gropius beantragt einen Staatszuschuß von 164.000 Mark für das Bauhaus.
18. Dezember: Theo van Doesburg reist nach Deutschland und besucht das Bauhaus in Weimar (21.12.–3.1.1921).
Das Bauhaus hat zum Wintersemester 1920/21 143 Studierende, davon 62 weibliche und 81 männliche.

1921
3. Januar: Wert 1 Dollar = 74,50 Mark.
11. März: Verabschiedung der thüringischen Verfassung.
11. September: Nach den Neuwahlen zum thüringischen Landtag bilden SPD und USPD die neue Landesregierung mit Unterstützung der Kommunisten.

Januar: Publikation der *Satzungen des Staatlichen Bauhauses zu Weimar*, die, nach einer Überarbeitung von 1923, bis 1925 gültig bleiben. Fortan gelten die Lehrenden als „Meister", die Studierenden als „Lehrlinge" und „Gesellen".
Gropius' Bauatelier (Gropius, Adolf Meyer, Carl Fieger) baut für den Berliner Unternehmer Adolf Sommerfeld dessen Wohnhaus in Berlin-Dahlem; an der Ausstattung sind fast alle Werkstätten beteiligt. Entwurf für das Denkmal der Märzgefallenen in Weimar.
Februar: Johannes Itten entwirft eine – offiziell nicht eingeführte – kuttenartige Bauhaustracht.
4. April: Eröffnung der auf Betreiben von Thedy, Klemm u. a. neugegründeten Staatlichen Hochschule für bildende Kunst in Weimar. Die Hochschule bleibt zunächst auf drei Professorenstellen beschränkt. In einem Rechtsstreit wird das Bauhaus als Rechtsnachfolger der alten Kunsthochschule bestätigt.
Mai/Juni: Verhandlungen und Auftragsvergabe zum Umbau des Jenaer Stadttheaters an Walter Gropius auf Vermittlung von Ernst Hardt, dem Generalintendanten des Weimarer Nationaltheaters.
Sommer: Johannes Itten besucht einen Mazdaznan-Kongreß in Leipzig; Einführung der Mazdaznan-Lehre durch Itten und Georg Muche; die Bauhaus-Kantine gibt vegetarisches Essen aus.
Herbst: Drachenfest.
31. Oktober: Mit Protokoll der Meisterratssitzung beschließen die Bauhausmeister die Edition der *Bauhaus-Drucke. Neue europäische Graphik*. Im Gegensatz zum Prospekt, der das Erscheinen von fünf Mappenwerken noch für das Jahr 1921 annoncierte, erschien die letzte Mappe erst 1924. Die Hoffnung, die das Bauhaus in den finanziellen Ertrag der Edition gesetzt hatte, wurde enttäuscht; die Blätter der unverkauft gebliebenen Auflagen wurden 1925 unter Selbstkostenpreis abgegeben.
9. Dezember: Gropius betont in einer Besprechung im Meisterrat die Notwendigkeit der Auftragsarbeit für das Bauhaus. Der an die Existenzgrundlagen des Bauhauses rührende Konflikt zwischen Gropius, der die Bedeutung der industriellen Produktion gegenüber dem Handwerk betont, und Itten, der das Postulat der Ausbildung an praktischen Aufgaben grundsätzlich ablehnt und sich ausschließlich zur freien künstlerischen Manifestation als pädagogischem Prinzip bekennt, zeichnet sich mit zunehmender Schärfe ab.
Im Wintersemester 1921/22 hat die Schule 108 Studierende, davon 44 weibliche und 64 männliche. Die materielle Not der Studie-

renden ist weiterhin groß. Für das Studienjahr 1921/22 standen 7.500,– Mark an Stipendien und für das laufende Wintersemester 12 Schulgeldfreistellen zur Verfügung. Das Schulgeld betrug pro Semester 180,– Mark.

1922
2. Januar: Wert 1 Dollar = 186,75 Mark.
1.September: Wert 1 Dollar = 1.298,37 Mark.
30. Dezember: Wert 1 Dollar = 7.350,– Mark.
24. Juni: Ermordung von Walther Rathenau.
Verbot der NSDAP u. a. in Preußen, Sachsen und Thüringen.

Februar: Als offizielles Signet des Bauhauses wird das von Oskar Schlemmer entworfene „Profil" eingeführt.
20. Februar: Theo van Doesburg annonciert einen De Stijl-Kursus für junge Künstler.
8. März: Der De Stijl-Kursus von Theo van Doesburg (bis 8. Juli) beginnt im Atelier von Karl Peter Röhl mit etwa 20 Teilnehmern.
25. März: Gropius schlägt vor, im Sommer des Jahres eine Ausstellung mit Bauhaus-Arbeiten zu veranstalten. Nach Widerspruch der Meister wegen der Kürze der dafür veranschlagten Vorbereitungszeit wird das Projekt auf das kommende Jahr verschoben.
Fastnacht: Uraufführung von Oskar Schlemmers *Figuralem Kabinett*.
13. April: Gründung der Bauhaus-Siedlungsgenossenschaft. Der Siedlungsgedanke war eng verbunden mit der Absicht, alle Bauhausangehörigen zu einer Gemeinschaft zusammenzuschließen. Schon 1920 hatte die Landesregierung auf einen entsprechenden Antrag hin östlich des Ilm-Parks, Am Horn, ein Baugelände zur Verfügung gestellt. Der Siedlungsplan sah Wohnhäuser unterschiedlicher Typen für Angehörige und Freunde des Bauhauses, später auch ein Schulhaus vor. Aufgrund der allgemeinen schwierigen Wirtschafts- und Finanzlage konnte nur das anläßlich der Bauhausausstellung 1923 gezeigte Musterhaus realisiert werden.
1. Mai: Einweihung des Denkmals der Märzgefallenen auf dem Weimarer Hauptfriedhof.
Juni: Die Thüringische Landesregierung knüpft an die Vergabe eines weiteren Kredits für das Bauhaus die Bedingung, die bisherige Arbeit in einer Art Leistungsschau darzustellen. Von diesem Augenblick an konzentrierte Gropius die gesamte Schule auf dieses Ziel hin.
21. Juni: Laternen- und Sonnenwendfest in Weimar. Kurt Schwerdtfeger und Josef Hartwig, Lehrling und Meister der Holz- und der Steinbildhauereiwerkstatt, bauen ein *Reflektorisches Lichtspiel* aus Transparentpapier.
1. August/30. September: An der 1. Thüringischen Kunstausstellung Weimar im Landesmuseum beteiligen sich die führenden Bauhaus-Meister.
September: Muche wird die Organisation und Koordination der für 1923 geplanten Bauhaus-Ausstellung übertragen.
21. September: Drachenfest in Weimar.
24. September: Eröffnung des umgebauten Jenaer Stadttheaters.
25. September: Kongreß der von Theo van Doesburg nach Weimar einberufenen *Konstruktivistischen Internationalen Schöpferischen Arbeitsgemeinschaft (Konstruktivistische Internationale)* im Hotel „Fürstenhof" in Weimar.
Herbst: Dr. Wilhelm Köhler, der Direktor der Weimarer Kunstsammlungen, richtet im Schloßmuseum mehrere Räume mit Werken führender Bauhaus-Meister ein, besonders mit Arbeiten von Feininger, Klee und Kandinsky.
Dezember: Die Zeitschrift *UT* veröffentlicht das *KURI-Manifest*, mit dem sich eine Gruppe von Bauhaus-Studenten (unter Führung von Farkas Molnár) zum Konstruktivismus bekennt.
Die Schule hat im Wintersemester 1922/23 119 Studierende, davon 48 weibliche und 71 männliche.

1923
2. Januar: Wert 1 Dollar = 7.260 Mark.
2. April: Wert 1 Dollar = 21.000 Mark.
2. Mai: Wert 1 Dollar = 31.700 Mark.
3. Juni: Wert 1 Dollar = 78.250 Mark.
2. Juli: Wert 1 Dollar = 160.000 Mark.

2. August: Wert 1 Dollar = 1,1 Mio. Mark.
2. September: Wert 1 Dollar = 9,1 Mio. Mark.
2. Oktober: Wert 1 Dollar = 242 Mio. Mark
2. November: Wert 1 Dollar = 130 Milliarden Mark.
2. Dezember: Wert 1 Dollar = 4,2 Billionen Mark.
Juli/August: Völliger Zusammenbruch der deutschen Währung. Im Herbst Höhepunkt der Inflation: Mehr als 60% der Bevölkerung sind arbeitslos oder auf Kurzarbeit gesetzt.
16. Oktober: Kommunistische Aufstände in Sachsen, Thüringen und Hamburg. In Thüringen „Arbeiterregierung" aus einer Koalition von Sozialdemokraten und Kommunisten.
8. November: Der Einmarsch der Reichswehr in Weimar beendet den Koalitionsversuch.
November/Dezember: Die Einführung der Rentenmark stabilisiert die Währung in Deutschland.

5. Februar: Gropius berichtet dem Meisterrat, daß das Finanzministerium 10 Mio. Mark (= 1.000 Dollar) für die Bauhaus-Ausstellung bewilligt habe; er hofft auf weitere Kredite der Staatsbank. Beschluß des Meisterrats, aus Anlaß der Bauhausausstellung ein vollständig eingerichtetes Musterhaus zu zeigen, in dem das Programm des Bauhauses als Zusammenarbeit aller Werkstätten zum ersten Mal der Öffentlichkeit präsentiert werden soll.
17. Februar: Probevorstellung von Schreyers *Mondspiel* im Oberlichtsaal des Bauhauses; die als Beitrag der Bauhausbühne für die kommende Ausstellung geplante Inszenierung wird mehrheitlich abgelehnt.
16. März: Interpellation gegen Organisation und Betriebsführung des Bauhauses im Thüringischen Landtag durch die deutschnationalen Abgeordneten Dr. Emil Herfurth, Burchardt und Genossen; in der anschließenden Aussprache verteidigt Volksbildungsminister Max Greil die Arbeit des Bauhauses.
Ostern: Johannes Itten verläßt das Bauhaus, weil er die seit 1922 sich abzeichnende Wende zu einer industrie-orientierten Gestaltungs- und Produktionslehre nicht mitvollziehen kann und will. Mit der Parole „Kunst und Technik – eine neue Einheit" formuliert Gropius das für die weitere Bauhausarbeit maßgebliche Konzept.
Wegen der für den Herbst geplanten Bauhaus-Ausstellung werden im Sommersemester keine Studenten aufgenommen.
12. April: Grundsteinlegung des Musterhauses Am Horn; Fertigstellung nach vier Monaten Bauzeit am 15. August. Idee und Entwurf: Georg Muche; Planung und Ausführung: Baubüro Gropius unter Leitung von Adolf Meyer; Möbel: Marcel Breuer und Erich Dieckmann; Kücheneinrichtung: Benita Otte, Ernst Gebhardt; Kinderzimmer: Alma Buscher; Teppiche: Martha Erps u. a.; Lampen: Gyula Pap, Carl Jakob Jucker.
Wassily Kandinsky schlägt vor, Arnold Schönberg als Rektor der Musikhochschule zu berufen.
8. Mai: Aufgrund der permanenten finanziellen und wirtschaftlichen Probleme der Schule werden seitens des Bauhauses, der Thüringischen Staatsbank und des Volksbildungsministeriums Vorschläge und geeignete Maßnahmen diskutiert, wie das Bauhaus in eine nach privatwirtschaftlichen Grundsätzen arbeitende Gesellschaftsform umzuwandeln sei.
15. August/30. September: Bauhaus-Ausstellung in Weimar. Ausstellungsplakat nach einem Entwurf von Joost Schmidt. Im Hauptgebäude Wandgestaltungen von Herbert Bayer und Joost Schmidt, im van de Velde-Bau (Werkstattgebäude) von Oskar Schlemmer. Publikation *Staatliches Bauhaus in Weimar 1919–1923* als Rechenschaftsbericht und Bilanz der Aufbauarbeit.
Programm der „Bauhaus-Woche":
15. August: Eröffnung der Ausstellung im Vestibül des Bauhauses. Vortrag von Gropius *Kunst und Technik – eine neue Einheit* in der Gaststätte „Erholung" am Karlsplatz 11.
16. August: Vortrag von Kandinsky *Über synthetische Kunst* in der Gaststätte „Erholung". Abends im Deutschen Nationaltheater Aufführung des *Triadischen Balletts* von Albert Burger/Elsa Hötsel und Oskar Schlemmer.

17. August: Vortrag von J. J. P. Oud, Amsterdam, über *Die Entwicklung der modernen Baukunst in Holland* in der Gaststätte „Erholung". Im Anschluß Eröffnung der von Walter Gropius und Adolf Meyer organisierten *Internationalen Architektur-Ausstellung* im Hauptgebäude des Bauhauses. Abends im Stadttheater Jena Vorstellung eines Programms der Bühnenwerkstatt des Bauhauses *Das mechanische Kabarett*, darin die Uraufführung des *Mechanischen Balletts* von Kurt Schmidt und Georg Teltscher.
18. August: Filmprogramm in Helds Lichtspieltheater, Weimar, Marienstr. 1. Abends im Nationaltheater Konzertveranstaltung mit der Aufführung von Paul Hindemiths *Marienliedern* und Ferruccio Busonis sechs Klavierstücken (davon vier als Uraufführung).
19. August: Musikalische Matinee im Nationaltheater mit Werken von Ernst Krenek und Igor Strawinsky, Leitung: Hermann Scherchen. Abends Lampionfest und Tanz in der Gaststätte „Armbrust", Schützengasse. Vorführung von zwei *Reflektorischen Lichtspielen* von Ludwig Hirschfeld-Mack; Unterhaltungsmusik durch die Bauhauskapelle um Andor Weininger.
4. September: Anläßlich der Tagung des Deutschen Werkbundes in Weimar Aufführungswiederholung des *Mechanischen Balletts* (Kurt Schmidt), des *Figuralen Kabinetts* (Schlemmer) und eines *Reflektorischen Lichtspiels* (Hirschfeld-Mack) in der Gaststätte „Bürgerkeller".
18. Oktober: Briefwechsel zwischen Gropius und dem Präsidenten der Thüringischen Staatsbank in Weimar, Loeb, über die Gründung einer Vertriebsgesellschaft für Bauhausprodukte.
23. November: Hausdurchsuchung bei Gropius durch die Reichswehr aufgrund anonymer politischer Anschuldigungen.
19. Dezember: Gropius begründet in einem Resümee die seit Jahresbeginn diskutierte Abtrennung der produktiven Werkstätten vom Lehrbetrieb und die geplante Zusammenfassung der Werkstätten in einem „privatkapitalistisch geleiteten Unternehmen".

Im Wintersemester 1923/24 waren am Bauhaus 114 Studierende eingeschrieben, davon 41 weibliche und 73 männliche.

1924

10. Februar: Neuwahlen zum 3. Thüringer Landtag; die zum „Thüringer Ordnungsbund" zusammengeschlossenen bürgerlich-konservativen Parteien DNVP, DVP und DDP erringen eine regierungsfähige Mehrheit.
Dezember: Beginn einer Phase wirtschaftlichen Aufschwungs und relativer Stabilität in Deutschland bis zur Weltwirtschaftskrise 1929.

19. Januar: Hochrangig besetzte Besprechung im Volksbildungsministerium über die Gründung einer „Bauhaus-Produktiv GmbH". Darin stellt Ministerialdirektor Wuttig fest, daß Staatsbank und Landesregierung aufgrund der Vorschläge des Staatlichen Bauhauses bereit sind, eine Bauhaus-GmbH zu gründen. Das Land will sich nach einem Vorschlag des Finanzministers Hartmann und des Staatsbankpräsidenten Loeb mit 10.000 Goldmark Kapitaleinlage beteiligen.
20. März: Der neue thüringische Volksbildungsminister Leutheußer teilt Gropius mit, daß er die Verträge mit dem Bauhaus nicht zu erneuern gedenke. Die Angriffe gegen das Bauhaus von seiten der thüringischen Handwerkerschaft und des „Weimarer Künstlerrates" nehmen wieder zu.
24. April: Walter Gropius reagiert in einem Beitrag für die Zeitung *Deutschland* auf eine gegen das Bauhaus und gegen seinen Leiter gerichtete sog. „Kleine Anfrage" des deutsch-völkischen Blocks im Thüringer Landtag vom 12. April.
8. Mai: Der Meisterrat verwahrt sich gegen die verleumderischen Angriffe auf den Direktor des Bauhauses in dem Pamphlet *Das Staatliche Bauhaus Weimar und sein Leiter* (sog. „Gelbe Broschüre") von Arno Müller. Als eigentlicher Urheber wird der am 11. Dezember 1922 durch Verfügung des Ministeriums fristlos entlassene Syndikus des Bauhauses, Hans Beyer, enttarnt.
9. September: Bericht der Thüringischen Rechnungskammer über die Prüfung der

Kassen- und Buchführungen beim Staatlichen Bauhaus in Weimar. Der Bericht stellt die Unrentabilität des Betriebs fest.
18. September: Die Regierung kündigt „vorsorglich" die Arbeitsverträge des Direktors und der Bauhausmeister zum 31. März 1925.
11./12. November: Debatte im Haushaltsausschuß des Landtages über das Bauhaus. Der Etat der Hochschule wird von 100.000 Reichsmark auf 50.000 Reichsmark gekürzt. Eine Petition zur Erhaltung des Bauhauses von 612 Weimarer Bürgern sowie weitere Eingaben von in- und ausländischen Künstlern und Organisationen bleiben wirkungslos. Gropius sieht in der Privatisierung der Hochschule den einzigen Ausweg, die fehlenden Mittel zu erwirtschaften und das Haus von den politischen Konstellationen im Parlament unabhängig zu machen. Das Bauhaus soll nun in eine GmbH umgewandelt werden; eine Reihe von Kapitaleinlegern hatte bereits 121.000 Reichsmark in Form von Krediten und Beteiligungen gezeichnet.
29. November: Bauhausfest in der Gaststätte „Ilmschlößchen" in Oberweimar aus Anlaß des fünfjährigen Bestehens des Bauhauses. Auf dem Programm stehen neben anderen Stücken eine Wiederaufführung des *Mechanischen Balletts* von Kurt Schmidt, *Der Mann am Schaltbrett*, eine tänzerisch-pantomimische Szene von Kurt Schmidt, *Circus*, eine Persiflage von Xanti Schawinsky, und *Rokokokokotte*, ein Sketch von Friedrich Wilhelm Bogler.
23. Dezember: Führung des Volksbildungsministerums durch das Bauhaus; die Regierungsvertreter erklären, daß Meisterverträge von nun an nur mit halbjähriger Kündigungsfrist geschlossen würden.
26. Dezember: In einem Offenen Brief geben der Leiter und die Meister des Staatlichen Bauhauses zur Kenntnis, „daß sie das aus ihrer Initiative und Überzeugung entstandene Bauhaus mit Ablauf ihrer Verträge vom 1. April 1925 ab für aufgelöst erklären".
Im Wintersemester 1924/25 zählt das Bauhaus 127 (45 weibliche und 82 männliche) Studierende.

1925
Februar: Neugründung der NSDAP und Ausdehnung auf ganz Deutschland.
April: Nach dem Tod von Friedrich Ebert Wahl des Generalfeldmarschalls von Hindenburg zum Reichspräsidenten.
Weimar hat 46.003 Einwohner.

13. Januar: Die Gesamtheit der Bauhäusler (gezeichnet von Ludwig Hirschfeld-Mack) teilt der Thüringischen Landesregierung in einem Protestschreiben mit, daß alle Mitarbeiter und Schüler am Staatlichen Bauhaus „mit dem erzwungenen Fortgang der leitenden Personen das Bauhaus gleichzeitig verlassen werden".
Februar/März: In Abwesenheit von Gropius (Italienreise) verhandeln Lyonel Feininger, Paul Klee und Georg Muche mit dem Oberbürgermeister von Dessau, Fritz Hesse, über eine Übersiedlung des Bauhauses.
24. März: Der Gemeinderat der Stadt Dessau unter Vorsitz von Oberbürgermeister Fritz Hesse, beraten vom Landeskonservator Dr. Ludwig Grote, beschließt mit den Stimmen des Magistrats, der Sozialdemokraten und der Deutschen Demokraten gegen die Stimmen der Rechtsparteien (26 : 15 Stimmen), das Bauhaus als Institution zum 1. April nach Dessau zu übernehmen.
28./29. März: Kehraus-Fest *Letzter Tanz* in der Gaststätte „Ilmschlößchen" in Oberweimar.
3. Dezember: Gropius sichert durch Verhandlungen in Weimar dem Bauhaus Dessau die Eigentumsrechte an allen bis zum 1. April 1925 entstandenen Werkstattarbeiten. Die „Staatliche Hochschule für Handwerk und Baukunst Weimar" als Nachfolgeinstitut (Leiter: Otto Bartning) verzichtet auf den Namen „Bauhaus".

Staatliche Hochschule für Handwerk und Baukunst

1925

Ende 1924/Anfang 1925: In Weimar unterbreiten zwei Interessengruppen aus der Anti-Bauhaus-Koalition Vorschläge zur Umorganisation der künstlerischen Lehranstalten der Stadt. Nach den Vorstellungen der Handwerkskammer soll die „undeutsche Kunstrichtung" des Bauhauses abgelöst werden durch eine Kunstgewerbeschule, um Gesellen- und Meisterkurse sowie Sonderkurse in Gestaltungsfragen für das Handwerk und das produzierende Kleingewerbe abhalten zu können. Das Professorenkollegium der Hochschule für bildende Kunst strebt wieder die einstige alleinige Vormachtstellung an und befürwortet, unterstützt von der Weimarer Künstlerschaft, die Angliederung einer Kunstgewerbeschule mit Architekturklasse.
Erste Kontakte der thüringischen Landesregierung (Volksbildungsminister Leutheußer) zu Otto Bartning in Berlin, der auch von Gropius als Nachfolger empfohlen wird.
28. Februar: Erstes Konzept Bartnings für eine in Weimar anstelle des Bauhauses zu gründende Bauakademie. Die Verhandlungen mit der Landesregierung ziehen sich über das gesamte Jahr hin.
Juli/August: Das Akademie-Konzept erweist sich als nicht durchführbar; die Landesregierung strebt den Aufbau einer sich auf die Bauhausprogrammatik stützenden Hochschule an mit der Berufung ehemaliger Bauhausgesellen in die Lehrerschaft. Den Kern der Hochschule soll eine Architekturabteilung mit einem praxisnahen „aktiven Bauatelier" bilden, die eng mit den einzelnen Werkstätten zusammenarbeitet. Ausbildungsziele sind der selbständige Architekt und der Handwerksmeister.

1926

22. März: Der Vertrag zur Gründung der Hochschule wird unterschrieben; Bartning erhält als Direktor einen Vierjahresvertrag.
1. April: Offizielles Gründungsdatum der „Staatlichen Hochschule für Handwerk und Baukunst Weimar".
19. April: Feierliche Eröffnung im Oberlichtsaal der Kunsthochschule. Programmatische Rede Bartnings.
30. August: Übergabe des Kreiskinderheims in Neuruppin. Architekt: Otto Bartning, Farbgestaltung: Ewald Dülberg, Möbel: Erich Dieckmann, Lampen: Richard Winkelmayer, Stoffe: Ewald Dülberg und Hedwig Heckemann. Baubeginn 1925.
September: Übergabe des neuen Geschäftshauses des Deutschen Roten Kreuzes in Berlin, Hansemannstraße. Entwurf und Ausführung: Baubüro Otto Bartning unter weitgehender Beteiligung der Weimarer Hochschule. Wandteppich im Sitzungssaal: Ewald Dülberg.
1926 hatte die Hochschule 39 Studierende.

1927

30. Januar: Landtagswahl in Thüringen. Mit Eintritt der Wirtschaftspartei (Mittelstandspartei) in die Bürgerblock-Regierung beginnt eine neue Kampagne gegen die Hochschule.

10. März: Auftrag des Deutschen Reichskommissars an die Weimarer Hochschule zur Ausgestaltung des seit 1925 nach Plänen von Otto Bartning erbauten Reichsmessegebäudes in Mailand. Innenausstattung: Ewald Dülberg, Hedwig Heckemann.
11./14. Mai: Juryfreie Kunstschau im Landesausstellungsgebäude Berlin, Lehrter Bahnhof: Dritter Kursus für Kultus und Kunst, Ausstellung neuzeitlicher Kirchenkunst. Die Hochschule ist mit dem Bau einer evangelischen Taufkapelle beteiligt (Entwurf: Bauatelier unter Leitung von Otto Bartning, Farbgebung: Ewald Dülberg, Taufbecken: Richard Winkelmayer).
24. Juni: Mitteldeutsche Kunstgewerbe-Ausstellung: Der Verein für Kunst und Kunstgewerbe Erfurt lädt die Erfurter Kunstgewerbeschule, die Staatliche Hochschule für Handwerk und Baukunst Weimar, die Kunstschule Burg Giebichenstein Halle und das Bauhaus Dessau zu einer Leistungsschau ein. Die Weimarer Hochschule zeigt eine Über-

sicht ihrer Werkstätten (Erich Dieckmann: Möbel; Richard Winkelmayer, Wilhelm Wagenfeld: Lampen; Ewald Dülberg, Hedwig Heckemann: Stoffe und Wandteppiche).
4. Oktober: Volkskunstausstellung zum Ersten Deutsch-evangelischen Volksbildungstag in Weimar. Die Hochschule zeigt Gebrauchskunst und Typenmöbel.
1927 hatte die Hochschule 44 Studierende.

1928
10. Februar: Die Hochschule erhält den Auftrag zur Projektierung des Mathematischen Instituts (Abbeanum) und des Studentenhauses (Mensa) der Universität Jena. Entwurf und Ausführung: Bauatelier unter Leitung von Ernst Neufert. Bauübergabe 1930.
25. April: Der Magistrat der Stadt Frankfurt/Oder vergibt im Einvernehmen mit dem preußischen Minister für Kunst, Wissenschaft und Bildung den Bau eines Musiklandheims für Volks- und Schulmusik an die Weimarer Bauhochschule (Bauplanung: Otto Bartning; städtebauliche Gestaltung: Cornelis van Eesteren). Übergabe 1929.
31. Mai: Eröffnung der PRESSA in Köln. Stahlgerüstkirche mit Glaswänden als Zentrum der Messeausstellungshallen des evangelischen Pressewesens von Otto Bartning. Wiederaufbau 1931 als Melanchthonkirche in Essen.
15. Juni: Ausstellung *Internationale Baukunst* des Deutschen Werkbundes in der Großen Berliner Kunstausstellung. Beteiligung Bartnings mit Kirchenbauplänen und Projekten der Bauhochschule.
30. Juni: Eröffnung des Neu- und Erweiterungsbaus einer Kinder- und Säuglingsstation des Kinderkrankenhauses des Gräfin-Rittberg-Vereins vom Roten Kreuz in Berlin-Lichterfelde-West, Carstennstraße („Reudell-Haus"). Architekt: Otto Bartning.
16. Juli: Haushaltsdebatte im Thüringer Landtag. Die Linksparteien sprechen sich für die sofortige Schließung der Bauhochschule aus, „da sie keine den hohen Staatszuschüssen entsprechende Leistungen aufzuweisen habe". Die SPD verlangt die sofortige Lösung des Privatvertrages mit Bartning. Nach heftiger Debatte wird die geforderte Senkung der staatlichen Zuschüsse abgewiesen. Allerdings nimmt der Landtag eine Entschließung der Wirtschaftspartei über die Struktur der Hochschule an: „Die Regierung wird ersucht, dahin zu wirken, daß die Hochschule für Handwerk und Baukunst in Anbetracht der hohen Staatszuschüsse sich im Unterricht und in der Werkstattarbeit mehr den Erfordernissen und dem Entwicklungsgange des Handwerks anschließt. Insbesondere ist zu verhindern, daß einzelne Handwerkszweige durch besondere Betonung einseitiger Methoden der Stilisierung und Typisierung stark geschädigt werden." Als Reaktion bemüht sich die Hochschule, die Herstellung von Serienmodellen für die Industrie zu erhöhen und durch Errichtung einer eigenen Vertriebsorganisation sich finanziell unabhängig zu machen.
1. September: Bauausstellung *Bauen und Wohnen* in Berlin-Zehlendorf: Mustersiedlung der Gagfah. 35 Häuser von 17 Architekten und Architekturbüros, Beteiligung der Weimarer Bauhochschule.
Herbst: Fertigstellung des Bürohauses der Elektrothermit AG, Berlin. Entwurf und Ausführung: Otto Bartning, Ernst Neufert, „aktives Bauatelier" der Bauhochschule.
Die Schule hatte 1928 78 Studierende.

1929
Ausbruch der Weltwirtschaftskrise.
8. Dezember: Landtagswahlen in Thüringen. Die NSDAP schneidet mit nahezu 25% Stimmenanteil überdurchschnittlich gut ab und muß an der Regierungskoalition beteiligt werden.

Juli: Ausstellung *Wohnung und Werkraum* des Deutschen Werkbundes in Breslau, Messehof. Werkstättenerzeugnisse der Bauhochschule.
19. Juli: Der Thüringer Landtag beschließt auf Initiative der Landvolk- und der Wirtschaftspartei, mit der Vertretung des Handwerks Verhandlungen zur völligen Umgestaltung der Hochschule aufzunehmen. Ein Regierungsvertreter teilt mit, daß Bartning bereits am 8. April seinen Rücktritt zum 31. März 1930 angekündigt hat.

Oktober: Bartning schlägt dem Thüringischen Volksbildungsministerium den Architekten Otto Haesler als Leiter der Hochschule vor.
22. November: Antrag der Handwerksverbände an die Landesregierung zur Neugestaltung der Hochschule als Handwerkerschule Thüringens. Unterstützung des Vorschlags durch Professor Otto Dorfner.
Dezember: In Eingaben seitens der Geraer Handwerker, einem Offenen Brief Paul Klopfers, des ehemaligen Direktors der Weimarer Baugewerkenschule, und in einem Schreiben Henry van de Veldes an das Thüringische Volksbildungsministerium wird der Architekt und van de Velde-Schüler Thilo Schoder als Nachfolger Bartnings vorgeschlagen.
1929 hatte die Schule 88 Studierende.

1930
23. Januar: Regierungsbildung in Thüringen. Der thüringische Vorsitzende der NSDAP, Wilhelm Frick, wird Innen- und Volksbildungsminister.
5. April: Der Erlaß von Minister Frick „Wider die Negerkultur, für deutsches Volkstum" steckt die Ziele der zukünftigen Kulturpolitik ab.

14. Januar: Stellungnahme des Landesverbandes Thüringen des Mitteldeutschen Handwerkerbundes zur Bauhochschule. Abgelehnt werden die Bauabteilung als Zentrum der Lehranstalt und die Schaffung von Modellen für die industrielle Serienproduktion. Als neuer Direktor wird Otto Dorfner vorgeschlagen; Bartning erklärt seine Zustimmung zu dieser Ernennung im Fall der Nichtberücksichtigung Otto Haeslers.
Februar: Thüringens (und Deutschlands) erster nationalsozialistischer Minister Frick versucht, den Gründer der konservativ-deutschtümelnden Saalecker Werkstätten, den Architekten Paul Schultze-Naumburg, als Direktor zu gewinnen.
28. März: Nach der Zusage Schultze-Naumburgs, beim Neuaufbau der Weimarer Schule die Vorstellungen des Handwerks gebührend zu berücksichtigen, geben die Regierungsvertreter von Wirtschafts- und Landvolkpartei, der DNVP und DVP ihre Zustimmung zu einem dreijährigen Vertragsabschluß.
1. April: Paul Schultze-Naumburg wird zum Direktor der Vereinigten Kunstlehranstalten (einschließlich der Kunsthochschule) in Weimar ernannt.
Mai: „Säuberungsaktion". Von insgesamt 32 Lehrkräften werden 29 entlassen, der gesamte Fachbereich Architektur wird ausgewechselt. Exodus der Studenten, nur 15 verbleiben an der Hochschule.
Oktober: „Bildersturm". Schultze-Naumburg läßt die im Zusammenhang der Bauhaus-Ausstellung 1923 geschaffenen Wandgestaltungen u.a. von Oskar Schlemmer in den Schulgebäuden entfernen.
10. November: Eröffnung der aus drei selbständigen Abteilungen bestehenden „Staatlichen Hochschule für Baukunst, bildende Künste und Handwerk". Rassistisch geprägte Antrittsrede des neuen Direktors Paul Schultze-Naumburg. Zum ersten Mal wird bei einem offiziellen Festakt an einer deutschen Hochschule die Hakenkreuz-Fahne gezeigt.

1931
1. April: Bruch der Regierungskoalition. Der thüringische Landtag entzieht den nationalsozialistischen Ministern Frick und Marschler das Mandat.

März: In den Beratungen des Haushaltsausschusses des Landtages wird Kritik an der eindeutig faschistischen Ausrichtung der Hochschule laut. Nach einem gemeinsamen Entschließungsantrag der Linksparteien soll der Vertrag mit Paul Schultze-Naumburg zu einem baldmöglichen Zeitpunkt gelöst werden. Der Haushaltsplan wird abgelehnt.
24. September: Die thüringische Landesregierung beschließt zwecks Einsparung von Haushaltsgeldern die Auflösung der Abteilung Baukunst der Hochschule.
17. Dezember: Auf Druck der Linksparteien im Landtag spricht die Regierung Paul Schultze-Naumburg zum 1. April 1932 die Kündigung aus.

1932

31. Juli: Bei den Wahlen zum 6. Thüringer Landtag erzielt die NSDAP bedeutende Stimmengewinne; die Nationalsozialisten stellen mit 26 von 60 Abgeordneten die stärkste Fraktion.

27. August: Regierungsbildung unter dem nationalsozialistischen Gauleiter und späteren Reichsstatthalter des Landes Thüringen Fritz Sauckel.

Weimar hat 51.393 Einwohner.

4. März: Auf Antrag der NSDAP beschließt der Weimarer Stadtrat, die Abteilung Baukunst der Hochschule zu übernehmen, um ihre Existenz zu sichern.

1. April: Gemäß Landtagsbeschluß wird die Hochschule für Baukunst in ihrer bisherigen Form aufgelöst. Bis zum 30. September untersteht sie der Stadt Weimar. Die beiden anderen Abteilungen bleiben weiterhin dem thüringischen Volksbildungsministerium untergeordnet. Direktor der Abteilung Handwerk wird Otto Dorfner. Die Hochschule für bildende Künste wird kollegial verwaltet.

1. Oktober: Paul Schultze-Naumburg wird von der neuen nationalsozialistischen thüringischen Landesregierung wieder in sein Amt als Direktor der vereinigten Weimarer Kunstschulen eingesetzt: der Staatlichen Hochschule für Baukunst, der Staatlichen Hochschule für bildende Künste sowie der Staatsschule für Handwerk und angewandte Kunst (mit Fachschulabschluß).

1933

28. Februar: Die Hochschule für Baukunst erhält vom thüringischen Staatsministerium das Recht, den Titel „Diplom-Architekt" zu vergeben.

1936

4. September: Das Reichsministerium für Wissenschaft, Erziehung und Volksbildung erkennt die beiden Weimarer Hochschulabteilungen vorläufig als Reichshochschulen an.

1942

28. Juli: Der neugegründeten „Staatlichen Hochschule für Baukunst und bildende Künste Weimar" wird endgültig der Rang als Hochschule zuerkannt. Die Abteilung Baukunst ist damit den Technischen Hochschulen gleichgestellt. Die Abteilung Handwerk wird unter Otto Dorfner als selbständige „Meisterschule für das gestaltende Handwerk" weitergeführt.

Benutzte Literatur

Magdalena Droste, Bauhaus 1919–1933, Köln 1990.

Karl-Heinz Hüter, Das Bauhaus in Weimar. Studie zur gesellschaftspolitischen Geschichte einer deutschen Kunstschule, Berlin 1976.

Ders., Henry van de Velde. Sein Werk bis zum Ende seiner Tätigkeit in Deutschland, Berlin 1967.

Johannes Itten, Gestaltungs- und Formenlehre. Mein Vorkurs am Bauhaus und später, 2. Aufl., Ravensburg 1978.

Katalog Adolf Meyer. Der zweite Mann. Ein Architekt im Schatten von Walter Gropius, bearb. v. Annemarie Jaeggi, Berlin 1994.

Katalog Bauhaus-Künstler. Malerei und Grafik aus den Beständen der Kunstsammlungen zu Weimar und der Deutschen Bank, Weimar u.a.O. 1993–94, Weimar 1993.

Katalog Bauhaus Utopien. Arbeiten auf Papier, hrsg. v. Wulf Herzogenrath, Budapest u.a.O. 1988, Stuttgart 1988.

Katalog Das frühe Bauhaus und Johannes Itten, Weimar u.a.O. 1994–95, Ostfildern-Ruit 1994.

Katalog Die Metallwerkstatt am Bauhaus, hrsg. v. Klaus Weber, Berlin 1992.

Katalog Experiment Bauhaus.
Das Bauhaus-Archiv, Berlin (West) zu Gast im Bauhaus Dessau, Dessau 1988, Berlin 1988.

Katalog 50 Jahre Bauhaus, Stuttgart 1968.

Katalog Henry van de Velde. Ein europäischer Künstler seiner Zeit, hrsg. v. Klaus-Jürgen Sembach u. Birgit Schulte, Hagen u.a.O. 1992–94, Köln 1992.

Katalog Keramik und Bauhaus. Geschichte und Wirkungen der keramischen Werkstatt des Bauhauses, hrsg. v. Klaus Weber, Berlin u. a. O. 1989, Berlin 1989.

Katalog Oskar Schlemmer. Tanz Theater Bühne, Düsseldorf u.a.O. 1994–95, Ostfildern-Ruit 1994.

Christian Schädlich, Bauhaus Weimar 1919–1925, Weimar 1979.

Ders., Die Hochschule für Architektur und Bauwesen Weimar. Ein geschichtlicher Abriß, Weimar 1985.

Rainer K. Wick, Bauhaus Pädagogik, 4. Aufl., Köln 1994.

Hans M. Wingler, Das Bauhaus. 1919–1933 Weimar Dessau Berlin, Bramsche/Köln 1962.

Klaus-Jürgen Winkler, Die Architektur am Bauhaus in Weimar, Berlin/München 1993.

Personenregister

Abbe, Ernst 125, 126
Alander, Rudolf 128
Albers, Josef 31, 33, 40, 46, 65, 80, 105, 107, 109
Albert I. (König von Belgien) 126
Arndt, Alfred 46, 81
Arp, Hans 96
Auerbach, Johannes Ilmari 27

Bächer, Max 13
Ballin, Albert 122
Bartning, Otto 7, 27, 110–116, 118–120, 135, 136, 137, 138
Baschant, Rudolf 48
Basista, Fritz 24
Baudert, August 129
Baum, Louis 23
Baumeister, Willi 52
Bayer, Herbert 31, 96, 98, 105, 133
Beckmann, Max 52, 123
Beckmann, Erich 81
Behrens, Peter 77, 127
Bergmann, Ella 88
Beyer, Hans 134
Bill, Max 33
Binswanger, Ludwig 127
Blüthner, Dorothea 27
Boccioni, Umberto 52
Bogler, Friedrich Wilhelm 74, 135
Bogler, Theodor 54, 55, 81, 103, 116
Börner, Helene 7, 22, 57, 60, 118
Bortnyik, Sándor 94, 103
Brandt, Marianne 31, 68, 70, 71, 105–107
Brendel, Erich 45, 62, 81
Breuer, Marcel 31, 62, 67, 77, 80, 81, 84, 105, 133
Brocksieper, Heinrich 40
Bronstein, Mordecai 48
Burchartz, Max 94
Burger, Albert 100, 133
Burri, Werner 55
Buscher, Alma 65, 81, 103, 133
Busoni, Ferruccio 100, 134

Carrà, Carlo 52
Cézanne, Paul 123
Chagall, Marc 52
Chirico, Giorgio de 52
Citroen, Paul 102
Colbert, Jean-Baptiste 20
Craig, Edward Gordon 123
Cross, Henri Edmond 123

Dell, Christian 7, 68
Denis, Maurice 123, 126
Determann, Walter 62, 64, 78, 79, 84
Dettling, Georg 23, 24
Dexel, Walter 94
Dieckmann, Erich 7, 50, 65, 81, 103, 112–117, 133, 136, 137
Dinkloh, Egon 24
Doesburg, Theo van 88, 93, 95, 96, 131, 132
Dorfner, Otto 7, 23, 46, 138, 139
Driesch, Johannes 50, 92
Druet, Eugène 124
Dülberg, Ewald 118, 119, 136, 137
Dumont, Louise 122

Ebert, Friedrich 129, 135
Eelbo, Bruno 122
Eesteren, Cornelis van 96, 137
Emmerich, Leo 52
Endell, August 26, 128
Engelmann, Richard 46, 87, 128, 130, 131
Erps, Martha 77, 81, 133
Esche, Arnold 22, 125

Feinauer, Albert 24
Feininger, Lyonel 8, 30, 31, 32, 45–50, 87, 88, 92, 94, 101, 129, 130, 132, 135
Fieger, Carl 80, 105, 131
Forbát, Fréd 80, 93, 94, 99
Förster-Nietzsche, Elisabeth 18, 21, 121, 122, 123, 125
Frick, Wilhelm 120, 138
Friedlaender, Marguerite 55
Fritsch, Hugo Freiherr von 129
Fröhlich, Otto 130
Frölich, August 130

Gebhardt, Ernst 133
Gide, André 123
Goethe, Johann Wolfgang von 13, 44, 99
Gontscharowa, Natalija 52
Graef, Botho 127
Graeff, Werner 35, 38, 94, 96
Greil, Max 133
Gropius, Walter 7, 13, 14, 26, 29–33, 35, 37, 39, 40, 45, 46, 48, 52, 61, 62, 65, 72, 73, 77, 78, 80–83, 85, 87, 93, 96, 98–100, 103, 105, 107, 112, 114, 128–136
Groß, Hans 130
Grosz, George 52
Grote, Ludwig 135

Haby, François 18, 121
Haesler, Otto 138
Hagen, Theodor 128

Handik, Anton 62
Hanish, Otoman Zar-Adusht 102
Hardt, Ernst 131
Hartmann, Emil 134
Hartwig, Josef 46, 65, 103, 132
Hauer, Josef Matthias 44
Hauptmann, Gerhart 22, 123
Hauptmann, Ivo 22
Heckel, Erich 52
Heckemann, Hedwig 136, 137
Heilmann & Littmann (München) 125
Held, Louis 6, 7, 15, 24, 29, 100, 134
Herfurth, Emil 130, 133
Herrmann, Curt 22, 122
Herrmann, Sophie 122
Hesse, Fritz 135
Heuss, Theodor 127
Heymel, Alfred Walter 123
Hindemith, Paul 100, 134
Hirschfeld-Mack, Ludwig 43–46, 48, 65, 103, 119, 120, 134, 135
Hirschwald, Hermann 121
Höch, Hannah 96
Hofmann, Eleonore von 121
Hofmann, Ludwig von 20, 121, 123, 124
Hofmannsthal, Hugo von 123
Hölzel, Adolf 35, 44
Hötsel, Elsa 100, 133

Itten, Johannes 7, 8, 13, 30–32, 34–46, 48, 50, 57, 60, 62, 68, 73, 80, 82, 85–89, 92, 94–96, 98, 100, 102, 118, 130, 131, 133

Jaques-Dalcroze, Émile 74
Jucker, Carl Jakob 27, 70, 81, 116, 133
Jungnik, Jadwiga 58, 60

Kandinsky, Wassily 8, 30–32, 42–46, 50, 51, 60, 85–87, 91, 93, 98, 100, 105, 109, 132, 133
Kassák, Lajos 95
Keler, Peter 62, 67, 82, 84, 94, 95
Kemény, Alfréd 96
Kessler, Harry Graf 8, 18, 20, 25, 121-125, 127
Kirchner, Ernst Ludwig 52
Klee, Felix 103
Klee, Paul 8, 30–32, 42, 43, 45, 46, 50, 60, 86–89, 91, 98, 105, 132, 135
Klemm, Walther 46, 48, 87, 128, 130, 131
Klemperer, Otto 119
Klinger, Max 123, 125
Klopfer, Paul 82, 126, 138
Koetschau, Karl 25
Köhler, Wilhelm 96, 132
Koehn, Friedrich 105
Kohnstamm, Oskar 128
Kok, Antony 94
Kokoschka, Oskar 52
Kolbe, Georg 127
Kopka, Alfred 68
Krehan, Max 52, 54, 116
Krenek, Ernst 103, 134
Kreubel 130
Kubin, Alfred 47
Küppers, Harald 44

Lang, Fritz 74
Lange, Emil 83
Larionow, Michail 52
Lasker-Schüler, Else 131
Le Corbusier 77, 84, 99
Léger, Fernand 52
Leibbrand, Gerhard 52
Leutheußer, Richard 134, 136
Liebermann, Max 18
Lindig, Otto 7, 23, 52–56, 81, 116
Lissitzky, El 96
Liszt, Franz 8
Loeb, Walter 134
Löber, Wilhelm 55
Luce, Maximilian 123
Lutz, Rudolf 36, 37, 39, 102

Mackensen, Fritz 128, 129
Maillol, Aristide 123
Maltan, Josef 81, 98
Manet, Édouard 123
Marcks, Gerhard 30, 31, 46, 48, 50, 52, 54, 56, 82, 87, 88, 91, 92, 99, 130
Marcoussis, Louis 52
Marschler, Willy 138
Mendelsohn, Erich 84, 99
Messel, Alfred 127
Meunier, Constantin 125, 126
Meyer, Adolf 77, 80, 83, 93, 94, 99, 131, 133, 134
Meyer, Hannes 30, 31, 82, 105, 107, 108
Michel, Robert 88
Mies van der Rohe, Ludwig 30, 33, 77, 78, 82, 84, 99, 105, 107–109
Mögelin, Else 58, 60
Moholy-Nagy, László 30–33, 40, 60, 68, 82, 86, 87, 91, 93, 96
Moholy-Nagy, Lucia 96
Molnár, Farkas 50, 82, 84, 94, 95, 99, 103, 132
Molzahn, Johannes 88
Mondrian, Piet 88, 96
Monet, Claude 123
Muche, Georg 30–32, 42, 43, 50, 57, 76, 77, 81, 84, 87–90, 94, 99, 102, 131–133, 135
Müller, Arno 134
Müller, Theodor 20, 68, 122, 124
Munch, Edvard 121, 123
Muthesius, Hermann 127, 128

Necker, Wilhelm 117
Neufert, Ernst 7, 114–117, 137
Nietzsche, Friedrich 21, 121, 125, 126,
Nostitz-Wallwitz, Alfred von 121
Nostitz-Wallwitz, Helene von 121

Obrist, Hermann 26, 128
Olde, Hans 18, 121, 122
Osthaus, Karl Ernst 124, 125, 126
Otte-Koch, Benita 57–60, 81, 133
Oud, J. J. P. 99, 100, 134

Pap, Gyula 37, 50, 68, 69, 81, 93, 133
Paris, Rudolf 103
Peiffer Watenphul, Max 91, 92
Pfannstiel, Heinrich 23
Piscator, Erwin 78
Poelzig, Hans 118

Rathenau, Walther 132
Redslob, Edwin 82, 103, 127
Renoir, Auguste 123
Richter, Hans 96
Riemerschmid, Richard 127
Rietveld, Gerrit 99
Rilke, Rainer Maria 123
Rittweger, Otto 68, 70
Rodin, Auguste 20, 123, 124
Röhl, Karl Peter 27, 46, 73, 88, 89, 94, 130, 132
Rousseau, Henri 91
Rudelt, Alcar 105
Runge, Philipp Otto 44
Rysselberghe, Théo van 123

Sauckel, Fritz 139
Schabbon, Wilhelm 68
Schawinsky, Xanti 103, 135
Scheel, Erica von 22
Scheidemantel, Fritz 122
Scheper, Hinnerk 31, 46, 49, 105, 109
Scherchen, Hermann 103, 134
Schiefelbein, Hubert 101
Schiller, Friedrich 13
Schlemmer, Oskar 7, 27, 30–32, 45, 46, 50, 52, 68, 74, 87, 89, 96, 98–101, 103, 132–134, 138
Schlemmer, Tut 103
Schmidt, Arthur 24
Schmidt, J. F. (Ofenfabrik) 23, 52
Schmidt, Joost 32, 80, 96–98, 105, 133
Schmidt, Kurt 36, 37, 74, 75, 95, 100, 103, 134, 135
Schoder, Thilo 138
Schönberg, Arnold 133
Schrammen, Eberhard 65, 103
Schrammen, Toni 103
Schreyer, Lothar 46, 50, 72–74, 87, 90, 133
Schultze-Naumburg, Paul 120, 128, 138, 139
Schunke, Gerhard 48
Schwerdtfeger, Kurt 132
Schwitters, Kurt 52, 96
Seeligmüller, Dorothea 22, 24
Severini, Gino 52
Signac, Paul 123
Slutzky, Naum 68
Sommerfeld, Adolf 131
Springmann, Rudolf 126
Stam, Mart 105
Stefán, Henrik 50
Stern, Julius 127
Stölzl, Gunta 31, 36, 57, 60–62, 64, 105
Strawinsky, Igor 103, 134
Stuckenschmidt, Hans Heinz 100
Szafran, Tao 23

Taut, Bruno 84, 93, 99, 131
Teltscher, Georg 74, 134
Thedy, Max 87, 129, 130, 131
Thode, Henry 123
Thorn, Li 22, 23
Trübner, Wilhelm 123
Tümpel, Wolfgang 68, 70
Tzara, Tristan 96

Velde, Henry van de 6–8, 15, 17, 18, 20–26, 33, 45, 46, 57, 98, 121-129, 133, 138
Velde, Maria van de 121, 128
Vinecký, Josef 23, 24
Visino, Grete 119
Vogel (Werkmeister) 62

Wagenfeld, Wilhelm 7, 27, 70, 71, 103, 116, 119, 119, 137
Walden, Herwarth 87, 88
Weidensee, Reinhold 62
Weininger, Andor 83, 93, 94, 103, 134
Werth, Léon 123
Westberg, Hugo 122
Wibiral, Dora 22, 24
Wildenhain, Franz Rudolf 55
Wilhelm Ernst (Großherzog von Sachsen-Weimar-Eisenach) 18, 20, 21, 23, 121, 123, 124, 125, 127, 128, 129
Wilhelm II. (Dt. Kaiser) 18, 129
Wingler, Hans M. 33
Winkelmayer, Richard 116, 119, 136, 137
Wittwer, Hans 105, 107, 108
Wright, Frank Lloyd 84, 99
Wuttig, Ernst 134

Zachmann, Josef 62
Zaubitzer, Carl 48

Impressum

Die Deutsche Bibliothek –
CIP-Einheitsaufnahme
Bauhaus-Museum / Thomas Föhl, Michael Siebenbrodt u. a. [Red. Thomas Föhl ; Horst Roeder]. – 3. Aufl. – München ; Berlin : Dt. Kunstverl., 1999
(Kunstsammlungen zu Weimar) (Museumsstück)
ISBN 3-422-06185-1
NE: Föhl, Thomas; Siebenbrodt, Michael

Fotonachweis
Alle Aufnahmen von Fotoatelier Louis Held, Eberhard und Stefan Renno, Weimar, sowie von Roland Dreßler, Weimar

Autoren
Ulrike Bestgen (U. B.)
Thomas Föhl (T. F.)
Horst Roeder (H. R.)
Michael Siebenbrodt (M. S.)
Bernd Vogelsang (B. V.)
Gerda Wendermann (G. W.)
Mitarbeit: Dorothee Hantel, Emese Doehler

Redaktion
Thomas Föhl, Horst Roeder
Mitarbeit: Christine Priem, Ulrike Bestgen

Lektorat
Elisabeth Motz

Herstellung
Rudolf Winterstein, Thomas Balk

Umschlaggestaltung
Nicolaus Ott + Bernard Stein, Berlin

Reproduktionen
Repro Knopp, Inning am Ammersee (Schwarzweiß)
Lana-Repro, Lana/Südtirol (Farbe)

Schrift
Frutiger 55 Roman und 65 Bold in 9/11 pt

Druck
Hofmann-Druck, Augsburg

Buchbinderische Verarbeitung
Großbuchbinderei Monheim, Monheim

3. Auflage 1999

ISBN 3-422-06185-1

Printed in Germany

Bauhaus Weimar Dessau Berlin 1919 – 1933 · Lehrkörper

	Weimar		Dessau	
Direktoren	Walter Gropius	1919–25	Walter Gropius	1925–28
			Hannes Meyer	1928–30
			Ludwig Mies van der Rohe	1930–32
Formmeister (ab 1926 Professoren)	Max Thedy	1919–20		
	Otto Fröhlich	1919–20		
	Richard Engelmann	1919–20		
	Walther Klemm	1919–20		
	Johannes Itten	1919–23		
	Lyonel Feininger	1919–25	Lyonel Feininger	1925–32
	Gerhard Marcks	1919–25		
	Adolf Meyer (a.o.)	1919–25		
	Georg Muche	1920–25	Georg Muche	1925–27
	Lothar Schreyer	1921–23		
	Paul Klee	1921–25	Paul Klee	1925–31
	Oskar Schlemmer	1921–25	Oskar Schlemmer	1925–29
	Wassily Kandinsky	1922–25	Wassily Kandinsky	1925–32
	László Moholy-Nagy	1923–25	László Moholy-Nagy	1925–28
			Hannes Meyer	1927–30
			Ludwig Hilberseimer	1929–32
			Walter Peterhans	1929–32
			Lilly Reich	1932
Jungmeister			Herbert Bayer	1925–28
			Marcel Breuer	1925–28
			Gunta Stölzl	1925–31
			Joost Schmidt	1925–32
			Hinnerk Scheper	1925–29
				1931–32
			Josef Albers	1925–32
			Alfred Arndt	1929–32
Grundlagenausbildung				
Vorlehre	Johannes Itten	1919–23		
	Georg Muche	1921–22		
	László Moholy-Nagy	1923–25	László Moholy-Nagy	1925–28
	Josef Albers	1923–25	Josef Albers	1925–32
Bildnerische Formlehre	Paul Klee	1921–25	Paul Klee	1925–31
Form- u. Farbenlehre	Wassily Kandinsky	1922–25	Wassily Kandinsky	1925–32
Akt- u. Figurenzeichnen	Oskar Schlemmer	1921–25	Oskar Schlemmer	1925–29
			Joost Schmidt	1929–32
Schrift, Gestaltungslehre			Joost Schmidt	1925–32

Berlin

Ludwig Mies van der Rohe	1932–33
Wassily Kandinsky	1932–33
Ludwig Hilberseimer	1932–33
Walter Peterhans	1932–33
Lilly Reich	1932–33
Hinnerk Scheper	1932–33
Josef Albers	1932–33
Josef Albers	1932–33
Wassily Kandinsky	1932–33

Weimar

Werkstätten

Bildhauerei	Richard Engelmann	1919–20
	Johannes Itten (Stein)	1920–22
	Georg Muche (Holz)	1920–22
	Oskar Schlemmer	1922–25
	Werkmeister:	
	Karl Kull	1919–20
	Krause (Stein)	1920–21
	Hans Kämpfe (Holz)	1920–21
	Josef Hartwig	1921–25
Plastische Werkstatt		
Graphische Druckerei	Walther Klemm	1919–20
	Lyonel Feininger	1919–25
	Werkmeister:	
	Carl Zaubitzer	1919–25
Typographie, Reklame		
Fotografie		
Buchbinderei	Paul Klee	1921
	Lothar Schreyer	1921–22
	Werkmeister:	
	Otto Dorfner	1919–22
Töpferei	Gerhard Marcks	1919–25
	Werkmeister:	
	Gerhard Leibbrand	1919–20
	Leo Emmerich	1920
	Max Krehan	1920–25
	Leiter der Produktivwerkstatt:	
	Theodor Bogler	1924
	Otto Lindig	1924–25
Weberei	Johannes Itten	1920–21
	Georg Muche	1921–25
	Werkmeisterin:	
	Helene Börner	1919–25
Tischlerei, Möbelwerkstatt	Johannes Itten	1920–22
	Walter Gropius	1922–25
	Werkmeister:	
	Vogel	1920–21
	Josef Zachmann	1921–22
	Anton Handik	1922
	Erich Brendel	1922–23
	Reinhold Weidensee	1923–25
	Eberhard Schrammen (Drechslerei)	1922–25

Kunstgewerbliches Seminar
Großherzoglich Sächsische Kunstgewerbeschule
(1902) · 1907–1915

Lehrkörper

Kunstgewerbliches Seminar

Leiter Henry van de Velde 1902–15

Beratungsseminar

Hugo Westberg (Kunsttischlerei)
Erica von Scheel (Textilkunst)
Else von Guaita (Buchbinderei)

Schüleratelier

Arthur Schmidt
Josef Vinecký
Dorothea Seeligmüller
Li Thorn
Dora Wibiral

Kunstgewerbeschule

Direktor Henry van de Velde 1907–15

Entwurfs- und Gestaltungslehre

Kunstgewerbliches Zeichnen
Konstruktionslehre, Projektionszeichnen,
Perspektive
Arthur Schmidt 1908–15

Kunstgewerbliches Modellieren
Josef Vinecký 1907–09
Georg Dettling 1909–13
Hans Behrens 1913
Fritz Basista 1913–15

Ornamentlehre
Henry van de Velde 1907–15
Dora Wibiral 1909–15

Farbenlehre
Henry van de Velde 1907–09
Dorothea Seeligmüller 1909–15

Werkstätten

Buchbinderei
Louis Baum 1908–10
Otto Dorfner 1910–15
(privat) 1915–19

Keramische Werkstatt
Josef Vinecký 1907–09
Georg Dettling 1909–13
Tao Szafran 1913–14

Werkstatt für Metallarbeiten
und Ziselieren
Egon Dinkloh 1908–11
Albert Feinauer 1911–14

Werkstätten für Goldschmiedearbeiten
und Emaillebrennerei (privat)
Dora Wibiral
Dorothea Seeligmüller 1906–15

Atelier für Weberei und Stickerei
(privat)
Helene Börner 1908–19

Atelier für Teppichknüpferei
(privat)
Li Thorn 1907–09
Helene Börner 1909–19

Extrakurse

für Batik,
künstlerische Vorsatzpapiere,
künstlerische Handschrift seit 1908/09

Staatliche Hochschule für Handwerk und Baukunst 1926–1930

Lehrkörper

Direktor Professor Otto Bartning 1926–30

Bauabteilung (mit „aktivem Bauatelier")

Leitung
Professor Ernst Neufert
(Planen, Entwerfen) 1926–30
Assistenz
Heinz Nösselt
(Baukonstruktion, Darstellung) 1926–30
Professor Max Mayer
(Mathematik, Statik,
Ingenieurbau, Kalkulation) 1926–30
Gustav Bellstedt
(Statik, Baukonstruktion) 1929–30
Johannes Berthold
(Modell- und Versuchswerkstatt) 1927–30

Werkstätten

Keramische Werkstatt
Otto Lindig 1926–30

Tischlerei
Künstlerischer Leiter
Erich Dieckmann 1926–30
Werkstattleiter
Reinhold Weidensee 1926–30

Metallwerkstatt
Künstlerischer Leiter
Richard Winkelmayer 1926–28
Wilhelm Wagenfeld 1928–30
(Assistenz seit 1926)

Weberei, Färberei
Künstlerischer Leiter
Professor Ewald Dülberg 1926–28
Grete Visino 1928–30
Künstlerische Mitarbeiterin
Hedwig Heckemann 1926–28

Bühnengestaltung
Professor Ewald Dülberg 1926–28

Buchbinderei, Schriftgestaltung
Professor Otto Dorfner 1926–30

Lehrkurse

Baumalerei
Leitung
Professor Ewald Dülberg 1926–28
Kursleiter des Ateliers
Franz Heidelmann 1927–29

Allgemeine Farben- und Formenlehre
Professor Ewald Dülberg 1926–28
Ludwig Hirschfeld-Mack 1928–30

Städtebau, Landschaftsplanung
Cornelis van Eesteren 1927–29

Vorlehre
Professor Ewald Dülberg
(Aktzeichnen) 1926–28
Richard Winkelmayer
(Naturstudium) 1926–29

Kunstgeschichte
Professor Paul Frankl 1927–30

Baurecht
Roland Ehrhardt 1926–30

sau		Berlin	
: Schmidt	1925–30		
ert Bayer	1925–28		
: Schmidt	1928–32		
er Peterhans	1929–32	Walter Peterhans	1932–33
rg Muche	1925–27		
ta Stölzl	1925–31		
Albers	1931		
Berger	1931–32		
Reich	1932	Lilly Reich	1932–33
cel Breuer	1925–28		
f Albers	1928–29		
ed Arndt	1929–31		
Reich	1932	Lilly Reich	1932–33

Weimar

Metallwerkstatt	Johannes Itte Paul Klee Oskar Schlem László Mohol *Werkmeister:* Naum Slutzky Wilhelm Scha Alfred Kopka Christian Dell Naum Slutzky (Goldschmied werkstatt)
Glasmalerei	Johannes Itte Paul Klee *Werkmeister:* Carl Schlemm Josef Albers
Wandmalerei	Johannes Itte Oskar Schlem Wassily Kand *Werkmeister:* Franz Heideln Carl Schlemm Heinrich Bebe
Bühne	Lothar Schrey Oskar Schlem

Baulehre

Freie Malklassen

Weitere Lehrkräfte

Max Thedy (Naturstudium, Aktzeichnen)
Otto Fröhlich (Malerei)
Paul Klopfer (Grundformen der Architektur)
Ernst Schumann (Technisches Zeichnen, Baukonstruktion)
Adolf Meyer (Werkzeichnen, Architekturlehre)
Gertrud Grunow (Harmonisierungslehre)
Dora Wibiral (Schrift)

		Dessau		Berlin	
n	1920–22				
	1922				
ner	1922–23				
-Nagy	1923–25	László Moholy-Nagy	1925–28		
		Marianne Brandt	1928–29		
	1919–20	Alfred Arndt	1929–31		
obon	1920–21	Lilly Reich	1932	Lilly Reich	1932–33
	1921				
	1922–25				
e-					
	1921–24				
n	1920–22				
	1922–25				
er	1922				
	1922–25				
n	1920–22				
ner	1921–22				
nsky	1922–25	Hinnerk Scheper	1925–29		
			1931–32	Hinnerk Scheper	1932–33
ann	1919–20	Alfred Arndt	1929–31		
er	1921				
rniss	1921–25				
er	1921–23				
ner	1923–25	Oskar Schlemmer	1925–29		
		Hannes Meyer	1927–30		
		Carl Fieger	1927–28		
		Hans Wittwer	1927–29		
		Anton Brenner	1929–30		
		Ludwig Hilberseimer	1929–32	Ludwig Hilberseimer	1932–33
		Ludwig Mies van der Rohe	1930–32	Ludwig Mies van der Rohe	1932–33
		Paul Klee	1927–31		
		Wassily Kandinsky	1927–32	Wassily Kandinsky	1932–33
		Mart Stam			
	1919–20	(Städtebau,			
	1919–20	elementare			
		Baulehre)	1928–29		
	1919–22	Edvard Heiberg			
	1919–20	(Architektur)	1930		
	1924–25	Friedrich Koehn,			
		Alcar Rudelt,			
	1920–25	Hans Riedel,			
		Wilhelm Müller,			
	1919–23	Friedrich Engemann,			
	1919–20	Johann Niegemann,			
		Erich Schrader			
		(Bauingenieur-			
		wissenschaften)			